メディカル
スタッフの
ための

# 精神医学

［編集］

徳島大学教授　**谷岡哲也**

徳島大学教授　**友竹正人**

徳島大学准教授　**安原由子**

高知大学教授　**大坂京子**

中外医学社

## ● 執筆者一覧 （執筆順）

| | |
|---|---|
| 大 森 哲 郎 | 徳島大学大学院医歯薬学研究部精神医学分野教授 |
| 住 谷 さつき | 徳島大学キャンパスライフ健康支援センター教授 |
| 高 瀬 憲 作 | 大阪物療大学保健医療学部教授 |
| 中 瀧 理 仁 | 徳島大学病院精神科神経科講師 |
| 沼 田 周 助 | 徳島大学大学院医歯薬学研究部精神医学分野准教授 |
| 友 竹 正 人 | 徳島大学大学院医歯薬学研究部メンタルヘルス支援学分野教授 |
| 石 元 康 仁 | 徳島県精神保健福祉センター所長 |
| 片 岡 三 佳 | 三重大学大学院医学系研究科看護学専攻広域看護学領域精神看護学教授 |
| 趙 　 岳 人 | 藤田医科大学医学部精神神経科学准教授 |
| 後 藤 崇 仁 | 藤田医科大学病院精神科 |
| 木 下 　 誠 | 徳島大学病院精神科神経科 |
| 吉 田 精 次 | 藍里病院副院長，依存症研究所所長 |
| 富 永 武 男 | 徳島県精神保健福祉センター相談・地域支援担当主任 |
| 渡 部 真 也 | 鳴門シーガル病院副院長 |
| 亀 岡 尚 美 | 城南病院医員（精神科） |
| 梅 原 英 裕 | 徳島大学病院精神科神経科 |
| 中 山 　 浩 | 川崎市こども家庭センター部長 |
| 森 　 健 治 | 徳島大学大学院医歯薬学研究部子どもの保健・看護学分野教授，徳島大学病院てんかんセンター長 |
| 森 　 達 夫 | 徳島大学大学院医歯薬学研究部小児科学分野 |
| 井﨑ゆみ子 | 徳島大学キャンパスライフ健康支援センター教授 |
| 數 井 裕 光 | 高知大学医学部神経精神科学講座教授 |
| 大 田 将 史 | 徳島大学病院精神科神経科 |
| 三 船 和 史 | 三船病院院長 |
| 伊 賀 淳 一 | 愛媛大学大学院医学系研究科精神神経科学准教授 |
| 上 野 修 一 | 愛媛大学大学院医学系研究科精神神経科学教授 |

# 序　文

　本書は，将来，看護師・保健師・理学療法士・作業療法士・精神保健福祉士・薬剤師になる学生に必要とされる最新の精神医学の知識を各分野に精通した専門家が解説した新しいテキストです．編集方針としては，わかりやすく平易な文章にすることを心がけました．

　また，前述した専門職の国家試験出題基準を参考に構成しており，国家試験の受験に必要な精神医学の知識を過不足なく掲載しました．疾病及び関連保健問題の国際統計分類（International Statistical Classification of Diseases and Related Health Problems：「ICD-11」）にも準拠しています．

　精神科医療を取り巻く環境は日々変化しています．厚生労働省は2013年度より，地域医療の基本方針となる医療計画に盛り込むべき4大疾病（がん，脳卒中，急性心筋梗塞，糖尿病）に精神疾患を加え5大疾病と定めました．また，頻発する自然災害後の心的外傷後ストレス障害，職場でのうつ病，高齢化に伴う認知症患者の増加，新型コロナウイルスによる不安やストレスなど，これらは身近で起こりうるものです．精神疾患は生涯にわたり治療が必要になる疾患ばかりではありません．症状の波はあっても服薬やリハビリテーションを続けながら地域社会で生活をすることが基本となります．

　精神疾患は誰にでも起こりうる疾患であり，決して差別や偏見を受けるものではなく，すべての医療福祉現場で働く人は正しい知識を持っていなければなりません．その意味でこの本は，医療福祉現場で働く方にとっても最新の知識を提供すると考えております．

　最後になりましたが，本書の出版にあたり，お忙しい中ご執筆いただきました先生方，および発行いただく中外医学社の方々に感謝の意を表し，序文とさせていただきます．

2020 年 11 月

編集者一同

# 目　次

# Ⅴ　精神障害各論 139

# 精神医学とは

## 1 精神疾患の頻度

あまり知られていないが，精神疾患は実は頻度が高い．統合失調症は生涯有病率1%弱であり，0.5%程度の関節リウマチよりも頻度が高い．うつ病は生涯有病率10%前後であり糖尿病と同程度である．社交不安症，パニック症，強迫症なども合わせると10%を優に超える．幼少期からみられる発達障害や高齢期に発症する認知症の頻度も高い．実は精神疾患はよくある病気，いわゆる common disease なのである．精神科の病棟や外来だけでなく，臨床各科を受診することもよくある．医療に従事する者は誰でもある程度の知識と理解を持つ必要がある．

## 2 症状の特徴

身体疾患の症状は身体に現れるが，精神疾患の症状は心理，身体および行動に現れる．たとえば，うつ病では，抑うつ気分，意欲低下，悲観などの心理面の症状とともに，頭痛，動悸，倦怠感，食欲低下，体重減少などの身体面の症状も出現し，さらに出社拒否や過度の飲酒などの行動面にも症状が及ぶ．病歴聴取や現症の把握においては，このような精神疾患の特徴を理解しておくことが大切である．

身体疾患の症状は，原則的には人体の構造と機能の異常として理解できる．たとえば冠動脈が狭窄すると心筋に酸素と栄養を十分に補給することができなくなり，労作時の胸痛が発生し，閉塞すれば心筋の壊死が生じてその部分の機能が失われる．精神疾患においても，そのような理解が可能なものもある．たとえば脳の言語野が萎縮すればその機能が失われ失語症となるし，海

馬が萎縮すれば記銘障害が生じる．しかし，意欲，感情，思考などの障害を主とする統合失調症やうつ病や不安障害では，現在のところ脳の構造と機能の異常としてうまく理解することはできない．心理，身体および行動に現れる症状を患者の体験全体として把握しなくてはならない．

とくに，精神疾患に最も特徴的ともいえる心理面の症状は主観的体験であり，これには客観的な指標があるわけではなく，簡便な検査所見もない．まずは患者の身になって丁寧に訴えを傾聴することから診療は始まる．傾聴すると患者の心理が感情移入的に了解できることもあるが，了解できないこともある．たとえば頭の中に話しかけてくる声と会話するという幻聴体験は，ふつうは感情移入できない心理である．その際にもそのような体験にさらされていることをしっかり受け止める．

## 3 原因について

精神疾患の発症には多くの因子が関与していると推定されている．遺伝子要因，胎生期の環境，乳幼児期のさまざまな影響，幼児期から成人に至るまでの成育過程，形成された性格傾向，家族・職場・学校などの現在の環境，発症の契機，ストレス要因，脳器質的要因，脳の発達と加齢の影響，性周期・妊娠・出産の影響，疾病罹患や身体的条件など，さまざまな次元を異にする諸要因が関与している．診療に際してはこれらの要因を幅広く考慮しなければならないが，個々の患者について原因を特定できることはむしろ少ない．

診療においては，わかる範囲の要因を生物学的要因，心理的要因，社会的要因の3つに分けて整理しておくのが実際的である．これらは，バイオサイコソーシャルモデルとよばれ，要因は重なって生じることが多い．心理的要因と社会的要因も重視するのは精神医学に特徴的である．

### ■生物学的要因

脳の構造や機能の変化は精神症状を発現する．脳血管障害によって特定脳部位に病変が生じるとその機能が障害されて失語症や記憶障害が生じ（脳器質性精神疾患），甲状腺機能低下症や膠原病の影響が脳へ波及するとさまざまな症状が生じる（症状性精神疾患）．統合失調症や双極性障害などの疾患で

JCOPY 498-07698

は，その詳細は不明であるが，何らかの脳機能変化が生じていると考えられている．徐々に解明は進んでいて，たとえば統合失調症ではドパミン系機能亢進が関与していると推定されている（脳機能性精神疾患）．

## ■心理的要因

交友，家計，健康，家族，仕事などにおけるさまざまな出来事が直接間接の引き金となって症状が発現することがある．また，理想とは異なる現実に直面して，心のなかに葛藤や不安が生じ，それらがさまざまな症状発現の素地となることもある．生まれ持った特性と幼少期から青年期までのさまざまな体験を経て形成される性格傾向も重要な要因である．

## ■社会的要因

患者の家族，学校や職場などの集団，地域社会などは症状発現に影響を与える．また，非行，ひきこもり，アルコールや薬物乱用，ギャンブル依存などは社会背景を考慮するべき問題でもある．

## 4 精神医学の分類

### ■従来の分類

ドイツ精神医学の影響を受けた分類であり，仮説的な原因に基づいて外因性，内因性，心因性と階層的に分類されていた．

① 外因性精神疾患は，脳器質性（脳血管障害など），症状性（身体疾患の脳への波及），および中毒性精神疾患（アルコールや薬物の脳への作用）に分けられる．たとえば認知症は脳構造変化が認められる脳器質性疾患である．

② 内因性精神疾患は，統合失調症と気分障害を含み，病気になりやすい遺伝的素因に胎生期から発症までに至る環境要因が加わって発症する．心理的要因は発症に関与することがあるが，症状の全体はそれのみでは理解できず，何らかの脳機能変調が想定されている．

③ 心因性精神疾患は，心理的要因によって生じる．心因反応とともに神経症性障害も心理的要因が大きいと考えられていた．ストレス関連疾患も

ここに入る．

この分類は，仮説的とはいえ原因に基づいているので，治療方針と結びつけて理解しやすいことが利点である．しかし，診断基準が明確ではないため，研究者間や国際間での診断のばらつきが大きく，施設間や国際間の有病率や治療法の比較ができなかった．

## ■ 症状に基づく分類

現在では原因は考慮せず，症状と経過を基に診断する方法が広まっている．これを最初に導入したのは，米国精神医学会が 1980 年に発表した Diagnostic and Statistical Manual of Mental Disorders (DSM) の第 3 版であり，診断に必要な症状を箇条書きにし，何項目あればその疾患と確定するという操作的方法を特徴とした．DSM は改訂を経て現在は第 5 版 (DSM-5, 2013 年) が使用されている．一方，日本で臨床統計に用いる診断分類として採用しているのは，世界保健機関 (WHO) による International Classification of Diseases (ICD) の第 10 版 (ICD-10) である．WHO は 2018 年にその改訂第 11 版 (ICD-11) を公表しているが，DSM-5 との共通性が高くなっている．現在，和訳が進んでおり，2〜3 年内に ICD-11 が日本の臨床統計に用いる診断分類となる．ICD-11 診断分類の枠組みを記しておく．

ICD-11　公益社団法人日本精神神経学会　2018 年 6 月 1 日　日本語案
 1　神経発達症群
 2　統合失調症または他の一次性精神症群
 3　気分症群
 4　不安または恐怖関連症群
 5　強迫症または関連症群
 6　ストレス関連症群
 7　解離症群
 8　食行動症または摂食症群
 9　排泄症群
 10　身体的苦痛症群または身体的体験症群
 11　物質使用症群または嗜癖行動症群

12　衝動制御症群

13　秩序破壊的または非社会的行動症群

14　パーソナリティ症群および関連特性

15　パラフィリア症群

16　作為症群

17　神経認知障害群

18　性の健康に関連する状態

## 5　精神医療，精神医学の歴史

　精神医学の歴史を大まかに概説しておく．古来より，精神疾患は悪霊，神の祟りとみなされ，呪術や儀式の対象とされた．しかし，すでに古代ギリシャのヒポクラテス（Hippocrates）は，現在の重症うつ病をメランコリーという名で適格に把握しており，ローマ時代に入るとガレノス（Galenos）は精神の機能は脳によると述べていた．しかし，その後の中世ヨーロッパでは，精神障害者は「魔女」や「悪霊憑き」として迫害されていた．

　その後にも精神障害者に対する処遇は変わらず，フランス革命のころになっても，隔離施設に収容され，手足を鎖でつながれ，悲惨な状況に置かれていた．1793年，フランスのピネル（Pinel, P.）は非人道的扱いを改善すべく，精神障害者を鎖から解放した．患者を人間として尊重するとともに，病人として治療を受ける権利があるとしたことは精神医療の歴史のなかで画期的であった．その後，フランス，ドイツを中心に精神医学は発展してきた．

　そのなかでも，ドイツのクレペリン（Kraepelin, E.）は，それまで混沌としていた原因不明の精神障害を「早発性痴呆（現在の統合失調症）」と「躁うつ病（現在の双極性障害とうつ病）」とに大別した（1899年）．またブロイラー（Bleuler, E.）は「早発性痴呆」に対して「統合失調症」という呼称を提唱した．フロイト（Freud, S.）は精神分析を創始し，神経症性障害の治療に用いた．後に精神分析はアメリカで力動精神医学として発展した．

　1917年，梅毒トレポネーマによる脳炎である進行麻痺に対してマラリア発熱療法が始まり，これが精神障害に対する初めての生物学的な治療法となった．1920〜30年代には，持続睡眠療法，インスリンショック療法，ロボトミ

一，電気けいれん療法，などが次々に開発された．そして 1952 年以降，向精神薬が相次いで登場し，それまでの治療法に取って代わるという大きな変化をもたらした．薬物で治療ができるようになると，心理社会的アプローチの導入も促進された．

## 6 精神医学・医療の最近の状況

### ■ 生物学的精神医学の進歩

神経科学，分子医学，分子遺伝学，画像解析学，認知科学，精神薬理学などを応用して精神疾患の病因，病態，診断，治療の研究を行う分野を生物学的精神医学という．神経科学基礎領域の進歩は目覚ましく，それが精神疾患の研究にも波及している．これらの成果が，精神疾患の診断と治療の向上に貢献している．

### ■ 新たな治療薬の導入

最近の目覚ましい成果の一例として，睡眠・覚醒系に重要な役割を果たすオレキシンが 1998 年に発見されると，その 20 年後にはその受容体拮抗薬が依存性のない睡眠薬として臨床現場に導入されたことがあげられる．このように神経科学の進歩と連動して，さまざまな精神疾患の新たな治療薬の開発が進んでいる．

### ■ 精神医学・医療の守備範囲の拡大

精神医学の守備範囲は精神科専門施設だけでなく，コンサルテーション・リエゾン精神医学として臨床諸科の病棟や外来に広がっている．がん患者の緩和ケア，臓器移植のドナーやレシピエントの精神医学的評価や術後の精神的ケア，術後せん妄の管理，高齢患者の認知機能評価やせん妄対策などに精神科スタッフが関与することが増えている．また災害に関連したメンタルヘルスケアや職場や学校でのメンタルヘルスケアも重要な活動となっている．

### ■ 治療の場の変化

治療レベルの向上と早期治療導入によって，長期入院治療から入院期間短

縮へ，入院から外来へ，外来から地域ケアへと治療の場が変化しつつある．デイケア，作業療法，社会生活技能訓練 Social Skills Training（SST），認知行動療法，訪問診療や訪問看護，障害者スポーツ，就労支援などの活動が普及してきている．これらの活動ではチーム医療が必須であり，コメディカルスタッフの活躍の場がますます広がっている．

〈大森哲郎〉

# II

# 精神症状

## 1 精神症状

### 1 客観症状と主観症状

　精神症状を評価するにはまず全体像を観察し，次に客観症状を観察し，問診を通して患者の主観症状を把握する必要がある．

　客観症状は行動，表情，話し方など他者から観察できるものであり，主観症状は知覚，思考，感情など患者本人が直接体験するものである．

　主観症状は患者の言葉から間接的に知ることしかできない．

　精神症状を正確に捉えるためには，個々の精神症状を順番に評価していく過程が必要である．一般的には，意識，記憶，知覚，思考，自我意識，感情，意欲と行動，病識，疎通性に分けて精神症状の評価を進めてゆく．

### 2 意識の障害

　精神医学で意識が保たれているとは，主観的に自分の状態や周りの状況が十分わかっていることを示す．意識には明るさ，広がり，質がある．意識の覚醒度が障害されると意識混濁が起こり，広がりが狭くなると意識狭窄が起こり，質が障害されると意識変容が起こる．これらの意識の障害を把握するためには見当識，注意，領識などについて確認することが必要となる．

　見当識とは，時間，場所，人物，周囲の状況などを正しく認識すること，注意とは対象に対して能動的，受動的に自己を向けること，領識とは周囲の環境や質問の意味を把握することである．

JCOPY 498-07698

## ■ 意識混濁

意識混濁は脳の活動が低下して意識の明るさ（清明度）が障害された状態であり，その程度によっていくつかの段階に分かれる．軽いものから順に明識困難状態（ぼんやりしている），昏蒙（うとうとしている），傾眠（放っておくと寝てしまう），嗜眠（刺激すれば覚醒する），昏睡（刺激しても反応しない）の5段階，もしくは軽度，中等度，高度の3段階で表現する．意識混濁の臨床的判定には Japan Coma Scale（3-3-9度方式）表1 や Glasgow Coma Scale 表2 が用いられる．

## ■ 意識狭窄と意識変容

意識狭窄と意識変容は複雑な意識障害である．

意識狭窄とは意識が向けられる範囲（意識野）が狭くなった状態である．催眠は意識狭窄の一つである．意識変容は意識の質的な変化であり，もうろう状態，せん妄，アメンチアなどがある．

### ① もうろう状態

意識狭窄に意識混濁が重なった状態である．軽い場合は，ある程度まとまった行動をしているように見えるが注意や関心は狭い範囲に限定されている．重度のもうろう状態では，幻視，錯視，不安などが現れて追想障害を残す．てんかん性もうろう状態，解離性もうろう状態などがある．

表1 Japan Coma Scale（JCS）（3-3-9度方式）

| Ⅲ. 刺激をしても覚醒しない状態（3桁の点数で表現） |
| --- |
| 300. 痛み刺激に全く反応しない |
| 200. 痛み刺激で少し手足を動かしたり顔をしかめたりする |
| 100. 痛み刺激に対し，払いのけるような動作をする |
| **Ⅱ. 刺激すると覚醒する状態（2桁の点数で表現）** |
| 30. 痛み刺激を加えつつ呼びかけを繰り返すと辛うじて開眼する |
| 20. 大きな声または体を揺さぶることにより開眼する |
| 10. 普通の呼びかけで容易に開眼する |
| **Ⅰ. 刺激しないでも覚醒している状態（1桁の点数で表現）** |
| 3. 自分の名前，生年月日が言えない |
| 2. 見当識障害がある |
| 1. 意識清明とは言えない |

**表2** Glasgow Coma Scale (GCS)

**1. 開眼（E）**
- 自発的に開眼（4点）
- 呼びかけにより開眼（3点）
- 痛み刺激により開眼（2点）
- なし（1点）

**2. 最良言語反応（V）**
- 見当識あり（5点）
- 混乱した会話（4点）
- 不適当な発語（3点）
- 理解不明の音声（2点）
- なし（1点）

**3. 最良運動反応（M）**
- 命令に従う（6点）
- 疼痛部認識（5点）
- 逃避反応（4点）
- 異常な屈曲運動（3点）
- 伸展反応（除脳姿勢）（2点）
- なし（1点）

## ② せん妄

せん妄は軽度の意識混濁に意識変容が重なったものである．錯覚，幻覚，精神運動興奮，不安などがみられる．せん妄は，広範囲な脳障害，低酸素，低血糖，電解質異常，薬物，アルコールなど身体的な要因を基盤に現れる．短時間出現し1日のうちでも変動が大きい．通常は一過性で健忘を残す．手術の後やICU（集中治療室）に入室中はせん妄が起こりやすい．身体的な基盤に加え，ストレス，断眠，疼痛，感覚遮断，不動化などがせん妄を促進する．

特殊なせん妄として，アルコール離脱時に起こる振戦せん妄があり，虫や小動物が見える小動物幻視や，天井の染みがお化けに見えるといった錯視が現れる．

## ③ アメンチア

アメンチアは軽度の意識混濁に思考のまとまりのなさ（思考散乱）や困惑が加わった状態である．重篤な意識混濁やせん妄からの回復過程でみられる．

## ■ 意識障害の診断

　軽い意識混濁があるときは注意の集中・持続が障害されるため簡単な計算をさせることが有効である．脳波検査では基本律動の徐波化がみられる．

## ③ 記憶の障害

　記憶には，新しい経験を覚え（記銘），それを貯蔵して保存し（保持），必要に応じて思い出す（再生・追想）過程がある．

## ■ 記憶の分類
### ① 保持時間による分類
- 即時記憶：電話番号を聞いてすぐにそれを再生させるような記憶
- 近時記憶：数分から数日覚えているような記憶
- 遠隔記憶：子どものころのことのような昔の記憶

### ② 記憶の内容による分類
- 陳述記憶：意識的に想起できその内容を陳述できる記憶で，エピソード記憶（出来事の記憶）と意味記憶（言語，概念，事実など）に分かれる．
- 手続き記憶：意識的に想起ができない学習された記憶で，知覚・運動技能など行為として表される記憶である．

## ■ 記憶の障害
① **記銘力障害**：新しい経験を覚えることができない障害．意識障害や注意障害で生じやすい．
② **保持障害**：獲得された記憶が失われる障害．認知症などの脳器質性疾患で起こる．古い記憶より新しい記憶が失われやすい．
③ **再生（追想）障害**：過去の経験が保持されていながら追想できない障害．脳器質性疾患や解離性障害にみられる．ある一定時間，一定の事柄に対する追想ができないものを健忘とよぶ．

　健忘は部分健忘と全健忘に分けられる．部分健忘は部分的に思い出すことができたりヒントを与えると思い出すことがあるが，全健忘はすべてを想起できない．また，発症時点より以前の記憶が追想できないものを逆向健忘，発症時点以降の記憶がないものを前向健忘という（**図1**）．

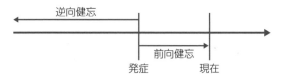

図1 前向健忘と逆向健忘

解離性健忘は心因性の健忘であるが，その特殊な形に全生活史健忘がある．全生活史健忘では，自分のこれまでの生活史は全く追想できないが，歯磨きの仕方，電化製品の使い方など日常生活の記憶は保たれている．

■ 健忘症状群

記銘力障害，追想障害（健忘），見当識障害，作話からなる症状群を健忘症状群あるいはコルサコフ症候群とよぶ．アルコール精神病や脳器質性疾患でみられる．

## 4 知能の障害

知能は新しい課題を解決する能力で，記憶，あるいは知識，経験を応用するのみならず新しい問題を解決する能力も関与している．

■ 知能の評価

知能の程度は知能指数により評価される．知能指数（IQ）＝（精神年齢／生活年齢）×100で算出する．たとえば10歳の子どもが12歳の知的能力を持っていればIQ＝（12/10）×100＝120となる．

知的能力の測定はウェクスラー式知能検査〔WAIS-Ⅳ（16歳以上），WISC-Ⅳ（5歳〜16歳11カ月）〕や田中ビネー式知能検査（年少児）などで行われる．ウェクスラー式知能検査では言語性知能と動作性知能を分けて測定することでできる．

乳幼児の発達の程度は発達指数（DQ）により評価される．発達指数の測定には乳幼児精神発達質問紙（津守・稲毛式）や乳幼児分析的発達検査（遠城寺式）が用いられる．また，認知症の知的能力の簡易評価には改訂長谷川式簡易知能評価スケール（HDS-R）やMini-Mental State Examination（MMSE）

が用いられる.

## ■知能の障害

知能の異常には先天的あるいは生後早期の原因によって知的な遅れが生じる精神遅滞と, いったん獲得された知能が後天的に低下する認知症がある.

精神遅滞の重症度は, 軽度（IQ 50〜69）, 中等度（IQ 35〜49）, 重度（IQ 20〜34）, 最重度（IQ 19 以下）に分類される.

## 5 知覚の障害

知覚は感覚に過去の経験, 記憶, 推理, 感情などに基づく判断が加わった認知作用である. 知覚の障害には錯覚と幻覚がある.

## ■錯覚

実際にあるものを誤って知覚することを錯覚という. たとえば壁のしみが人の顔に見えたり, 風の音が叫び声に聞こえたりするようなものである.

## ■幻覚

幻覚は実際にはないものを知覚することである. 感覚の種類により幻視, 幻聴, 幻嗅, 幻触, 幻味, 体感幻覚などがある.

### ① 幻視

幻視は意識障害に伴って起こることが多くせん妄, 脳器質性疾患, 急性薬物中毒などに多くみられる. アルコール離脱せん妄に伴う幻視は小動物幻視といって小さな動物や虫が見える. レビー小体型認知症では人や動物や虫の動きを伴う幻視が多い.

### ② 幻聴

幻聴には単純な物音が聞こえるだけの要素幻聴と, 人の話し声が聞こえる言語性幻聴や音楽が聞こえる音楽性幻聴などの複合幻聴がある. 言語性幻聴は統合失調症でよくみられる. 複数の人が自分のことを噂している幻聴は「話しかけと応答の幻聴」とよばれ統合失調症に特徴的である. また, 自分に話しかけてくる幻聴や対話できる幻聴もある. 統合失調症の幻聴は患者を批判する内容が多い. 考想化声は思考の際に自分の頭に浮かんだ考えが声にな

って聞こえてくるもので，統合失調症でみられる．

### ③ 幻触

触覚の幻覚で体の表面を虫が這っている，電気をかけられたようにびりびりする，人に触られている感じがするなどがある．統合失調症にしばしばみられる．

### ④ 幻嗅

腐敗した臭い，ガスの臭い，便の臭いなどを感じるもので，統合失調症や側頭葉てんかんにみられる．

### ⑤ 幻味

食べ物に変な味がするといった味覚の幻覚で統合失調症などにみられる．

### ⑥ 体感幻覚

ふつうは意識に上らない感覚の異常を感じるもので，脳が腐って流れだす，血管の中を虫が這っている，頭の中が空っぽになったなど奇妙な内容が多い．統合失調症に特徴的であるが，脳器質性疾患にみられることもある．

## 6 思考の障害

思考は一定の目的に向かって概念がつながり，判断・推理の操作によって課題を分析・解決していく精神活動である．目的に到達するまでの思考の進行過程を思路という．

思考の障害は，思考過程（思路）の異常，思考の体験様式の異常，思考内容の異常に分けられる．

### ■ 思考過程の異常

#### ① 観念奔逸

観念が次々と湧き起こり思考が最初の目的から外れてうまく配列・結合されなくなり思考全体のまとまりがなくなる状態である．躁状態でみられる．

#### ② 思考制止

観念が浮かばなくなり思考のスピードが落ち判断力も低下する状態である．うつ状態でみられる．

#### ③ 思考途絶

思考の進行が急に中断され思考が停止する状態である．統合失調症にみら

JCOPY 498-07698

れる.

#### ④ 滅裂思考

思考を構成する観念の間に論理的なつながりがなくなり話のまとまりがなくなる状態である. 統合失調症にみられる. 比較的軽いものは連合弛緩とよばれるが重症になると言葉のサラダといって, ばらばらな言葉が無秩序に羅列される状態となる.

#### ⑤ 保続と迂遠

保続は同じ観念が繰り返し現れ, 観念の切り替えができず思考が目的に到達できない状態である. 迂遠はひとつひとつの観念にこだわりすぎて話が回りくどくなり目的になかなか到達しない状態である. どちらもてんかん, 認知症などの脳器質性疾患でみられる.

### ■ 思考の体験様式の異常

#### ① 強迫観念

不合理であると自覚していても繰り返し浮かぶ不快な観念で, 強迫性障害にみられる. 強迫観念による不安を少しでも緩和しようと行う行為を強迫行為という. 強迫性障害では, たとえば家を出るときに鍵をかけたとわかっていても, もしかしたら忘れたのではないかという強迫観念が浮かんで不安になり, 何度も確認に戻るという強迫行為を行う.

#### ② させられ思考

自分の考えが自分だけのものではなく他人に影響されていると体験するもので, 統合失調症にみられる. 他の人に考えを吹き込まれるという思考吹入, 自分の考えを抜き取られる思考奪取, 自分の考えが他人に操られているという思考干渉, 自分の考えが他人に伝わっていくという思考伝播, 自分の考えが他人に見抜かれてしまうという思考察知などがある.

### ■ 思考内容の異常

思考内容の異常の代表的なものは妄想である. 妄想は論理的に間違っていることが明らかでも訂正が不能なもので強く確信されている. 不合理な考えが突然浮かんで動機が心理学的に了解できないものを一次妄想といい, 妄想の発生や内容が心理学的に了解可能なものを二次妄想という.

一次妄想には妄想知覚，妄想着想，妄想気分がある．どれも統合失調症に特徴的である．

## ① 妄想知覚

実際に存在する知覚に突然了解不能な特別な意味づけがされるもの．たとえばハトが鳴くのを聞いて「親が死んだ」と確信するような場合である．

## ② 妄想着想

突然頭に浮かんだことが特別な意味を持って確信されるもの．たとえばある日突然「自分は神だ」と確信するような場合である．

## ③ 妄想気分

突然，周囲の世界が何か変わったように感じ，異様なことが起こるような不気味な予感を感じるものである．世界が滅亡するような感覚（世界没落体験）にとらわれることもある．

二次妄想はその内容によっていくつかの種類に分けられる．

## ① 被害妄想

自分が他人から害を加えられるという被害的な内容の妄想で，他人から見られているという注察妄想，後をつけられているという追跡妄想，毒を盛られているという被毒妄想，電磁波などで攻撃されるという物理的被害妄想などがある．これらの被害妄想は統合失調症に特徴的である．配偶者や恋人が浮気をしているという嫉妬妄想も被害妄想の一つであるがアルコール依存症や認知症でみられることが多い．

## ② 微小妄想

自分がつまらない存在であるとか人に迷惑をかける存在であるというネガティブな内容の妄想で，自分が貧乏になり路頭に迷うという貧困妄想，自分が何か重い罪を犯しているという罪業妄想，自分が治る見込みのない疾病に侵されているという心気妄想などがある．うつ病や双極性障害のうつ状態に特徴的である．

## ③ 誇大妄想

自分は非常に優れた人間であるとか特別に地位が高い人間であるというポジティブな内容の妄想で，自分が高貴な血を引いているという血統妄想，素晴らしい発明をしたという発明妄想，異性から愛されているという恋愛妄想などがある．双極性障害の躁状態に特徴的である．

JCOPY 498-07698

## 7　自我意識の異常

　自我意識とは，自分自身を自分がどのようにとらえているかという意識である．

　自我意識の異常には，自分の体験や知覚を自分のものと感じられない「離人症」，自分の思考，感情，行動などがすべて他人に操られると感じる「させられ体験」，自分が一貫して同じ人物であるという意識が障害され，異なった2つ以上の人格が交代して現れる「多重人格」などがある．

## 8　感情の障害

　感情とは，快，不快，喜怒哀楽などの主観的な心の状態である．気分，情動，情緒，情性，熱情などは感情に含まれる．

### ■感情の異常
### ① 気分の異常
　躁状態における爽快気分，うつ状態における抑うつ状態などは動機のない気分の異常である．上機嫌は爽快気分に似ているが内容がなく空虚なもので脳器質性疾患や酩酊でみられる．また，気分が不安定で外部からの影響で変わりやすいものを気分変動性という．

### ② 感情の興奮性の異常
　感情反応を起こすような刺激があるのに感情が起こらない状態を感情鈍麻といい統合失調症の陰性症状として現れる．感情鈍麻ではあらゆる感情が障害されるが，道徳感情や美的感情など高度な感情が特異的に障害されるものを高等感情鈍麻といい脳器質性疾患に特徴的である．また，天災や事件事故などの突発的で衝撃的な刺激を受けたときに一時的に情動反応が停止した状態を情動麻痺という．

### ③ 感情の調節障害
　意志による情動の統制が失われ，些細なことですぐに泣いたり笑ったり怒ったりしてしまい，自分では抑えることができないものを情動失禁という．情動失禁は脳器質性疾患，とくに脳血管障害に特徴的である．

#### ④ 病的感情

不安：対象を持たない恐れを不安という．不安には，呼吸困難，心悸亢進，冷汗，振戦，眩暈など自律神経系の身体症状を伴うことが多い．不安は正常でも起こるが，病的不安は些細な原因で起こり，原因に比べて不安の程度が強く長く持続する．

恐怖：対象を持つ恐れを恐怖という．対象の種類に応じて対人恐怖，広場恐怖，疾病恐怖などがある．

両価性：同一の対象に対し，愛と憎しみのように相反する感情が同時に生じる状態をいう．統合失調症に特徴的である．

### 9 意欲，行動の障害

意欲は行動を起こす原動力で，欲求と意志を含めた概念である．

欲求は食欲，性欲，睡眠欲など本能に従う欲動と名誉欲，金銭欲など後天的に得られる欲望を含めた概念である．

意志は欲動や欲望をコントロールする精神機能である．意志の統制を受けずに自動的に欲求を充足することを衝動という．また，精神的活動や運動を始める力を発動性という．

■ 欲動の量的障害

欲動減退は発動性や活動性が低下した状態で脳器質性疾患，うつ病，統合失調症などでみられる．欲動亢進には躁性興奮と緊張病性興奮がある．躁性興奮は双極性障害の躁状態にみられ，感情の高揚とともに身体的・精神的欲動が亢進し食欲亢進，性欲亢進，多弁多動，浪費などが起こる．躁性興奮でじっとしていられず次々と行為を行う状態を行為心迫という．緊張病性興奮は周囲との接触を断ち言動や目的にまとまりがなくなる．緊張病性興奮では意味のない行動を次々に行う状態がみられるがこれを運動心迫という．

■ 個々の欲動の障害

#### ① 食欲の障害

食欲の障害には量的障害と質的障害がある．量的障害には食欲低下と食欲亢進があり質的異常には異食症がある．

食欲低下は，うつ病，双極性障害のうつ状態などでみられる．うつ病やうつ状態ではすべての欲動が低下する．食事を摂ることが億劫になり食物を美味しいと感じられなくなり短期間に体重が減少する．神経性無食欲症でも食事量が減り体重が減少するが食欲が低下しているのではなく，食欲はあるがやせ願望や肥満恐怖から摂食を拒否すると考えられる．

食欲亢進は，双極性障害の躁状態などでみられる．躁状態ではすべての欲動が亢進する．また，知的障害や認知症では食欲を抑制することができず大食，過食となることがある．

異食症はふつうでは食欲の対象とならないものを摂食するものである．砂，土，紙，便，毛髪などを食べるもので，知的障害，認知症，統合失調症などでみられる．

## ② 性欲の障害

性欲の障害には量的障害と質的障害がある．量的障害には性欲低下と性欲亢進があり，質的異常には性対象の異常と性目標の異常がある．

性欲亢進は双極性障害の躁状態，内分泌障害，認知症，脳血管障害，知的障害などでみられる．性欲低下はうつ病，双極性障害のうつ状態，不安障害，内分泌障害などでみられる．

性対象の異常とはふつうは性対象とならないものに強い性欲を感じるもので小児性愛，フェティシズム（人が身に付けているものや体の一部分に性欲を覚える）などがある．性目標の異常は性倒錯ともよばれ，性交以外の行為で性的興奮を感じる．露出症，窃視症，サディズム，マゾヒズムなどがある．

## ③ 睡眠の障害

睡眠の障害には，不眠，過眠，睡眠覚醒スケジュール（概日リズム）障害，睡眠随伴症がある．

不眠には，入眠障害（寝つきが悪い），中途覚醒（夜中に何度も目が覚める），早朝覚醒（自分の望む時間より早く目が覚める），熟眠障害（ぐっすり寝た感じがしない）がある．過眠は過剰な眠気の訴えがあるもので，睡眠時無呼吸症候群やナルコレプシーにみられる．

睡眠覚醒スケジュール障害には，睡眠相後退症候群，睡眠相前進症候群，非24時間睡眠覚醒症候群，不規則型睡眠覚醒パターンなどがある．

睡眠随伴症には，睡眠時遊行症（夢遊病），レム睡眠行動異常などがある．

**④ 自傷, 自殺**

　自傷とは, 自分で自己の体を傷つけるもので, 統合失調症, 意識混濁時, 人格障害などでみられる. 境界性人格障害では手首に浅い傷をいくつも作るリストカットが特徴的である.

　自殺には精神障害が関わっていることが多く, うつ病, 双極性障害のうつ状態, 統合失調症, 薬物依存などに多くみられる.

**⑤ その他の行動の障害**

● 衝動行為：行動のコントロールが障害されて衝動が直接行動化されるもの.
● 強迫行為：強迫観念を少しでも緩和するために不合理とわかっていながら繰り返し行う行為.

## 10 病識

　病識とは自分の病気に対する自分自身の判断である. 患者自身が自分の病気の種類や重症度を正しく判断している場合を病識があるという. 統合失調症や気分障害では病識が欠如している. これらの疾患では病識を獲得することが寛解の指標となる.

　病識と関係がある概念に病感がある. 病感はなんとなく病気であるのではないかと感じている状態で, 病識とは区別される.

## 11 疎通性

　疎通性とは面接時に面接者と患者の間で意思や感情が通じ合う程度のことである. 通常の面談ではお互いの興味や関心に共通性を持っているという感情が得られるが, 統合失調症患者との面接では表面的で浅薄な関わりしか得られず, 疎通性が不良であることが多い.

〈住谷さつき〉

## 2 精神状態

　精神症状は, 関連のある症状が何種類か組み合わさった症状群として出現することが多い. また, 症状や症状群によって形成される患者の全体像を状態像とよぶ. 主要な状態像や症状群には次のようなものがある.

## ① 幻覚妄想状態

幻覚と妄想が出現するもので統合失調症や薬物依存でみられる.

## ② 錯乱状態

意識混濁に精神運動興奮を伴うもので, せん妄状態, もうろう状態, アメンチアが含まれる.

## ③ 躁状態

感情や欲動の亢進によるものである. 感情の障害として爽快気分, 高揚気分, 思考の障害として観念奔逸, 誇大妄想, 意欲・行動の障害として多弁・多動がみられる. 双極性障害の躁状態でみられる.

## ④ うつ状態

感情や欲動の減退によるものである. 感情の障害として抑うつ気分, 思考の障害として思考制止, 微小妄想, 意欲・行動の障害として寡言・寡動, 自殺念慮などがみられる. うつ病, 双極性障害のうつ状態, 統合失調症, 脳器質性疾患などでみられる.

## ⑤ 緊張病症状群

精神運動興奮を伴う緊張病性興奮と緊張病性昏迷が主な症状である. 緊張病症状群では意識清明であるにもかかわらず意志発動性が障害されて周囲との接触がなくなる.

## ⑥ 健忘症状群

記銘力障害, 見当識障害, 作話, 健忘からなる症状群でコルサコフ症候群ともよばれる. アルコール精神病でみられる.

〈住谷さつき〉

## 3 高次脳機能障害

### 1 高次脳機能障害

高次脳機能とは, 言語, 記憶, 思考, 理解, 判断, 計算, 見当識などの大脳皮質が関係する高度な情報処理機能のことをいう. この機能が障害された状態が, 高次脳機能障害である[1].

学術的, 医学的にいう高次脳機能障害とは, 大脳皮質の巣症状, つまり, 失

語，失行，失認などを意味する言葉である．2003年に厚生労働省により，行政的な高次脳機能障害の定義が示された．単に，高次脳機能障害という場合には，医学的な定義をいうことが多いが，近年では，行政的な定義を指していることも多い[2]．

## 2 大脳半球の優位性と側性化

通常の運動や感覚などは，右半身なら左側，左半身なら右側の大脳半球がそれぞれ支配して機能している．Laterality（ラテラリティ，側性化，利き，優位性）とは，身体の左右いずれかの側が他側よりも優位に用いられて，より優れた機能をすることをいう[3]．大脳のlateralityという場合には，言語野がある側を優位半球，ない側を劣位半球としている．言語野は右利きの人の96%，左利きの人の70%が左側にあるといわれている．ブローカによる運動性失語例，ウェルニッケによる感覚性失語例の報告によって言語野が確認され，近世の神経心理学が確立された．

## 3 代表的な高次脳機能障害

### ■失語

失語症とは，大脳半球の言語中枢とこれに関連する領域の器質的障害による後天性の言語障害をいう．つまり，一度獲得した言葉を使う能力の障害であり，この言語機能には，「聴く」「話す」「読む」「書く」の4つの機能が含まれている[4]．耳で聞いた，または，目で見た言語の情報を大脳の優位半球（通常は左側）の感覚性言語中枢（ウェルニッケ中枢）で言葉として理解する．言葉を言う場合は，ウェルニッケ中枢などからの言語情報が優位側にある運動性言語中枢（ブローカ中枢）に送られて，発語（発音）または書字として表現される．これらの経路のどこかに障害が生じると，障害部位や程度に応じた症状（失語）が出現する 図2 ．

### ① 言語野に病変のある失語症

a）ウェルニッケ失語，感覚性失語症

言葉を音として言うことはできるが，他人のしゃべる言葉の意味が理解できず，自分も何を言おうとしているかわからない状態である．発語はなめら

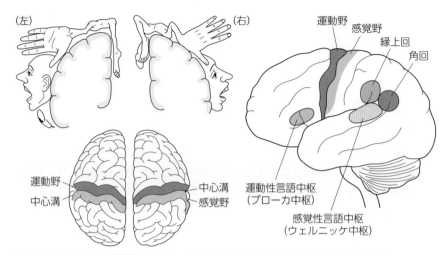

**図2** ヒトの一次運動野（左）と一次感覚野（右）における体部位局在［左上］，
上方から見た運動野（左）と感覚野（右）［左下］，
大脳左半球側図面（向かって左が前）［右］

かだが，間違い（錯語）が多く，音読や復唱もできない．優位半球のウェルニッケ中枢の障害で起きる．

　b）ブローカ失語，運動性失語症

　言葉の内容は理解できるが，話すことができない失語である．優位半球のブローカ中枢の障害で生じる．文法も障害され，正しい語順に並べられない，音読や復唱もできない．

　c）全失語

　言葉を理解する，話す，読む，書くなどのすべての言語機能が高度に障害された失語である．優位半球の広汎な障害によって生じる．

**② 言語野周辺の障害による失語症**

　ブローカ運動性失語に比べて，言葉は理解がよくでき，音読や復唱が可能な超皮質性運動性失語や，ウェルニッケ中枢後方の障害によるといわれる超皮質性感覚性失語などがある．

**③ その他の失語症**

　a）健忘性失語

　適切な言葉が思い浮かばない語想起の障害による失語で，回りくどい言い

方になる．

　b）そのほか，失語は伴わずに，読み書きだけができない失読，失書などがある．

### ■ 失行と失認

#### ① 失行

　運動麻痺がないのに，ある動作をしようとしても正しく実行できないことを失行という[5]．（表3）上に主な失行の種類と障害部位をあげた．失行に関係する病巣は，優位半球側に多い．ただし，着衣失行は劣位（非優位側）半球の症状である．

#### ② 失認

　代表的な失認の病態を（表3）下にあげた．知覚や知能が正常に保たれ，感覚路などから情報や刺激を受けても，その対象物を認識することができないことを失認という[6]．たとえば，見えているのに認識できない，物を見たり，聞いたり，触ったりして，それが何であるかわからない状態である．

（表3）　失行・失認の障害と障害部位

| 失行 | 障　　害 | 障害部位 |
|---|---|---|
| 観念運動失行 | 簡単な一連の動作をまねたり，命令されるとできない．自発的には動作可能である． | 優位半球頭頂葉下部 |
| 観念失行 | 順序立てた複数の動作ができない． | 優位半球頭頂葉 |
| 構成失行 | 簡単な絵の模写ができない． | 左右大脳半球，視床，基底核 |
| 着衣失行 | 衣服をうまく着られない． | 劣位半球の頭頂－後頭葉 |
| 失認 | | |
| 視覚失認 | 対象物が見えているのに，その名前がいえない．触ると何かわかる． | 両側（または優位側）の後頭葉 |
| 相貌失認 | 顔を見て，誰だかわからない．声を聞くとわかる． | 両側の後頭葉，または劣位側側頭後頭葉移行部 |
| 半側空間無視 | 病巣と反対側の視空間を無視して，ものがあるのに見えていない状態である． | 左半側空間無視の場合，右頭頂葉障害 |
| 病態失認 | （左）片麻痺があるのに，これを否認する状態． | 右頭頂葉障害 |
| 半側身体失認 | （左）身体の半側を無視し，運動麻痺がないのに無視した側の上肢を使わない． | 右頭頂葉障害 |

JCOPY 498-07698

## ■ ゲルストマン症候群

左（優位側）角回 図2 の障害とされている．1) 手指失認 (手指の名前がわからない)，2) 左右失認 (右左がわからない)，3) 失書 (自発書字，書き取りができない)，4) 失算 (簡単な計算もできない)，の4つの特徴的な症候を示す．

## 4 行政的な高次脳機能障害

### ■ 高次脳機能障害の定義 (厚生労働省による) 表4

高次脳機能障害という言葉は，1980年ころからリハビリテーションの治療対象として取り上げられるようになってきた．頭部外傷や脳卒中後の精神神経症状は多彩で，障害が外見上はっきりせず，医療，介護の提供や障害認定が行われていなかった．そこで，このような障害の実態の調査やその救済などを目的として，2001 (平成13) 年から厚生労働省の指導で「高次脳機能障害支援モデル事業」が実施され，この中で，"行政用語"としての「高次脳機能障害」という名称がつけられた．2003年の厚生労働省の高次脳機能障害支援モデル事業中間報告書によると，「高次脳機能障害は一般に，外傷性脳損傷，

表4 （行政的）高次脳機能障害診断基準

**Ⅰ．主要症状等**
1. 脳の器質的病変の原因となる事故による受傷や疾病の発症の事実が確認されている．
2. 現在，日常生活または社会生活に制約があり，その主たる原因が記憶障害，注意障害，遂行機能障害，社会的行動障害などの認知障害である．

**Ⅱ．検査所見**
MRI，CT，脳波などにより認知障害の原因と考えられる脳の器質的病変の存在が確認されているか，あるいは診断書により脳の器質的病変が存在したと確認できる．

**Ⅲ．除外項目**
1. 脳の器質的病変に基づく認知障害のうち，身体障害として認定可能である症状を有するが上記主要症状 (Ⅰ-2) を欠くものは除外する．
2. 診断にあたり，受傷または発症以前から有する症状と検査所見は除外する．
3. 先天性疾患，周産期における脳損傷，発達障害，進行性疾患を原因とするものは除外する．発達障害やアルツハイマーのような進行性の疾患などは除かれている．

**Ⅳ．診断**
1. Ⅰ～Ⅲをすべて満たした場合に高次脳機能障害と診断する．
2. 高次脳機能障害の診断は脳の器質的病変の原因となった外傷や疾病の急性期症状を脱した後において行う．発症後6カ月以降に診断する．
3. 神経心理学的検査の所見を参考にすることができる．

脳血管障害などにより脳損傷を受け，その後遺症などとして生じた記憶障害，注意障害，社会的行動障害などの認知障害をさすものである」と定義されている[7].

## ■厚生労働省による高次脳機能障害の特徴

主要症状として，記憶障害，注意障害，遂行機能障害と社会的行動障害の4症状があげられた．その結果，これまでの医学的な高次脳機能の定義である，失語，失認，失行などに加えて，神経心理学的障害や，前頭葉を中心とする情動，記憶や行動の異常も対象とするようになってきた.

ここでいう高次脳機能障害の特徴として，1) 外見上は障害が目立たない，2) 本人自身に障害があることの認識がない，3) 障害は在宅での日常生活，とくに社会的活動の場面（仕事，学習，公共交通機関の利用や役所・銀行などでの事務手続きなど）での障害が多い，などがあり，医療では見逃されることが多いので，注意が必要である.

原因疾患の8割が脳血管障害，1割が頭部外傷である.

## ■ ICD-10 における高次脳機能障害

国際疾病分類第10版（ICD-10）の器質性精神障害（F00からF09）の中で，F04（アルコール，薬物によらない器質性健忘症候群），F06（脳損傷などによるその他の精神障害），F07（脳損傷などによる人格行動障害）に分類される疾病を原因とするもののみが，高次脳機能障害診断の対象となる．したがって，アルツハイマー病（F00），パーキンソン病（F02），心的外傷後ストレス障害（PTSD）（F43）などは除外される[8].

### ■文献

1) 仙崎 章. 脳外傷の高次脳機能障害（神経心理学的障害）—精神科的問題がみられた症例をもとに. 精神神経学雑誌. 2007; 109: 199-214.
2) 三村 將. 高次脳機能障害とその問題点—精神科の立場から—. 失語症研究. 2002; 22: 185-93.
3) 石津希代子. 利きの発達と左右差. 日本大学大学院総合社会情報研究科紀要. 2011; 157-61.
4) 小嶋知幸. 成人の言語障害 失語症. JOHNS. 2015; 31: 1553-7.

JCOPY 498-07698

5）鈴木匡子. 高次脳機能障害の診方. 臨床神経学. 2009; 49: 83-9.

6）内山由美子. 注意障害の臨床 Attention, please! 神経心理学. 2018; 34: 155-62.

7）中島八十一. 高次脳機能障害支援モデル事業について高次脳機能研究. 2006; 26: 263-73.

8）村井俊哉. 精神科の立場からの高次脳機能障害の臨床. 精神経誌. 2010; 933-8.

〈髙瀬憲作〉

# 診察と検査

## 1 脳と精神機能

　精神疾患の診断の基本は面接から得られる精神症状であるが，精神症状の背景にある生物学的要因を十分に理解しておく必要がある．

　精神疾患の病態の主座は脳にある．大脳皮質において，視覚・聴覚・運動などの一次領野の損傷では症状と病巣は密接に対応する．しかし，大部分の精神疾患では規則性を持つ病巣は明らかになっていない．一方，目標に向けた行動の計画やその遂行，維持をすること，また，ストレッサーに応じる能力などは最高水準の脳機能といえるだろうが，その脳内での局在は論じることが難しく，感覚 → 大脳 → 運動 → 感覚と無限に再帰していく神経インパルスの円環のシステム内に存在していると考えるのが妥当である．

　精神疾患に関連するすべての神経細胞の状態を把握するのは複雑すぎて不可能である．脳と精神を結びつけるこれまでの努力は部分的にも全体的にも一筋縄ではいかないが，神経科学から精神医学はすでに多くの根拠を得ている．代表的なものとしては，神経梅毒の診断と治療，精神薬理学的治療，学習理論に基づいた心理療法がある．

### 1 神経伝達物質

　神経細胞はナトリウムポンプを用いて細胞の内外に電位差を生じさせている．刺激が加わり，細胞膜のイオンチャネルが一斉に開くと電位差は一気に逆転し，活動電位が生じる．活動電位は細胞の末端まで伝達され次の神経細胞に伝えられる．こうして情報が伝達されるが，シナプスには間隙があり，この間隙を越えるために神経伝達物質が放出される 図1 ．向精神薬はシナプスにおいて受容体刺激や阻害，再取り込み阻害，代謝阻害といった働きを持

JCOPY 498-07698

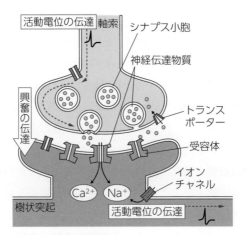

（図1） 神経伝達物質

ち，それぞれの効果をもたらしている．

- 抗うつ薬：セロトニンやノルアドレナリンのトランスポーターを介した再取り込み阻害
- 抗精神病薬：ドーパミン $D_2$ 受容体阻害
- 抗不安薬：GABA（ガンマアミノ酪酸）受容体ベンゾジアゼピン結合部位を介した GABA の作用増強
- 睡眠薬：GABA の作用増強，メラトニン受容体刺激，オレキシン受容体拮抗
- 抗認知症薬：アセチルコリンエステラーゼ阻害，NMDA 受容体拮抗
- 抗てんかん薬：ナトリウムチャネル阻害，GABA の作用増強，シナプス小胞を介した神経伝達物質の遊離抑制，AMPA 受容体阻害

## 2 学習

　学習とは，繰り返し経験することで生じる経験の変容をいう．この原則によってヒトの活動は影響を受け，一部の精神疾患の病因（思考パターン，感情，回避など）と，その持続に関連している．学習はパブロフ型とオペラント型に分けられる．

　パブロフ型は遺伝的に組み込まれた反応（例：食物 → よだれ，痛覚 → 恐怖）と，無関係な反応（例：食事の前のベル，痛みの前の光）とを結びつける

ことである.

　オペラント型はある行動（例：レバーを押す）が生じた直後の，刺激（例：食物，痛み）の出現もしくは消失といった環境の変化に応じて，頻度が変化するような学習である（例：レバーを押す行為の後に餌が出現すれば，レバーを押す行為が増加する）．両者は手がかりが出現するタイミング（行動の前か後か）によって異なるが，どちらも生物が環境に適応する可能性を高めるという側面が共通している.

　しかし，人類の初期の進化の歴史の中で適応的であった行動が，現代の社会においては不適応的となることがある．たとえば運転を避けるようになった不安障害の患者は業務や交友に支障をきたすだろう．このような学習された行動を修正したり消去したりすることが臨床では治療目標となるし，神経科学においても記憶，報酬，予測などの機能について研究が進められている.

　現在まで神経科学は大きく発展したが，精神疾患のすべてが解明されているわけではなく，精神科診断に役立つような知見はまだ得られていない．また，患者は「私は統合失調症です．抗精神病薬を処方してください」と自ら症状を訴えて受診することはない．そのため，知覚や思考，感情に生じている現象を精神症状として把握し，妥当と思われる診断を行い，治療を開始することが求められる．以下に記載する診察の知識や技術が有用となる.

## 2　精神医学的診察法

### 1　診察の進め方

　患者や家族と面接し，まず主訴，現病歴を聴取し，生活史，家族歴，既往歴，病前性格を必要に応じて情報を収集する．次に患者との直接面接により，精神的現在症を把握し，神経学的所見，理学的所見をとり，必要に応じて血液検査，生理検査，脳画像検査を行う．心理検査は心理的侵襲を考慮して，通常は精神状態が安定したときに行われることが多い.

### 2　面接

　精神科では，診断，治療において，面接という形態で患者と接することが

多い．よい患者－医師関係を作るにも，よい治療効果をあげるにも面接の良否が大きくかかわってくる．

## ■ 面接時の配慮

面接する医師は，その環境に配慮することで患者の話しやすさを得ることができる．たとえば，壁で仕切られプライバシーを確保される部屋では静かに安心して話せる．また，患者と治療者が机の角をはさんで斜めに向き合う90度法が話しやすい位置関係となる．対照的に，机を隔てて正面で向き合う対面法は患者の緊張が高まり，話しにくく，不適当である．患者，家族用の椅子には，長時間座っても疲れないものを用意する．

面接では，医師からの質問がコミュニケーションの主体となるが，「はい」や「いいえ」で答えるような質問（closed question）が続いてしまうと患者は面接において従属的な立場になっていると感じて能動的にコミュニケーションを取ろうとしなくなるだろう．

反対に，返答の余地を多く与えるような質問は，開かれた質問（open question）とよび，患者が重要と考えている事柄を述べることが可能であるため，より有益な情報を引き出せたり，治療関係を促進したりできる．質問への返答には注意深く耳を傾け，簡潔にその内容をまとめて患者の意図を確かめたり，話を促進するような応答を返したりすることで，患者は安心し，受け入れられていると感じることができる．このように受容的な傾聴と正確な質問を繰り返すことで面接の質が向上する．一般的な原則として，相手に敬意を払い，礼儀正しく振る舞い，挨拶や自己紹介を忘れないようにする．

## ■ 病歴聴取

### ① 主訴

主訴は，患者や家族の受診理由を簡潔にまとめたものである．病識の欠如した患者の場合は，「どこも悪くはない」と本人が述べても，家族は「やせてきたので体調が心配」などと訴えることがある．この場合は，患者の主訴と家族の主訴を併記しておく．

### ② 現病歴

精神症状および身体症状が，いつごろから，どのような状況で始まったの

か，どのように経過してきたか，どのような診断・治療を受けたかなどを記す．患者からの情報は時系列で整理し，西暦あるいは元号に加えて患者の当時の年齢も併記する．専門用語よりも患者の具体的な表現を記しておくと，後から診断を再検討しなくてはいけなくなったときにも役に立つ．たとえば「幻聴が出現した」と書くよりも，「隣の人が自分の悪口を言っているのが聞こえる」などと記す．

③ 発達歴および生活史

　この項目は，1) 患者の人生上の重要な出来事を記述すること，2) 機能的能力の経時的変化を描写すること（その精神症状は発達障害，精神遅滞を基盤としている可能性があるかどうか知ることを含む）を通して，精神障害の背景を理解するために重要となる．

● 生活環境：家族構成，家系図，両親の職業，経済状況，現在の家庭環境
● 胎生期・周産期：早産，仮死分娩などの異常分娩があったかどうか，周産期の母親の体調不良（栄養状態，飲酒・喫煙，産後うつ病など）
● 乳幼児期・少年期の環境：定頸，始歩，始語の遅れ，実父母に養育されたか
● 思春期・青年期：友人との関係性，課外活動，第二次性徴の遅れ，体重の急激な変化
● 学歴：最終学歴，成績，得意科目と不得意科目，学習態度，不登校の有無とその理由
● 職歴：職種・業務内容，期間，地位，役職，経済状況など
● 結婚歴：結婚した年齢，離婚の有無とその理由，妊娠・出産の回数
● その他：生活習慣，嗜好（飲酒・喫煙），趣味，宗教，社会活動など

④ 家族歴

　家族に精神疾患の既往歴があるかどうかも重要であるが，それ以上に，家族の全般的な健康状態についての情報は，患者の負担になっていたことや患者の支えとして利用できる資源などの重要な手がかりとなる．

⑤ 既往歴

　身体疾患，精神疾患の既往，治療内容を記載する．ただし，現病と関連する精神疾患は現病歴に記載する．

JCOPY 498-07698

### ⑥ 病前性格

　発病前の性格のことである．初診時の性格ではない．外交的・社交的か孤独・控えめか，好奇心が強いか用心深くいつも同じを好むか，忠実に従うか柔軟に振る舞うか，協調するか自己主張するか，神経質か自信があるかなど具体的に記述をする．

## 3　精神的現症

　主観的体験が主となる精神症状（「第Ⅱ章　精神症状」を参照）と，客観的観察による表情，態度，話し方などを把握する．

### ■ 精神症状

　意識，知覚（錯覚，幻覚），思考（過程，体験様式，内容），感情，意欲，行動，知能，記憶，病識について，患者との面接の中で記述する．ただし，この順番通りに面接していくのではなく，自然な流れの中で把握していくようにする．

　精神症状の原因が身体疾患である場合（外因性精神疾患，器質性症状性精神障害）は，緊急性が高いため見逃さないようにする．通常，外因性精神疾患は意識障害を伴うので，軽度の意識障害も見いだせるように表情や視線，発語の明瞭さ，反応の早さに注意する．

### ■ 表情

- 躁状態：爽快，陽気，表情過多
- うつ状態：沈みがち，悲しそう，表情に乏しい，疲れている，眉間にしわがある
- 統合失調症：無表情，硬い，冷たい
- 緊張病：しかめ顔，ひそめ眉，とがり口
- アルツハイマー型認知症：初期には自然な明るい表情（取り繕い反応）
- パーキンソン病：仮面様顔貌

### ■ 態度

- 躁状態：活発，尊大，自信満々，なれなれしい，落ち着きがない

- うつ状態：動作緩慢，不活発
- 統合失調症：無関心，冷淡
- 緊張病：わざとらしい，奇異，拒絶的

## ■話し方

会話のスピード，声の強さ，抑揚，発語の明瞭さなどに注意.

とぎれ言葉（小脳失調），つまずき言葉（神経梅毒），失語，語間代（語尾を繰り返す），汚言，反響言語，支離滅裂，緘黙<sub></sub>，迂遠，多弁，寡言.

## 4 身体的現症

精神症状の原因が身体疾患である場合（外因性精神疾患，器質性症状性精神障害）は，緊急性が高い. これらを見逃すと治療の時機を逸し，生命の危機に瀕することもある. そのため，精神科診察においても身体的・神経学的診察が必要である.

## ■身体所見

一般的な身体所見をとる. バイタルサイン，体表の異常（皮疹，外傷，自傷，注射痕，手術痕など），触診で甲状腺腫をチェックする.

## ■神経学的所見

運動・知覚・自律神経系を検査する. とくに眼（眼球運動，眼振，視力，瞳孔，眼底など），不随意運動（安静時振戦，企図振戦，ジストニア姿勢など），協調運動，四肢の反射（深部腱反射，病的反射），知覚検査，歩行，平衡感覚などが必要である.

## ■神経心理学的所見

失語，失行，失認を検査する. すべての高次脳機能を網羅することは不可能なので，簡便な観察でわかる所見を得るようにする.

失語は物品呼称，音読，書き取りで評価する.

失行は神経学的診察の中でわかる運動失行以外に着衣失行（裏返しにした上着が着られない），構成失行（紙に書かれた立方体透視図を書き写せない，

手の模倣ができない）のようなアルツハイマー型認知症によくみられる所見も重要である．

　失認は視覚失認（物品呼称ができない），身体失認（右の拇指を出してくださいという指示に従えない），空間失認（奥行きがわからない，時計の模写ができない），病態失認〔麻痺側（通常は左）の手が動かない理由がわからない〕を見る．

## 5 診断と状態像の決定

　精神的現症を中心としながら，以上の情報を総合して診断していく．ICD-10 と DSM-5 が精神疾患の分類システムとして世界的によく用いられている．統合失調症と診断がついた人々をみても，個人によって症状や経過はすべて異なることを忘れてはいけない．しかし，患者の数だけ病名があるとはふつう考えない．前述の 2 つの操作的システムでは，病名ごとに妥当性のある共通の臨床指標が診断基準として記載されている．

　なお，操作的診断基準が普及する前には状態像を用いて診断することがあった．状態像は症状を含めた幅広い病態を横断的にまとめて名づけたものである．現在でも使用されるものには，幻覚妄想状態，精神運動興奮状態，昏迷状態，統合失調症等残遺状態，抑うつ状態，躁状態，せん妄状態，もうろう状態，認知症状態などがある．診断確定までの暫定的な診断として用いることができる．

　診断を能率よく進めていくためには，状態像から病名を絞り込んでいく．鑑別診断の過程は以下の 6 段階になる．1) 詐病と作為症の除外，2) 物質による原因の除外，3) 病因となる医学的疾患の除外，4) 特定の原発性疾患の決定，5) 適応障害の鑑別，6) 正常との境界の確定，である．

　注意すべきは，精神疾患の診断をする段階，4) よりも先に身体的要因を鑑別することである．その段階，2) と 3) では薬物や身体疾患による精神症状の可能性を除外する．身体的要因は治療可能性が高く，また緊急性が高いことがあるためである．精神症状や身体症状に加えて，次項以降に記す検査も参考に診断する．

　鑑別診断はあらゆる治療計画の始まりである．治療を開始した後も症状の変化や治療への反応性を見ながら診断を再考し続けることも重要である．

## ３　主な精神症状評価尺度

　精神障害の各精神症状（幻覚，思考障害，感情鈍麻，抑うつ気分，不安など）の程度を客観的数量的に測定する尺度である．以下のものがよく用いられている．

- すべての精神障害を対象としたもの：簡易版精神疾患評価尺度（Brief Psychiatric Rating Scale：BPRS）
- 統合失調症：陽性，陰性症性評価尺度（Positive and Negative Syndrome Scale：PANSS）
- うつ状態：ハミルトンうつ病評価尺度（Hamilton Rating Scale for Depression：HAM-D）
　ベックうつ病評価尺度（Beck Depression Inventory：BDI）
- 不安状態：ハミルトン不安評価尺度（Hamilton Rating Scale for Anxiety：HAM-A）

## ４　血液検査

　一般的な血液検査項目においては，電解質異常，腎機能障害，肝機能障害はせん妄の原因となるため注意する．内分泌検査は精神科領域と強い関連がある．副腎疾患は抑うつ，不安，せん妄などの原因となる．甲状腺疾患は抑うつや不安，認知症の原因となる．認知症の鑑別には梅毒トレポネーマ抗体（TPHA，FTA-ABS など）や梅毒血清反応検査〔STS（RPR 法）〕，ビタミンB1 を適宜参照する．

　また，気分安定薬や抗てんかん薬は血中濃度測定が可能であり，治療効果判定に有用である．

　薬物療法の副作用をモニタリングする場合は，各薬剤で生じやすい異常値を知っておく必要がある（例：炭酸リチウムの腎機能障害，抗精神病薬のプロラクチン上昇・CK 上昇・糖脂質代謝異常，クロザピンの好中球減少）．

　拒食症やアルコール依存症の低栄養状態ではウェルニッケ脳症（ビタミンB1 低下），低リン酸血症に注意する．

## 5 生理検査

### 1 脳波（electroencephalogram：EEG）

　脳波は大脳皮質の電気活動を局所的に検出する検査法である．脳の機能を経時的に観察でき，安全で侵襲が少なく，繰り返し検査可能という長所がある．

■ **検査の適応**
① **てんかん**

　てんかんの診断には，てんかん特有の脳波を確認することが診断に必要である．一度の脳波検査だけでは診断ができないときがあるが，検査を重ねることでてんかん放電が記録される割合は増える．また，睡眠脳波は覚醒時脳波ではみられなかったてんかん放電を検出できる可能性があるため有用である．発作症状と脳波所見に矛盾がなければ，てんかんと診断できる．治療開始後は薬物療法の効果判定，抗てんかん薬の減量や中止の決定にも利用できる．

② **意識障害**

　一般に意識障害があると α 波が減少し，徐波化する．

③ **脳死判定**

　脳死判定基準において平坦脳波を確認することが必須となっている．

■ **検査の実施**

　頭皮上に電極を決められた配置法（10-20 法）に従って配置し，発生する微弱な電位を増幅し，その値を記録紙または電子媒体に記録する．電子媒体に記録できるデジタル脳波計はソフトウェアを用いてディスプレイで脳波を確認する．

　覚醒・安静・閉眼時の脳波が基準である．異常波を誘導するために各種賦活を行う．

　開閉眼賦活では，開眼時に α 波が消失し，閉眼すると再度 α 波が出現するのが健常反応である．

閃光刺激では, 3 〜 30Hz の閃光を眼前に呈示して反応をみる. 健常では光駆動という閃光の周波数に同調した脳波がみられる. この刺激で棘波や棘徐波複合が誘発される場合は光突発波反応といい, 光感受性を持つてんかん患者にみられる.

過呼吸賦活では, 20 〜 30 回 / 分の 3 分間の呼吸を行わせ, その後, 安静にしてもらう. 過呼吸によって呼吸性アルカローシスとなった結果, 脳血管の収縮が起こり, 脳波の徐波化と振幅の増大がみられる (build-up). 60 秒以上の build-up は異常の可能性が高い. 欠神発作では特徴的な 3Hz の棘徐波複合が誘発される. もやもや病, 妊婦, 高齢者, 重篤な心疾患などの被験者では実施すべきではない.

睡眠賦活では覚醒から軽睡眠に至るまでに異常波が出現しやすくなる.

てんかんの診断を確定するために入院して持続的に脳波をとることもある.

### ■ 正常脳波

- $\alpha$ 波（8 〜 13Hz）が主で, $\beta$ 波（14Hz 以上）は少量出現する. $\theta$ 波（4 〜 7Hz）や $\delta$ 波（3Hz 以下）はほとんど出現しない.
- $\alpha$ 波の出現率, 振幅は後頭部＞頭頂部・中心部＞側頭部・前頭部の順になる.
- $\alpha$ 波は左右対称に出現: 振幅の差＜ 20%, 周波数の差＜ 10%.
- $\alpha$ 波は開眼, 知覚刺激, 精神活動などに反応して抑制される.

### ■ 睡眠脳波

睡眠は, ノンレム睡眠とレム睡眠を 1 つの周期として各ステージを遷移する. ノンレム睡眠は 4 段階に分類される 表1 . 脳波でそれぞれの段階を推測できる. 正常な睡眠の脳波を異常脳波と間違えないように注意する.

### ■ 異常脳波

#### ① 突発性異常

背景脳波から際だって高振幅で突発性に出現する波で, 棘波（1/14 秒未満）, 鋭波（1/14 〜 1/5 秒未満）, 棘徐波複合, 突発律動波（バースト）がある. これらはてんかんを考える.

JCOPY 498-07698

**表1** 睡眠脳波

| | 覚醒<br>Wake（W） | ノンレム睡眠　NREM | | | レム睡眠<br>REM |
|---|---|---|---|---|---|
| | | Stage 1 | Stage 2 | Stage 3/4 | |
| 脳波<br>EEG | α波とβ波 | α波は＜50%<br>β波とθ波 | 睡眠紡錘波<br>K-complex | δ波 | α波とθ波 |
| 眼球運動<br>EOG | 早い動き | 遅い動き | なし | なし | 急速な動き |
| 筋電図<br>EMG | High | Low | Low | Low | なし |

## ② 非突発性異常

基礎律動のα波に徐波が混在する場合と徐波が持続的となって基礎律動となる場合がある．成人では安静時にδ波が出現すれば明確な異常であり，θ波も目立つようであれば軽度の異常とする．

## 2　睡眠ポリグラフィー

睡眠ステージは脳波だけでは確定できないため，各種センサーを追加して睡眠時の記録を行う．この睡眠ポリグラフィー検査（polysomnography：PSG）では，睡眠時の脳波，眼球運動，呼吸，頤筋筋電図，四肢筋電図，心電図，酸素飽和度，胸壁と腹壁の運動などが記録される．各睡眠ステージの特徴を 表1 に示す．レム睡眠は脳波では覚醒時と区別できないが急速な眼球運動と筋緊張低下が特徴的である．睡眠時無呼吸症候群，ナルコレプシー，レム睡眠行動障害などの診断に有用である．

## 3　心電図（electrocardiogram：ECG）

心臓の電気活動を示す．精神科では向精神薬の副作用を評価するために用いる．とくにQTc間隔を延長させる薬剤は致死的不整脈につながるため事前に評価が必要である．

## 6 画像検査

脳の形態（CT, MRI）や機能（SPECT, PET）を調べる検査で，脳器質性疾患を診断・鑑別する目的で用いることが多い．

### 1 CT (computed tomography)

連続するX線写真を得られる．最も一般的で普及している．組織がX線を吸収する割合で画像の濃淡が決まる．その吸収率は水や空気で低く，骨では高い．頭蓋骨が白く，脳脊髄液は黒く，脳はその中間の濃さになる．解像度ではMRIに劣るが，撮像時間の短さ，出血や石灰化の観察ではMRIに秀でている．

### 2 MRI (magnetic resonance imaging)

各磁気共鳴によって脳の断層像を得られる．臨床では，T1強調画像，T2強調画像，FLAIR（fluid-attenuated inversion-recovery）画像がよく用いられる．T1強調画像はCTに似ていて，脳の形態を詳細に示すため，脳萎縮の評価に用いる．T2強調画像とFLAIR画像は水分が強調されるため，脳梗塞や白質変性の評価に用いる．ペースメーカーや体内金属がある場合は撮像ができないかもしれない．

### 3 SPECT (single photon emission computed tomography)

ヨウ素123やテクネシウム99mなどの単一フォトン放出同位元素を用いて，断層画像を得る検査である．脳内の血流分布と血流量が評価できるため，脳卒中患者の損傷診断やアルツハイマー型認知症およびレビー小体型認知症の診断に利用されている．

### 4 PET (positron emission tomography)

陽電子を放出する核種を用いて断層像を得る検査である．脳血流量，酸素やグルコース代謝量，神経伝達物質の受容体が測定できる．高感度，高分解能で定量性にも優れており，てんかん焦点の決定，認知症診断に用いられている．

## 7　心理検査

　人間の精神機能あるいは心理特性について，客観的に測定する．定められた課題や作業を定められた方法で実施し，妥当性のある点数にできるものをいう．チーム医療のスタッフ全員が，患者の客観的理解を共有することができる．診断の補助，治療方針決定への手がかり，治療効果の評価として利用できる．

### 1　検査時の注意点

　検査結果は，患者の状況や検査場面，検者と被験者の関係，ラポール形成の程度，治療過程の時期など，さまざまな要因の影響を受ける．
　検査自体が被験者に不安を与え，心理的侵襲性がある．まずは，被験者とのラポールを作り，不安を取り除き，検査の目的，必要性を被験者に説明する．もし，精神的に不安定な時期，身体的に不調なときは検査を避ける．検査中にも精神状態に配慮する．結果を知らせるときは，治療の動機づけを高め，希望が持てるように配慮する．脆弱面には対処方法を説明する．場合によっては，検査結果は被験者の全人格を説明するものではないことを強調する．得られた結果はその時点のものであり，別の時期では結果が変わるものであることを念頭に置く．

### 2　種類

　今日，妥当性（測定したいものを，的確に測定しているか），信頼性（仮に同じ条件の下で同じ検査を受けた場合に，同じ結果が出る）が確立された臨床で用いられる検査は合計100以上ある．実際によく使用されている心理テストについて紹介する．

#### ■知能検査

　全体的な処理能力を測定できる．被験者の年齢によって，成人用，児童用，乳幼児用がある．結果はIQ（intelligence quotient）で表され，100が標準で精神年齢と生活年齢が一致する．

### ① 田中・ビネー式知能検査

2歳から成人まで適用される．日本では主に児童に使用されている．

### ② ウェクスラー式知能検査

最も広く用いられている包括的な知能検査である．言語性検査7問題と動作性検査7問題からなり，各問題の点数は言語性IQ，動作性IQ，全検査IQの3つのIQと言語理解，知覚統合，作動記憶，処理速度の4つの群指数として算出される．成人用はWAIS-Ⅲ（ウェクスラー成人知能検査改訂版），幼児・児童用はWISC-Ⅳ（ウェクスラー児童用知能検査）となる．

### ③ 高齢者用簡易知能検査（認知症のスクリーニング用）

IQを用いずに簡便に知的機能を判定するには，改訂長谷川式簡易知能評価スケール（HDS-R）が日本では広く用いられている．30点満点中，20点以下を認知症の疑いとする．同様の尺度でMini-Mental State Examination（MMSE）があるが，ライセンスの問題で医療現場では徐々に用いられなくなっている．

### ■ その他の神経心理学的検査

記憶はウェクスラー記憶尺度-3（WMS-Ⅲ）や三宅式記銘力検査が用いられる．

前頭葉機能である実行機能は，独立した運動の計画と開始，行動のセルフモニタリング，不適切な反応の抑制，課題間での切り替えなどのさまざまな機能を担っている．ウィスコンシンカード分類検査（WCST）は簡便ではあるが，隠されたルールを柔軟に見つけたり，それを維持したり，ルールが変更されれば切り替えたりという実行機能を測定できる．Frontal Assessment Battery（FAB）は抽象的思考，思考の柔軟性，葛藤の制御などの複数の課題で前頭葉機能を測定できる．

### ■ 人格検査

被験者のふだんの行動特性を測定するための検査をいう．質問紙法と投影法を組み合わせて（テストバッテリー），総合的に把握することが多い．

### ① 質問紙法

被験者自身があらかじめ定められた質問項目に「はい」，「いいえ」などで

答えを記入していく．実施が簡単，判定が容易である．その反面，被験者の意図で結果が変わり，事実を反映しないことがある．

a）ミネソタ多面人格目録（MMPI）

550の多数の質問項目からなる．10個の臨床尺度と4個の妥当性尺度のプロフィールから人格を診断する．尺度の組み合わせから人格を多面的に解釈する．

b）矢田部・ギルフォード性格検査（Y-Gテスト）

全部で120項目の質問に答えることで，性格の特性を判断する．人格因子が12尺度あり，性格特性をA〜Eの5つに分類する．情緒の安定性，人間関係の特性，行動の特性，知的活動性を知ることができる．

② **投影法**

あいまいな視覚的・言語的刺激を与え，それに対する連想や自由な反応を解釈して人格特性を把握する手法である．あいまいな刺激が何を意味しているのか被験者にわかりづらいため，回答を被験者が歪曲することが難しくなっているという長所がある．実施と解釈には質問紙法よりも検査者の高い習熟が必要である．あいまいな刺激は被験者にとって不安や警戒心，退行などの反応を生じさせるかもしれず，心理的侵襲性が高い．実施やフィードバックには十分なラポールが必要である．

a）ロールシャッハテスト

10枚のインクブロット図を1枚ずつ提示し，それぞれが「何に見えるか」「なぜそのように見えるのか」を尋ねる．それらの反応を整理，集計し，結果を総合して被験者の知的能力，情緒，自我機能などを評価する．

b）文章完成法（sentence completion test：SCT）

未完成の文章を提示して，連想される内容を自由に続けて書き込ませ，完成させる．その内容から，人格を把握する検査である．自己イメージ，家族関係，価値観などが把握できる．

c）P-Fスタディ

欲求不満場面が描かれた24のイラストに対する被験者の言語的反応から，攻撃性の方向と型，繰り返しによる変化，一般常識的反応度などを評価する．

d）バウムテスト

「実のなる木」を1本描かせ，その絵の全体像や細部の特徴を分析し，精神

状態やパーソナリティを評価する．簡単で言語的な反応が不要であるため，子どもや言語的反応が苦手な人にも適応できる．

〈中瀧理仁〉

JCOPY 498-07698

# Ⅳ

# 治療

## A 薬物療法

### 1 薬物療法の意義と役割

#### 1 精神科治療学のなかの薬物療法

　精神疾患の場合，一人ひとりの患者を診察するときに，生物学的要因，心理的要因および社会的要因の3つの要因を常に考慮に入れなければならない．多くの場合は，これらの3要因が絡み合って発症につながっている．

　精神科の治療方法は，これらの3要因に対応して，生物学的要因に働きかける薬物療法や身体療法，心理的要因に働きかける精神療法，そして社会的要因に働きかけるソーシャルワークやリハビリテーションなどの社会的治療法がある．これらの治療方法は相互補完的であり，どれが主体となりどれが補助的となるかは，疾患，病期，個々の患者にもよる（図1）．

　一般的には，多くの精神疾患において薬物療法は有用であり，最適な薬物を適切に使用すれば，さまざまな症状を大きく改善することができる．また，薬物治療による症状の改善は，看護や介護の介入を容易にし，精神療法や社会復帰プログラムへの円滑な導入につながる．

#### 2 薬物療法導入前の信頼関係樹立の必要性

　薬物療法の導入には，適切な診察や看護を通して樹立される医療者と患者間の信頼関係が前提となる．こころの症状に薬を用いなければならないことに抵抗感を示す患者や家族も少なくない．副作用に関する過度の不安が服薬をためらわせることもある．効果や副作用を十分に説明し，安心して服薬し

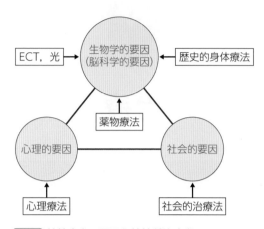

（図1）精神疾患の要因と精神科治療学

てもらえるように心がける.

　実際の診療では，薬物療法がそれ単独で用いられることは少なく，支持的精神療法やカウンセリングなどの一般的な精神療法とともに用いられている.

## 3 薬物療法の目的—症状改善と再発予防

　薬物療法の第一の目的は，幻覚，妄想，不穏，興奮，抑うつ，躁，焦燥，不安，緊張，強迫，不眠などのさまざまな症状の改善にある. 効果は，短期間に症状が完全に消失するほど劇的なこともあるが，限界もある.

　薬物療法の第二の目的は，再発予防である. 抗精神病薬にも，抗うつ薬にも，気分安定薬にも，症状を改善する作用だけでなく，再発を予防する作用もある. 薬物療法が再発予防を射程に入れていることを忘れてはならない. これらの薬物の急激な中断は，再発や発作発現につながりやすい.

## 4 薬物療法の実際

　診断あるいは状態に従って，最も適切な薬剤を用いる. 同じ効能の薬が多くある場合は，作用や副作用の特徴や患者の薬物使用歴などを考慮して，最適と考えられる薬物を処方する. 最小用量で最大効果を実現することが理想である.

　投与方法として，内服薬，筋肉内注射，静脈内注射，点滴静脈内注射など

がある．薬によっては坐薬や皮膚に貼付するテープ製剤（パッチ剤）もある．経口投与が基本であるが，精神状態や身体状態が不良で経口服薬が難しい場合や薬剤を早く効かせたい場合には，非経口的な投与ルートを活用する．

## 5　薬物の代謝

　吸収された薬物は，体内に広がり，脳に到達して作用を発揮する．薬物は主に肝臓で分解される．薬物ごとに分解される速度が決まっていて，血中濃度が半減する時間を半減期という．半減期が短い薬物は，体内から消失する速度が速いので，1日に何度か服用しなければならず，長い薬物は体内にとどまっている時間が長いので，1日1回の服用でもよい．

　精神科治療薬を併用すると一方の薬物の分解が抑制されることがある．肝臓の薬物代謝酵素チトクローム P450 における薬物相互作用のためである．たとえば抗うつ薬を2つ併用すると，片方の血中濃度が著しく上昇することがある．また，抗不安薬と抗うつ薬を併用すると，抗不安薬の分解が抑制されることがある．これらのために予想外の副作用が出現するので注意を要する．

## 2　向精神薬の分類

　精神疾患の治療薬全体を向精神薬 psychotropics という．適応疾患あるいは適応症状に基づいて次のように分類される．下記の括弧内は同義語である．
　① 抗精神病薬 antipsychotics
　　（神経遮断薬 neuroleptics，強力精神安定薬 major tranquilizers）
　② 抗うつ薬 antidepressants
　③ 気分安定薬 mood stabilizer
　　（抗躁薬 antimanic drugs）
　④ 精神刺激薬 psychostimulants
　⑤ 抗不安薬 antianxiety drugs, anxiolytics
　　（穏和精神安定薬 minor tranquilizer）
　⑥ 抗てんかん薬 antiepileptic drugs
　⑦ 抗認知症薬 cognitive enhancers, nootropic drugs

## 3　抗精神病薬

抗精神病薬は，幻覚妄想状態や不穏状態を改善する作用があり，統合失調症などの治療に用いられる．**表1**に，最も代表的な抗精神病薬の一般名，商品名（例），1日標準投与量を示した．

### 1　歴史

1952年，フランスの精神科医ドレー（Delay, J.）とドニケル（Deniker, P.）は，麻酔科医ラボリ（Laborit, H.）が気づいたクロルプロマジンの独特の鎮静作用に注目し，統合失調症に使用して劇的な成功を収めた．現在につながる精神科薬物療法はこのとき始まった．

**表1　主な抗精神病薬の種類**

| | 化学構造 | 一般名 | 商品名（例） | 標準投与量 mg/日 | 特徴 |
|---|---|---|---|---|---|
| 定型抗精神病薬 | フェノチアジン系 | クロルプロマジン | コントミン ウインタミン | 50〜450 | 鎮静作用が強い |
| | | レボメプロマジン | レボトミン ヒルナミン | 25〜200 | |
| | | フルフェナジン | フルメジン | 1〜10 | |
| | ブチロフェノン系 | ハロペリドール | セレネース | 0.75〜6 | 抗幻覚妄想作用が強い |
| | ベンザミド系 | スルピリド | ドグマチール | 150〜600 | 抗うつ効果がある |
| 非定型抗精神病薬 | | リスペリドン | リスパダール | 2〜8 | 錐体外路症状が少ない |
| | | オランザピン | ジプレキサ | 5〜20 | |
| | | ペロスピロン | ルーラン | 12〜48 | |
| | | クエチアピン | セロクエル | 150〜600 | |
| | | アリピプラゾール | エビリファイ | 6〜24 | |
| | | パリペリドン | インヴェガ | 6〜12 | |
| | | ブロナンセリン | ロナセン | 8〜24 | |
| | | クロザピン | クロザリル | 200〜600 | |
| | | アセナピン | シクレスト | 10〜20 | |
| | | ブレクスピプラゾール | レキサルティ | 1〜2 | |
| | | ルラシドン | ラツーダ | 40〜80 | |

## 2　種類と特徴

### ■定型抗精神病薬（従来型抗精神病薬）

クロルプロマジンやハロペリドールなど，1970年代までに開発された薬が中心である．抗幻覚妄想作用と鎮静作用を有するが，錐体外路症状という副作用を発現する頻度が高い．化学構造に従って分類されている．

フルフェナジンとハロペリドールには筋肉注射をするとおよそ1カ月にわたって徐々に血中に移行する持効性注射製剤があり，安定した経口服薬が難しいときに用いられる．

### ■非定型抗精神病薬（第2世代抗精神病薬）

上述の定型抗精神病薬はしばしば錐体外路症状を出現させるのに対し，その出現が少ない薬物を非定型抗精神病薬とよぶ．これらの薬物は1990年代以降に臨床導入された．

2020年現在，非定型抗精神病薬とよばれているのは，リスペリドン，ペロスピロン，オランザピン，クエチアピン，アリピプラゾール，パリペリドン，ブロナンセリン，クロザピン，アセナピン,ブレクスピプラゾール，ルラシドンの11剤である．これらの薬物は，錐体外路症状と過剰鎮静が少ないために，リハビリテーション治療の導入が容易であり，ひいては社会復帰に結びつけやすいという大きなメリットをもっている．クロザピンは治療抵抗性統合失調症に限定して使用される．

## 3　適応疾患，適応症状

### ■統合失調症

統合失調症の幻覚や妄想などの陽性症状とよばれる症状を改善する．無気力，感情平板化，無為，自閉傾向などの陰性症状とよばれる症状に対しても，ある程度の改善作用があるが，過量投与は錐体外路症状と過剰鎮静という副作用のために，活動性をかえって鈍らせるので適量の投与が大切である．

急性症状が落ち着いた後にも，安定状態を維持し再発率を減少させるために維持療法が役に立つ．この目的のための薬物服用はきわめて長期にわたる．服薬の意義をよく説明し，副作用の発現を最小限に抑え，服薬遵守を高める

ことが大切である.

## ■躁病とうつ病

　抗精神病薬は躁病の治療にも有効である. いくつかの非定型抗精神病薬はうつ病の治療にも使用されることがある.

## ■統合失調症以外の幻覚妄想状態および不穏興奮状態

　さまざまな原因で生ずる幻覚妄想状態および不穏興奮状態の改善に役立つ. 症状性精神障害, 器質性精神障害, 認知症に伴う幻覚妄想状態, 覚醒剤などの薬剤起因性精神障害, 反応性精神障害などに用いる.

## ■せん妄

　根本的な治療は, せん妄の原因となった諸要因に対する対策であるが, 即効的な対応が求められる場合には抗精神病薬が用いられる.

## ■児童領域

　精神発育遅滞, 自閉症の異常行動や欲動障害, チックの重症型であるトゥレット (Tourette) 症候群に用いられる.

## 4　副作用

## ■不随意運動 (錐体外路症状)

　定型抗精神病薬, なかでもドーパミン受容体遮断作用の強いハロペリドールなどの薬物で出現しやすい. どの薬でも大量に使用すると出現しやすい.

### ① 短期使用で出現するもの (パーキンソン症状, 急性ジストニア, アカシジア)

　パーキンソン症状は, 手足がこわばり (四肢筋硬直), 手がふるえ (手指振戦), 動きが乏しくなって (寡動), 無表情となり (仮面様顔貌), 前かがみになってとことこ歩く (小刻み前屈歩行) ようになる.

　急性ジストニアは, 急激な筋の不随意収縮によるもので, 舌, 頭頸部がねじれるように曲がったり, 眼球が上転したりする.

　アカシジアは静座不能症と訳されており, じっと座っていることも立っていることもできない状態で焦燥感を伴う. 四肢にムズムズした異常知覚を覚

え，絶えず歩き回ったり，手足を落ち着きなく動かしたり，足踏みをしたりする．

## ② 長期使用で出現するもの（遅発性ジスキネジア，遅発性ジストニア）

遅発性ジスキネジアは，服用開始後数年以上して出現することのある副作用である．舌が突出したり口がもぐもぐ動いたりする．口周辺や顔面頸部が多いが，ときには四肢や体幹に及ぶ．ジストニアが長期使用後に出現することもある．

### ■ 悪性症候群

まれではあるが重篤な副作用であり放置されれば生命にかかわる．高熱が出て，体ががちがちとなり（筋強剛），発汗や頻脈などの自律神経症状を伴い，意識障害に陥る．発症した場合は，ただちに原因薬を中止し，全身冷却を行い，十分な補液を行って脱水を回避し，全身状態管理を心がける．

### ■ 高プロラクチン血症

乳汁分泌や月経不順が生ずる．

### ■ その他

抗精神病薬は，抗ヒスタミン作用，抗コリン作用，抗アドレナリン作用などをさまざまな程度に保有している．抗ヒスタミン作用は眠気，抗コリン作用は口渇や便秘，抗アドレナリン作用は血圧低下やふらつきなどの副作用をもたらす．

## 5 抗精神病薬の脳内での作用

神経伝達物質のひとつにドーパミンがある．図2 に示すように，黒質から線条体に向かう黒質線条体系，中脳から辺縁系へ向かう中脳辺縁系，中脳から前頭葉へ投射する中脳皮質系，および視床下部から正中隆起へ至る隆起漏斗系が主なドーパミン系投射路である．

抗精神病薬の効果は，ドーパミン受容体（ドーパミン2型受容体）を遮断する作用に基づいている 図3 ．効果と関連するのは中脳辺縁系の遮断である．
黒質線条体系の遮断は副作用の不随意運動（錐体外路症状）につながる．隆

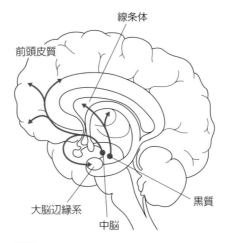

線条体
前頭皮質
黒質
大脳辺縁系
中脳

（図2）ドーパミン系投射路

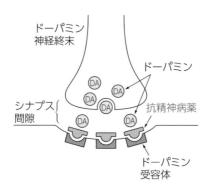

ドーパミン
神経終末
ドーパミン
シナプス
間隙
抗精神病薬
ドーパミン
受容体

（図3）抗精神病薬の作用機序

起漏斗系の遮断は高プロラクチン血症につながる.

## 4　抗うつ薬

### 1　歴史

　スイスのクーン（Kuhn, R.）が 1957 年にイミプラミンの抗うつ効果を発見したのが，抗うつ薬の始まりである.

## 2 抗うつ薬の種類と特徴

　基本的な作用は，うつ病における抑うつ気分や意欲低下の改善である．代表的な抗うつ薬の一般名，商品名（例），1日標準投与量を 表2 に示した．

### ■ 三環系抗うつ薬

　イミプラミン，アミトリプチリン，クロミプラミンなど化学構造に三環を有するものを三環系抗うつ薬という．アモキサピンも三環構造をもっている．アモキサピン以外は，1950年代から60年代に臨床導入された．効果もあるが副作用もある．

### ■ 四環系抗うつ薬

　四環構造をもつ抗うつ薬は，1970年代から80年代にかけて臨床導入された．マプロチリンやミアンセリンなどであり，副作用が比較的軽度である．

表2 主な抗うつ薬の種類

| 種類 | 一般名 | 商品名（例） | 標準投与量 mg/日 | 特徴 |
|---|---|---|---|---|
| 三環系 | イミプラミン<br>クロミプラミン<br>アミトリプチリン<br>アモキサピン<br>ノルトリプチリン | トフラニール<br>アナフラニール<br>トリプタノール<br>アモキサン<br>ノリトレン | 25 〜 200<br>50 〜 225<br>30 〜 150<br>25 〜 300<br>10 〜 150 | 効果は確実だが，口喝，便秘，眠気，ふらつきなどの副作用も多い |
| 四環系 | マプロチリン<br>ミアンセリン | ルジオミール<br>テトラミド | 30 〜 75<br>30 〜 60 | 三環系よりは副作用が少ない |
| SSRI | フルボキサミン<br><br>パロキセチン<br>セルトラリン<br>エスシタロプラム | ルボックス<br>デプロメール<br>パキシル<br>ジェイゾロフト<br>レクサプロ | 50 〜 150<br><br>10 〜 40<br>25 〜 100<br>10 〜 20 | 副作用が少ない |
| SNRI | ミルナシプラン<br>デュロキセチン<br>ベンラファキシン | トレドミン<br>サインバルタ<br>イフェクサー | 25 〜 150<br>20 〜 60<br>37.5 〜 225 | 副作用が少ない |
| NaSSA | ミルタザピン | リフレックス<br>レメロン | 15 〜 45 | |
| S-RIM | ボルチオキセチン | トリンテリックス | 10 〜 20 | 副作用が少ない |
| ベンザミド | スルピリド | ドグマチール | 50 〜 225 | 幻覚妄想にも使える |

## ■選択的セロトニン再取り込み阻害薬
## selective serotonin reuptake inhibitor: SSRI

薬理作用がセロトニン再取り込み阻害作用にほぼ限定しており，ノルアドレナリン再取り込み阻害作用はない．フルボキサミン，パロキセチン，セルトラリン，およびエスシタロプラムが使用されている．

## ■セロトニン・ノルアドレナリン再取り込み阻害薬
## serotonin noradrenalin reuptake inhibitor: SNRI

薬理作用がセロトニン再取り込み阻害作用とノルアドレナリン再取り込み阻害作用にほぼ限定している．ミルナシプラン，デュロキセチン，およびベンラファキシンが使用されている．

## ■ノルアドレナリン作動性・特異的セロトニン作動性抗うつ薬
## noradrenergic and specific serotonergic antidepressant: NaSSA

ノルアドレナリンとセロトニン神経伝達の促進作用を有する．ミルタザピンが使用されている．

## ■セロトニン再取り込み阻害・セロトニン受容体調節剤
## serotonin reuptake inhibitor and serotonin modulator: S-RIM

セロトニン再取り込み阻害作用とセロトニン受容体調節作用を有する．ボルチオキセチンが 2019 年に臨床導入された．

## ■ベンザミド

ベンザミド系の抗精神病薬であるスルピリドは少量では抗うつ作用がある．なお，妄想を伴ううつ病では，抗うつ薬に抗精神病薬を併用することがよくある．

## 3 適応疾患，適応症状

## ■うつ病，うつ状態

抗うつ薬には，正常な気分を高揚させる作用はないが，病的なうつ状態を改善する作用がある．たとえて言えば，枯れたダムに水を蓄えるような働き

であり，そのため即効性はなく，効果発現には 2 ～ 3 週を要する．

　うつ病は改善しても症状がぶり返したり（再燃），すっかり治った後にも再発することがある．このため，症状が改善しても数カ月は抗うつ薬を治療量のまま持続するのが安全策である．また再発が頻回に起こる反復性うつ病では持続的に抗うつ薬を使用すると再発予防に役立つ．

### ■ うつ病以外の適応疾患

　抗うつ薬のうちセロトニン再取り込み阻害作用の強い薬物は，神経症性障害圏内の疾患にも有効である．強迫性障害，パニック障害，社交恐怖などの治療には，しばしば SSRI が用いられる．過食症，慢性疼痛，夜尿症，ナルコレプシー，チック障害，抜毛症にも抗うつ薬が使用される．

## 4　副作用

　三環系や四環系抗うつ薬は，抗コリン作用，抗ヒスタミン作用，抗アドレナリン作用などの作用をもつ．抗コリン作用は，口渇，便秘，排尿困難など，抗ヒスタミン作用は眠気など，抗アドレナリン作用は起立性低血圧などの副作用につながる．SSRI と SNRI は，これらの作用に起因する副作用はないが，消化管におけるセロトニン再取り込み阻害作用に起因する吐気や嘔吐などの消化器系の副作用と，性欲低下や勃起障害などの性機能面の副作用がある．

## 5　薬理作用

　抗うつ薬は，セロトニンまたはノルアドレナリン再取り込み阻害作用をもっている．神経終末から放出されたノルアドレナリンやセロトニンは，大部分が神経終末に再取り込みされるが，抗うつ薬はこれを阻害するため，シナプス間隙のノルアドレナリンやセロトニンの濃度が増加する（図4）．

　脳内ノルアドレナリン系は，青斑核に発して大脳皮質，辺縁系，視床，視床下部，小脳などへと広く投射する（図5）．

　脳内セロトニン系は縫線核に起始し大脳皮質，辺縁系，線条体，視床，視床下部，小脳などへと広く分布する（図6）．

　抗うつ薬の解剖学的作用領域は明確ではなく，食欲，性欲，睡眠に関連の深い視床下部，情動に関連の深い辺縁系，あるいは認知や思考に関連の深い

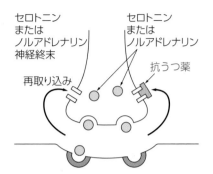

（図4）抗うつ薬（SSRI, SNRI）の作用機序

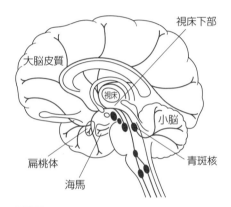

（図5）ノルアドレナリンニューロン系

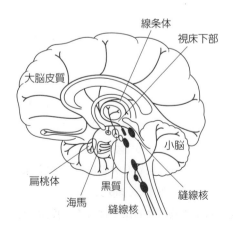

（図6）セロトニンニューロン系

JCOPY 498-07698

大脳皮質など広範な領域が関与していると考えられる.

## 5 気分安定薬

### 1 歴史

リチウムの抗躁作用は, 1949 年にオーストラリアのケード (Cade, J.) が最初に報告したが, 一般に承認されたのは 1954 年のスコー (Schou, M.) の研究以来である. カルバマゼピンの抗躁作用は日本の竹崎と花岡が 1971 年に報告し, 躁うつ病相の予防作用は 1973 年の大熊による報告が世界最初である.

### 2 気分安定薬の種類と特徴

炭酸リチウム, カルバマゼピンおよびバルプロ酸は, 躁病治療作用があり, 抗躁薬とよばれている. いずれの薬物にも, 躁症状を鎮めるだけでなく, 双極性感情障害 (躁うつ病) のうつ病相の治療にも有効であり, また再発予防作用もある. 最近では気分安定薬とよばれることが多い. ラモトリギンも導入された.

リチウムは金属元素のひとつであり, 生体内では一価のイオンとして存在する. カルバマゼピンとバルプロ酸は, 元来は抗てんかん薬であるが, 気分安定薬でもあることが判明している.

### 3 適応疾患, 適応症状

双極性障害 (躁うつ病).

炭酸リチウム, カルバマゼピン, バルプロ酸, ラモトリギンは正常な気分に影響を与えないが, 躁病やうつ病を落ち着かせる作用がある. 効果発現には 2 ～ 3 週を要する.

躁病相やうつ病相の予防にも役立つ.

ひとつの気分安定薬が無効でも別の気分安定薬が有効なことがある.

### 4 副作用

リチウムは, 治療濃度と中毒濃度が近接しているので, 定期的な血中濃度

のモニタリングが必要である．服薬初期によくある副作用は吐気や嘔吐などの消化器症状と手指のふるえである．長期維持療法中に甲状腺機能低下や腎機能低下が生ずることがあるので，定期的に検査する．カルバマゼピンは，服薬初期に眠気やふらつきがしばしばみられる．まれだが，顆粒球減少症や再生不良性貧血が起こりうる．皮疹が生ずることもある．バルプロ酸は，皮疹や肝障害を生ずることがある．ラモトリギンは皮疹が生ずることがある．リチウム，カルバマゼピン，バルプロ酸は催奇形性があるので，妊娠の可能性があるときには慎重に投与する．

## 5　薬理作用

　リチウムは，神経細胞内のイノシトール・リン酸ホスファターゼを阻害する．カルバマゼピンとバルプロ酸は，イオンチャネルの抑制などの作用が知られている．これらの薬理作用と治療効果との関連ははっきりわかっていない．

## 6　抗不安薬

### 1　歴史

　抗不安薬が臨床に広まったのは1963年のジアゼパムの登場以来である．抗不安薬は依存性が比較的少なく安全性が高いので，精神科のみならず臨床各科において最もしばしば処方される薬物のひとつとなっている．

### 2　抗不安薬の種類と特徴

　抗不安薬は，抗不安作用に加えて，鎮静催眠作用，筋弛緩作用および抗けいれん作用を有す．鎮静催眠作用の強いものは睡眠薬として使用される．抗けいれん作用の強いものは抗てんかん薬として用いられている　表3 ．

　血中半減期を指標にすると，短ないし中時間型（ロラゼパムなど）および長時間型（ジアゼパムなど）に分かれる．短時間型では，薬物の蓄積が生じにくいが頻回服薬が必要であり，また中断時の離脱症状や反跳性不安（服薬前よりも強く表れる不安）が起こりやすい．逆に長時間型では，薬物の蓄積は生

**表3** 主な抗不安薬の種類

| 種類 | 一般名 | 商品名（例） | 半減期（時間） | 標準投与量 mg/日 |
|---|---|---|---|---|
| 短・中時間型 | エチゾラム | デパス | 6 | 1.5～3 |
| | クロチゾラム | | 6 | 15～30 |
| | ロラゼパム | ワイパックス | 12 | 1～3 |
| | アルプラゾラム | ソラナックス コンスタン | 14 | 1.2～2.4 |
| | ブロマゼパム | レキソタン | 8～19 | 3～15 |
| 長時間型 | ジアゼパム | セルシン, ホリゾン | 20～50 | 4～20 |
| | クロルジアゼポキシド | | 6～28 | 20～60 |
| | オキサゾラム | | 50～62 | 30～60 |
| | ロフラゼプ酸エチル | | 122 | 2 |

じやすいが，服薬回数は少なくてすみ，中断時の離脱症状や反跳性不安は起こりにくい．

## 3 適応疾患，適応症状

パニック障害，全般性不安障害，恐怖症，心気症，ヒステリーなどの従来の分類の神経症性障害圏の疾患やさまざまな心身症に対して幅広く用いられる．抗不安薬は，抗精神病薬や抗うつ薬と異なり，即効性があって，服薬すればすぐにある程度の効果が得られる．

## 4 副作用

しばしば認める副作用は，眠気，ふらつき，めまい，脱力，倦怠感，易疲労感などであり，これらは抗不安薬の催眠作用と筋弛緩作用に由来する．

抗不安薬を大量に連用すると依存状態を形成し，中断時にけいれんやせん妄が出現する．常用量の連用でも，急激に中断すると焦燥，不眠，聴覚と嗅覚の過敏性，発汗，嘔吐などが生じうる．

## 5 薬理作用

抑制性神経伝達物質のガンマアミノ酪酸（GABA）は脳内に広範に分布し，意識，感情，運動などに関与している．抗不安薬は GABA 受容体と複合しているベンゾジアゼピン受容体を刺激し，GABA 神経伝達を促進する働きが

ある.

## 7　睡眠薬

### 1　睡眠薬の種類と特徴

　抗不安薬と基本的な薬理作用を共有するが，消化管からの吸収が速やかで，催眠作用の強いものが睡眠薬として分かれた.　表4　に主な睡眠薬を示す.

　血中半減期を指標にすると，短時間型（トリアゾラムなど），中間型ないし長時間型（フルニトラゼパムなど）に分かれる. 短時間型は入眠障害に適しており，翌朝への持ち越し効果がないので目覚めがよい. 反面，連続使用後に中断すると反跳性不眠をきたしやすい. 中間型と長時間型は中途覚醒，早朝覚醒や熟眠障害に適しているが，翌日に効果が持ち越されて眠気が残ることがある. しかし，中断しても反跳性不眠をきたしにくく，また不安の強い症例には日中の抗不安作用が期待できる.

表4　主な睡眠薬の種類

| 種類 | 一般名 | 商品名 (例) | 半減期<br>(時間) | 投与量<br>mg/日 |
|---|---|---|---|---|
| 短時間型 | ゾルピデム | マイスリー | 4 | 5 ～ 10 |
| | トリアゾラム | ハルシオン | 4 | 0.125 ～ 0.25 |
| | ゾピクロン | アモバン | 4 | 7.5 ～ 10 |
| | エスゾピクロン | ルネスタ | 4 | 1 ～ 3 |
| | ブロチゾラム | レンドルミン | 7 | 0.25 |
| | リルマザホン | リスミー | 10 | 1 ～ 2 |
| | ロルメタゼパム | エバミール | 10 | 1 ～ 2 |
| 中間および<br>長時間型 | フルニトラゼパム | ロヒプノール<br>サイレース | 15 ～ 30 | 0.5 ～ 2 |
| | エスタゾラム | ユーロジン | 18 ～ 30 | 2 ～ 4 |
| | ニトラゼパム | ネルボン<br>ベンザリン | 18 ～ 38 | 5 ～ 10 |
| | クアゼパム | ドラール | 32 ～ 37 | 20 ～ 30 |
| メラトニン<br>受容体作動薬 | ラメルテオン | ロゼレム | 1 | 8 |
| オレキシン<br>受容体拮抗薬 | スボレキサント | ベルソムラ | 12 | 15 ～ 20 |
| | レンボレキサント | デエビゴ | 47 ～ 51 | 5 ～ 10 |

JCOPY 498-07698

　近年，メラトニン受容体作動薬（ラメルテオン）やオレキシン受容体拮抗薬（スボレキサントなど）のベンゾジアゼピン受容体作動薬でない眠剤が使用可能となった．

## 2　副作用

　抗不安薬と共通するが，睡眠薬では記憶障害に注意する．薬物服用後から入眠までの記憶や中途覚醒時の記憶が障害されることが多い．短時間型に多く，他剤との併用，大量使用，アルコールとの併用などで出現しやすい．

　メラトニン受容体作動薬やオレキシン受容体拮抗薬は，ベンゾジアゼピン受容体作動薬と比較して，依存や筋弛緩作用などの有害作用が少ない．

# 8　抗てんかん薬

## 1　抗てんかん薬の種類と特徴

　表5 に主な抗てんかん薬（第1世代）の種類と特徴を示した．

## 2　適応疾患，適応症状

### ■てんかん発作の予防
　発作型を特定し，適切な薬剤を選択する．原則として単剤で治療を開始し，十分な量まで増量する．多くの抗てんかん薬では，治療濃度と副作用出現濃度が近接しているので血中濃度を定期的に検査する．

### ■てんかん重積状態（発作が連続する状態）の治療
　第一選択の治療は，ジアゼパムを5mgから10mgやロラゼパムを4mgゆっくり静注する方法である．

## 3　副作用

　抗てんかん薬は長期間継続的に服用しなければならないので，妊娠時には催奇形性が問題となる．　表5 に掲げた代表的な薬物のなかでも，バルプロ酸やカルバマゼピンやフェニトインやフェノバルビタールは催奇形性が報告

**表5　主な抗てんかん薬（第1世代）の種類**

| 一般名 | 商品名（例） | 全般発作 | | | 部分発作 | 発作重積状態 | 投与量 mg/日 | 主な副作用 |
| | | 強直間代発作 | 欠神発作 | ミオクロニー発作 | | | | |
|---|---|---|---|---|---|---|---|---|
| フェニトイン | アレビアチン | ○ | | | ○ | | 200〜300 | 発疹、歯肉増殖、多毛、眼振、複視、顆粒球減少 |
| カルバマゼピン | テグレトール | | | | ◎ | | 600〜1200 | 眠気、ふらつき、悪心、発疹 |
| フェノバルビタール | フェノバール | ○ | | ○ | ○ | | 30〜200 | 眠気、発疹、複視 |
| バルプロ酸 | デパケン | ◎ | ◎ | ◎ | ○ | | 400〜1200 | 眠気、吐き気、発疹、肝障害 |
| ゾニサミド | エクセグラン | ○ | | | ○ | | 200〜600 | 食欲低下、自発性低下、脱力感、幻覚妄想 |
| クロナゼパム | リボトリール | | | ◎ | ○ | | 2〜6 | 眠気、ふらつき |
| ジアゼパム | セルシン | | | | | ◎ | 5〜10 | 眠気、ふらつき |

◎ 第一選択薬　○ 第二選択薬
（日本神経学会，監修．てんかん診療ガイドライン2018. 東京：医学書院; 2018 参照）

JCOPY 498-07698

されている.

## 9 抗認知症薬

　アルツハイマー病の治療薬として，ドネペジル，ガランタミン，リバスチグミン，メマンチンが導入されている 表6 ．記憶や行動面の症状をある程度は改善することがあるが，主な役割は症状の進行を自然経過に比べ遅らせることである．発症早期の段階で用いると最も効果的とされる．ドネペジル，ガランタミン，リバスチグミンには神経伝達物質アセチルコリンの分解を抑える作用があり，メマンチンにはグルタミン酸系神経伝達への作用がある．

表6 　抗認知症薬の種類

| 種類 | 一般名 | 商品名（例） | 主な副作用 |
|---|---|---|---|
| アセチルコリンエステラーゼ阻害作用 | ドネペジル | アリセプト | 胃腸障害・徐脈，精神症状など |
| | ガランタミン | レミニール | 胃腸障害・徐脈，精神症状など |
| | リバスチグミン | イクセロンパッチ リバスタッチパッチ（貼り薬） | 局所皮膚症状，胃腸障害など |
| NMDA受容体拮抗作用 | メマンチン | メマリー | ふらつき，眠気，便秘など |

〈沼田周助　大森哲郎〉

# B　身体療法

## 1　電気けいれん療法

　電気けいれん療法（electric convulsive therapy：ECT）は，電流を頭部に流してけいれん発作を誘導し，精神症状を改善させる治療法である．現在は，静脈麻酔薬と筋弛緩薬を使用する修正型電気けいれん療法（modified ECT：m-ECT）が行われている．ECTの治療器は，以前は交流電流を用いたサイン波治療器が使用されていたが，現在では，2002年に本邦で認可された定電流のパルス波治療器（Thymatron®）が主に使用されている．ECTは一般的に，週2〜3回の頻度で，合計10回程度行われる．

### ■適応

　十分量・十分期間の薬物治療を行ったにもかかわらず治療効果が十分でない症例，副作用のために十分量の薬物治療を行えない症例，精神的（自殺の危険性が高い，昏迷など）あるいは身体的（拒食，低栄養など）に早急な精神症状の改善が望まれる症例などにECTが考慮される．

### ■危険因子

　ECTに絶対的な禁忌はないが，心臓血管疾患や頭蓋内疾患や褐色細胞腫などの身体疾患を合併する患者については，麻酔科や関連科と相談し，ECT実施の可否や実施方法について慎重な検討が必要である．

### ■有害作用

　不整脈や血圧異常，遷延性発作，遷延性無呼吸，誤嚥，発作後せん妄，一過性の頭痛，筋肉痛，嘔気，記銘力障害などが生じることがある．

## 2　反復経頭蓋磁気刺激療法〔repetitive transcranial magnetic stimulation（rTMS）treatment〕

　反復経頭蓋磁気刺激（repetitive transcranial magnetic stimulation：

JCOPY 498-07698

rTMS)療法は，パルス磁場を用いて脳皮質の局所領域に電流を誘導し，精神症状を改善させる治療法である．

　本邦では 2017 年に TMS 治療器（NeuroStar®）がうつ病の治療用装置として承認された．

## ■ 適応
　既存の抗うつ薬治療を 1 種類以上使用した経験があるものの，十分な効果が認められない成人のうつ病患者に TMS が考慮される．

## ■ 絶対禁忌
　刺激部位に近接する金属や心臓ペースメーカーを有する患者は絶対禁忌である．

## ■ 有害作用
　頭痛，刺激部位の不快感，筋肉痛，皮膚疼痛などが生じることがある．

〈沼田周助〉

# C 精神療法

　精神療法（心理療法）とは，精神疾患や心理的な問題を持つ患者を対象に，精神症状や問題を引き起こしたり，維持させていると考えられる心的葛藤や歪んだ認知，不適応的な行動に焦点を当てた心理的アプローチを行うことで，精神症状や適応の改善を目指す治療法である．

## 1 心理的アプローチの分類

　治療面接で用いる心理的アプローチには以下のような種類がある[1]．

- 受容的・共感的なアプローチ：真摯な態度で患者の訴えに耳を傾けつつ，共感的な応答を返したり，必要に応じて励ましや保証の言葉を返すやり方．
- 指示的・教育的なアプローチ：病気についての心理教育，療養に関する助言や指導，患者が困っている具体的な問題に対する助言や指導を行うやり方．
- 探索志向的・内省志向的なアプローチ：患者に症状や行動の意味の探索，内省を促すようなやり方．

## 2 病態レベルに応じたアプローチ

　精神療法を行うにあたって，まず，以下のような病態レベルの評価を行うことが有用である．

- 精神病レベル：現実検討能力が障害されている．患者は自ら治療を求めないことも多い．
- 境界レベル：現実検討能力は保たれている．しかし，強いストレス状況下でそれが部分的に損なわれることがある．主訴があいまいである．
- 神経症レベル：現実検討能力は保たれている．主訴が明確である．

　いかなる病態レベルの患者に対しても受容的・共感的なアプローチが土台

になければならない．その上で，精神病レベルの患者には，現実検討能力の障害された部分を補うために，必要に応じて指示的・教育的なアプローチを行う必要がある．また，境界レベルの患者には，探索志向的・内省志向的なアプローチが必要になることが多い．神経症レベルの患者には，問題の性質，重症度，治療時期に応じて，指示的・教育的なアプローチあるいは探索志向的・内省志向的なアプローチを柔軟に用いることができる[1]．

## 3 主な精神療法

### ■支持的精神療法

　一般的に，支持的精神療法とは，主に前述の受容的・共感的なアプローチと指示的・教育的なアプローチを組み合わせたやり方を指しており，患者が精神内界を表現しやすいように配慮することや，患者の思いや苦悩を受容し了解しようとする姿勢を維持すること，障害や治療について説明を行うこと，必要に応じて助言・指示・指導を行うこと，といった内容が含まれる．さらには，適宜，問題点を整理しながら内省を促すような介入もここに含まれる[1]．医療現場で実施する精神療法では，それがどのような形式の精神療法であっても，この支持的精神療法の要素が必要とされる．

### ■精神分析的精神療法（精神力動的精神療法）

　探索志向的・内省志向的なアプローチの代表的なものである．

　フロイトによって創始された精神分析がその後発展し，より洗練された理論構築（自我心理学，対象関係論など）がなされ，現在ではその臨床応用的な側面を持つ精神分析的精神療法が広く行われている．自我心理学の理論によると，精神症状は欲動と超自我，現実との間でバランスをうまくとることができなくなった結果生じると考えられている．そのため，治療としては，患者の自由連想をベースにして，その防衛機制の特徴を明らかにしながら，患者が自分自身の無意識的な欲動や葛藤を洞察することを支援していくことになる[2]．また，対象関係論は境界レベルの病態を持つ患者のパーソナリティ構造を理解する上でとくに有用である．

## ■ 認知療法 / 認知行動療法

　指示的・教育的なアプローチを基盤としているが，ときには内省を促すような介入を用いることもある．

　専門的な精神療法の中では有効性についてのエビデンスが最も多い治療法であり，精神科医療の中で用いられることが多くなってきている．認知療法/認知行動療法は，症状や問題を引き起こしている患者の認知に働きかけることによって，それらの改善を目指す短期の精神療法である．治療ではまずケース・フォーミュレーション（症例の概念化）を行って治療方針を立てるようにする．そして，認知再構成法や問題解決法，行動活性化などを用いて，問題となっている認知を適応的な認知に修正することや適応的な行動を増やすことを目標に治療が行われる．

## ■ 行動療法

　学習理論を臨床に応用した治療法である．学習された不適応的な行動をより適応的な行動に変容させることを目指している．

　治療ではまず機能分析を行い，その不適応的な行動の維持メカニズムに関する仮説を立てる．そして，系統的脱感作法，曝露−反応妨害法，フラッディング法，主張訓練法，シェイピング法，モデリング法などを用いて行動変容を目指した介入がなされる[2,3]．

## ■ 森田療法

　わが国の森田正馬によって創始された治療法である．自己内省的で理知的な特徴を持つ森田神経質などの神経症性障害の患者の治療に用いられる．

　本理論によると，このような患者は先天的に神経質な性格傾向を持っているとされる．そして，その上に何らかの誘因が加わることによって精神や身体の変化に対して敏感になり，感覚と注意の交互作用状態が生じるとされ，それが神経症性障害の病態と考えられている．治療では，症状を"あるがまま"に受け入れて，すべきことを目的本意，行動本意に行うことが勧められる[2]．

## ■文献

1) 友竹正人. 薬物療法と並行して行う心理社会的治療. In: 大森哲郎, 編. よくわかる精神科治療薬の考え方, 使い方. 3 版. 東京: 中外医学社; 2015. p.47-53.
2) 大野　裕. 精神療法. In: 尾崎紀夫, 三村　將, 水野雅文, 他編. 標準精神医学. 7 版. 東京: 医学書院; 2018. p.167-80.
3) 永峰　勲, 上野修一. 精神療法. In: 上野修一, 大蔵雅夫, 谷岡哲也, 編. 精神医学. 3 版. 東京: 中外医学社; 2014. p.69-72.

〈友竹正人〉

## D 精神保健福祉および精神科リハビリテーション

### 1 精神科救急医療と精神保健福祉法

#### 1 精神科救急医療

　精神科救急とは，ただちに精神科治療を必要とするケースに対して，行われる医療である．自傷他害（自分を傷つけたり，他人に害を及ぼす）のおそれがあり措置入院が必要な場合や，病識（病気であるという自覚）がなく強制的に治療を行わなければならない医療保護入院や応急入院となるハード救急（受療を拒否している場合）から，病識があり自ら受診するソフト救急（受療意志が明らかな場合）まで幅広い．受療後の扱われ方により，一次救急（外来診療して帰宅可能），二次救急（任意入院，医療保護入院が必要），三次救急（措置入院，緊急措置入院，応急入院が必要）といわれる．二次救急は患者本人または家族等の同意による入院，三次救急は行政の介入が必要な入院である．

　都道府県（と政令指定都市）は，平日夜間と休日に救急患者を受け入れる病院を整えて，24時間体制の精神科救急医療システムを整備しつつある．受け入れ病院は国公立病院が多いが，私立病院も含めた輪番制（順番を決めての持ち回り制）をとっている自治体も多い．

　都道府県（と政令指定都市）が実施主体となっている精神科救急情報センターでは，精神科救急に関する相談を電話で受け，緊急性を判断して，その日の精神科救急担当病院への受診を指示するなど，どう対処したらよいか助言している．

#### 2 精神保健福祉法

　正式には「精神保健及び精神障害者福祉に関する法律」〔略して，精神保健福祉法 1995（平成7）年〕とよばれている法律で，保健・医療・福祉に関わる者は，必ず知っておくべき法律である．精神科の医療は，他の診療科と同じように医療法や医師法などの法律に従わなければならないが，それに加えて

精神保健福祉法を遵守しなければならない.

　精神科では，入院を希望しない患者を，治療のために強制的に入院させたり，隔離したり，身体を拘束したりすることが必要な場合がある．その場合も，患者の人権を尊重しながら，適正な医療と保護が行われる必要がある．精神科医療だけに適用される法律が存在することが，精神科医療の特徴である．

　また，病気によっては長引いて後遺症を残すことがあり，身体障害者および知的障害者と同じように日常生活または社会生活にハンディをもつ障害者として，社会復帰するための援助が必要であることから，医療だけでなく保健や福祉についても定めた範囲の広い法律である．

## ■ 精神障害の定義 (第 5 条)

　「精神障害者とは，統合失調症，精神作用物質による急性中毒又はその依存症，知的障害，精神病質その他の精神疾患を有する者をいう」と書かれている．つまり，精神障害は，知的障害や性格の障害も含めて，かなり広く定義されている．

## ■ 精神科への入院

　精神保健福祉法で，以下の入院形態が定められている（表1）．現在，日本の入院患者の大部分は任意入院か医療保護入院である．

**表1　精神保健福祉法による入院**

| 任意入院<br>入院患者の52.5% | 本人の意志による入院.<br>非強制入院. |
|---|---|
| 医療保護入院<br>46.3% | 精神保健指定医が入院必要と判断.<br>家族等※の同意による強制入院. |
| 応急入院 | 医療保護入院が緊急を要し，家族等※と連絡が取れない場合.<br>精神保健指定医による判断で，<br>72 時間を限度に応急入院指定病院に入院. |
| 措置入院<br>0.5% | 自傷他害のおそれありと，精神保健指定医 2 名以上の判断が一致.<br>都道府県知事命令による強制入院.<br>国・都道府県立病院，指定病院に入院. |
| 緊急措置入院 | 自傷他害のおそれが強く，措置入院が緊急を要し，<br>手続きが間に合わない．精神保健指定医 1 名の判断.<br>72 時間を限度に国・都道府県立病院，指定病院に入院. |

**① 任意入院（第20条，21条）**，全入院患者の52.5%（2018年6月末）

本人の同意に基づいた，非強制入院である．本人が希望すれば，退院できる．ただし，精神保健指定医が入院継続の必要を認めたときは，72時間まで退院を制限できる．

**② 医療保護入院（第33条）**，全入院患者の46.3%（2018年6月末）

本人の同意は得られないが，精神保健指定医が入院治療を必要と判断し，家族等*のうちのいずれかの者が入院に同意する形の強制入院である．該当者がいない場合は，住んでいる場所の市町村長が同意を行う．

　*家族等とは，配偶者（夫または妻），親権者（未成年者の親），扶養義務者（直系の血族および兄弟姉妹，民法第877条第1項），後見人または保佐人をいう．

**③ 応急入院（第33条の7）**

②医療保護入院の緊急版である．ただちに医療保護入院させる必要があると精神保健指定医が判断したが，家族等*と連絡が取れないために同意が得られない場合の強制入院である．入院先は，応急入院指定病院（知事が指定，第33条の7）に限る．

応急入院は精神科救急医療への対応として設けられた入院形態で，措置入院が自傷他害のおそれのある者を対象としているのに対し，応急入院は単身者や意識障害，昏迷状態などのために身元がわからない者などを想定している．入院期間は72時間以内と限られており，さらに入院治療の必要がある場合には，他の入院形態に変更する必要がある．

**④ 措置入院（第29条）**，全入院患者の0.5%（2018年6月末）

精神障害者に自傷他害（自分を傷つけたり，他人に害を及ぼす）のおそれがあると，2名以上の精神保健指定医が一致して判断したときに，都道府県知事の命令により入院させる強制入院である．入院先は，国立病院，都道府県立病院，指定病院（知事が指定，第19条の8）に限る．

**⑤ 緊急措置入院（第29条の2）**

④措置入院の緊急版である．自傷他害のおそれが強く，すぐに措置入院させる必要があるが，正式な手続き（2名以上の精神保健指定医の診察）が間に合わない場合に精神保健指定医1名のみが判断することによる強制入院である．入院先は，国立病院，都道府県立病院，指定病院（知事が指定，第19条の8）に限る．72時間以内に通常の④措置入院にするかどうか決めなければ

ならない.

#### ⑥ 移送制度による入院（第34条）

　緊急に医療保護入院あるいは応急入院させる必要があるが，できる限りの方法を尽くしても病院まで連れて行くことができない場合は，都道府県知事の権限で，病院へ搬送して，強制入院させる制度である．入院先は，応急入院指定病院（知事が指定，第33条の7）に限る．

### ■ 精神保健指定医（第18条）

　精神保健福祉法に基づき，厚生労働大臣により指定された，強制入院の必要性や隔離などの行動制限が必要かどうかを判定する専門の医師のことである．指定を受ける要件は，1) 臨床医として実務経験5年以上，2) 精神科臨床医として実務経験3年以上，3) 厚生労働大臣が定める精神障害の診断または治療した経験が有ること，4) 厚生労働省令で定めた研修を受けていること，である．厚生労働大臣は，指定を受ける要件に該当する医師の申請に基づき，精神保健指定医の職務を行う上で必要な知識および技能があると認められる医師を，精神保健指定医に指定する．職務は，1) 任意入院患者に退院制限が必要か，2) 強制入院（医療保護入院，応急入院，措置入院，緊急措置入院）が必要か，3) 隔離（12時間以上）や身体拘束など行動制限が必要か，4) 措置入院患者の仮退院が可能か，5) 措置入院の症状（自傷他害）が消退しているかの判断などである．これらは，精神保健指定医でなければ行えない．また，病院内で著しく不適切な処遇がある場合には，病院の管理者に報告などして改善する努力義務も課せられている．

- 特定医師による特例：精神科救急医療体制のための特例．精神保健指定医に準じる臨床経験のある特定医師は，12時間に限って，任意入院の退院制限，医療保護入院および応急入院をさせることができる．特定医師とは，厚生労働省令で定める一定の要件を満たす病院（特定病院，知事が認定）に勤めている医師歴4年以上で2年以上の精神科医歴のある医師をいう．

### ■ 精神医療審査会（第12，13，14，15条）

　精神科病院に入院している患者が，人権に配慮された扱いを受けているか

審査するため，都道府県（と政令指定都市）に設置されている機関のことである．事務局は，精神保健福祉センターに置かれている．

　「精神障害者の医療に関し学識経験を有する者」（精神保健指定医）2 人以上，「精神障害者の保健又は福祉に関し学識経験を有する者」（精神保健福祉士を想定）1 人以上，「法律に関し学識経験を有する者」1 人以上の，合計 5 人の委員により構成されている．

　業務は，1) 措置入院および医療保護入院の必要性を，病院から提出された書類で審査する，2) 入院中の患者またはその家族等*より，退院または は処遇改善の求めがあった時，入院先の病院を訪問して審査する．

〈石元康仁〉

## 2　社会精神医学と地域精神保健福祉

### 1　精神保健について

#### ■ 精神保健とは

　英語では mental health. 直訳すると精神健康だが，精神保健（精神の健康を保つ）と意訳されている．精神保健は，目的によって，狭い意味と広い意味がある．

#### ① 狭い意味の精神保健

　精神障害の予防および治療が目的．

　カプラン（Caplan, G.）は次の 3 つの予防の考えを提案した．

- 第 1 次予防：病気になることを予防して，人口内の発病する患者の比率（発生率 incidence）を減らす．
- 第 2 次予防：病気を早期発見し早期治療（介入）して，人口内の病気の人の比率（有病率 prevalence）を減らす．どんな病気も治療が遅れると予後は悪くなる．日本では，統合失調症が発病してから治療開始まで平均 1 年以上もかかっている．
- 第 3 次予防：リハビリテーションと再発の予防により後遺症や生活障害を軽くする．医療だけでなく，福祉も重要となる．

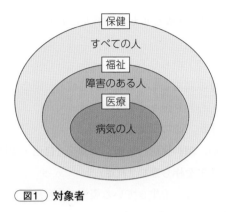

図1 対象者

### ② 広い意味の精神保健 図1

すべての人（健康な人も含めて）の精神的健康を守り，保ち，向上させることが目的である．①の病気を予防し，健康を維持することだけではなくて，さらに積極的に健康を強化し，健康度を向上することが目的である．

WHO（世界保健機関）では，「健康とは，身体的，精神的，社会的に完全に良い状態であり，単に病気でないとか虚弱でないことではない．Health is a state of complete physical, mental and social well-being and not merely the absence of disease or infinity.」と定義している．

つまり，精神的に健康でなければ，健康はあり得ない．

そして，「精神的健康とは，単に精神障害でないということではない．自らの力を認識し，人生でふつうにあるストレスを乗り越えられ，生産的に実り多く働け，コミュニティーに貢献することができる良好な状態である．Mental health is not just the absence of mental disorder. It is defined as a state of well-being in which every individual realizes his or her own potential, can cope with the normal stresses of life, can work productively and fruitfully, and is able to make a contribution to her or his community.」と定義されている．

### ■ こころのバリアフリー宣言

精神保健の問題解決の前提には，精神疾患に対する正しい理解や偏見の解消が重要である．そのため，厚生労働省は，2004（平成16）年，「こころのバ

リアフリー宣言」で精神疾患を正しく理解し，新しい一歩を踏み出すための
指針を発表した.

8つの柱（キーワード）からなる.

① 精神疾患を自分の問題として考えていますか（関心）

② 無理しないで，心も身体も（予防）

③ 気づいていますか，心の不調（気づき）

④ 知っていますか，精神疾患への正しい対応（自己・周囲の認識）

⑤ 自分で心のバリアを作らない（肯定）

⑥ 認め合おう，自分らしく生きている姿を（受容）

⑦ 出会いは理解の第一歩（出会い）

⑧ 互いに支えあう社会づくり（参画）

## ■ 精神保健医療福祉の改革ビジョン

わが国の精神保健医療福祉のあり方を「入院医療中心から地域生活中心へ」
と推し進めていくために，2004（平成16）年に提示された. 10年間で約7万人
の受入条件が整えば退院可能な入院患者（社会的入院患者）の解消を図るこ
とが示された.

## ■ 精神障害にも対応した地域包括ケアシステムの構築

2017（平成29）年2月「これからの精神保健医療福祉のあり方に関する検
討会報告書」で，精神障害者が，地域の一員として，安心して自分らしい暮
らしができるよう，医療，障害福祉・介護，社会参加，住まい，地域の助け
合い，教育が包括的に確保された「精神障害にも対応した地域包括ケアシス
テムの構築」を目指すことが示された. それまでの政策理念だった「入院医
療中心から地域生活中心へ」をさらに推進する新たな理念として明確にされ
た.

高齢期におけるケアを念頭に論じられている「地域包括ケアシステム」に
おける，必要な支援を地域の中で包括的に提供し，地域での自立した生活を
支援するという考え方を，精神障害者のケアにも応用したものである.

## 2 社会と精神医学

### ■自殺

1998（平成10）年にわが国の年間自殺者が，3万人以上に急増した．そのため，2006（平成18）年，自殺対策基本法が成立・施行され，翌2007（平成19）年には自殺総合対策大綱が閣議決定された．これには，自殺は個人の問題ではなく，社会全体で取り組む問題であることが明示されている．

自殺の背景にはうつ病，依存症，統合失調症などの精神疾患があり，自殺で亡くなった人の9割以上は何らかの精神疾患にかかっていたとの研究結果がある．医療体制の充実や早期発見・早期対応，普及啓発などの対策が各地域で取り組まれた．このような対策により自殺者数は，1998（平成10）年から2011（平成23）年まで14年連続3万人を超えていたが，2010（平成22）年以降は10年連続で減少している〔2019（令和元）年の全国の自殺者数は20,169人〕．

家族など，大切な人を自殺で亡くした人を自死遺族とよぶ．1人自殺で亡くなると，約5人の自死遺族が生まれるといわれている．全国各地で，誰にも話せなかった想いを安心して語り合える場として，自死遺族交流会（わかちあいの会）が開かれている．

### ■精神疾患は5大疾病の1つ

厚生労働省は，地域医療の基本方針となる医療計画に盛り込むべき疾病として指定していた，がん，脳卒中，急性心筋梗塞，糖尿病の4大疾病に，2013（平成25）年，精神疾患を加えて「5大疾病」とした．2017（平成29）年の患者調査によると，精神疾患の患者数は419万人で5大疾病の中で一番多い．他は多い順に，糖尿病は329万人，がんは178万人，脳卒中は112万人，急性心筋梗塞は72万人である．自殺者の9割以上は何らかの精神疾患にかかっており，直接の死因とはならないが命にかかわる疾患でもある．

### ■災害医療 DPAT

1995（平成7）年1月17日に発生した阪神・淡路大震災では，「避けられた災害死」（災害直後から医療が提供されていれば，助かったと考えられる命）

が多数あったため，DMAT（災害派遣医療チーム）が作られるきっかけになった．精神保健の分野では，PTSD（心的外傷後ストレス障害）が注目され，心のケアの重要性が認識された．2011（平成23）年3月11日に発生した東日本大震災では，被災地にDMATをはじめ，多くの支援チームが参加した．精神科医を中心としたメンバーで構成された「心のケアチーム」も全国から派遣された．2013（平成25）年，厚生労働省は，被災地域に入り，精神科医療および精神保健活動の支援を行う専門的なチームDPAT（災害派遣精神医療チーム）を都道府県に整備することとした．2014（平成26）年8月20日の広島市豪雨土砂災害で初めてDPATが活動し，2016（平成28）年4月14日の熊本地震発生時には，全国各地からDPATが駆けつけた．

## ■ 依存症

　依存症は，回復可能な病気であるが，必要な治療・支援が受けられてない現状がある．そのため，アルコール依存症については，アルコール健康障害対策基本法が2013（平成25）年12月成立，2014（平成26）年6月に施行された．薬物依存症については，刑の一部執行猶予制度\* 図2 が2016（平成28）年6月に施行された．ギャンブル依存症については，特定複合観光施設区域の整備の推進に関する法律（IR推進法）が，2016（平成28）年12月成立，2017（平成29）年3月に施行されたのと抱き合わせに，ギャンブル等依存症対策基本法が，2018（平成30）年7月に成立，2018（平成30）年10月に施行されている．都道府県は，依存症の専門相談窓口である依存症相談拠点を設置し，治療を行う依存症専門医療機関および治療拠点の指定を進めている．

　＊刑の一部執行猶予制度（平成25年）：平成25年6月に成立した刑法等の一部を改

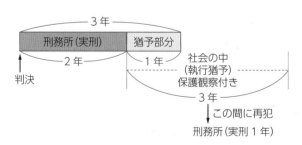

図2　刑の一部執行猶予制度

正する法律及び薬物使用等の罪を犯した者に対する刑の一部の執行猶予に関する法律により，刑の一部執行猶予制度が新設され，平成28年6月から施行されている．たとえば，「被告人を懲役3年に処する．その刑の一部である懲役1年の執行を3年間猶予する」（**図2**）といった，判決が一部執行猶予制度の判決である．目的は，「罪を犯した人を社会の中で更生させる」ことである．刑務所から出所すると，薬物事犯は再犯を繰り返すことが多い．薬物の誘惑がある実社会の中で，保護観察所で専門プログラムを受けたり，専門病院で治療を受けたりして，更生，回復させる制度である．ピネル（Pinel, P.）が受刑者を病人として治療し始めたのに似ている．

## 3 精神疾患と精神障害

　従来，精神疾患 mental disease とよばれてきたが，精神障害 mental disorder という用語が使われるようになっている．医学的な「疾患＝病気」よりも，その結果として日常生活や社会生活における「障害」が重要であると認識されてきたためである．障害とは，「人が生きることの困難さ＝生きにくさ」である．

### ■ 脳出血（病気）と麻痺（障害）

　パソコンを打っていたら，今日はミスタッチが多い．気がつくと左手が動いていない．立ち上がろうとしたが，左足が動かず転倒した．救急車で病院に搬送され，CT検査で右の脳に出血が見つかった．これは，脳出血という「病気」なので，緊急手術で血腫を除き，全身管理をして脳の腫れをとる「治療」を行った．治療によって命は助かったが，左半身の麻痺が残った．ここから先は，治療だけでは手足は動かない．必要なのは，「リハビリテーション（リハビリ）」である．リハビリをすることによって，ずいぶんと手足の動きが良くなった．しかし，完全には元に戻らず，左半身の麻痺の後遺症が残った．この半身麻痺が「障害」である．障害に必要となるのは，「福祉サービス」だ．

　これ以上治療をしても良くならないが，治療をやめても悪くもならないという状態を，病態が「固定」したという．患者さんは，「病人」から「障害者」となる（**図3**）．

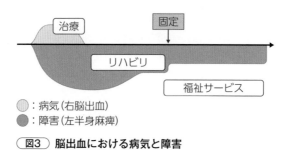

(図3) 脳出血における病気と障害

## ■統合失調症における病気と障害：陽性症状（病気）と陰性症状（障害）

　統合失調症は，急性期に幻覚や妄想などの陽性症状が認められる．これは，統合失調症の「病気」の症状なので，薬物療法による「治療」が必要である．治療によって，陽性症状は軽快していくが，その後，意欲の低下などの陰性症状が目立つようになる．この症状は薬物療法だけではなかなか良くならない．必要なのは，「リハビリ」である．リハビリをすることによって，だんだんと良くなった．しかし，完全には元に戻らず，陰性症状は残った．これが統合失調症になることによって生じた後遺症，つまり「障害」であり「福祉サービス」が必要になる．

　しかし，統合失調症は，薬物治療をやめたり，ストレスが重なると，陽性症状が再発する．つまり，脳出血のように症状が「固定」するということはない．身体障害や知的障害と違って，病態が固定しないのが精神障害の特徴である．患者さんは，「病人」でもあると同時に「障害者」でもある．病気と障害が併存するので，「治療」も「リハビリ」も「福祉サービス」も同時に必要になる．精神障害者保健福祉手帳は，この治療を受けた後にも残る，「障

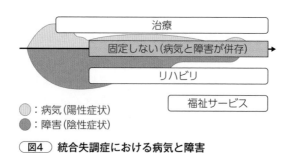

(図4) 統合失調症における病気と障害

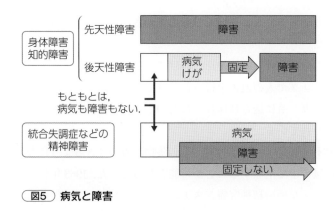

もともとは,
病気も障害もない.

（図5） 病気と障害

害」に対して認定される （図4）, （図5）.

## 4 精神保健の歴史

### ■欧米における精神保健

　精神障害者は，魔女，悪魔に憑かれた者などとして，処刑されたり鎖につながれたりしていた．フランス革命のころの1793年，パリのビセートル病院でピネルは，「精神病者は罰せられるべきではなく，病めるひとりの人として，あらゆる看護を受けるべき権利をもつ」と主張し，手足の鎖から解放した．つまり，罪人から医療の対象になったわけである．このことが，精神保健の始まりといわれている．その後，クレペリン（Kreaepelin, E.）をはじめとする精神医学者の活躍によって，精神科医療が科学的医学として確立していくことになった．

　精神保健が大きな飛躍を遂げたのは20世紀になってからである．1908年にアメリカで銀行員ビアーズ（Beers, C.）が，自らのうつ病での入院体験をもとに『わが魂にあうまで（A Mind That Found ltself）』を出版し，悲惨な入院環境や非人間的な扱いを本にまとめた．彼は，精神疾患の理解を求め，病院での治療・設備の充実を訴えて，予防を目的とした運動〔精神衛生運動，アメリカ精神医学の父といわれるマイヤー（Meyer, A.）が命名〕を行った．同年，コネチカット精神衛生協会を設立，1948年には世界精神衛生連盟（現在の世界精神保健連盟，WHO の一機関）が結成された．この根底には「精神異常は正常のものと全く異質で病的なものというわけでなく，正常な心理と連

続した偏りである」という精神分析の創始者フロイト（Freud, S.）の考え方が影響している.

　精神保健の流れは順調に進んだわけではない. 第2次世界大戦時のナチスドイツは, ユダヤ人の迫害を行っただけでなく, 障害者は生きるに値しない生命としてガス室に送られ抹殺された. 精神障害者も20万人以上が犠牲になったといわれている.

　1950年代に抗精神病薬が発見され, 薬物治療ができるようになると精神障害者を地域の中で治療することが可能となってきた. 1963年にアメリカのケネディ大統領が地域精神医療システムの改革を目指し,「精神病および精神薄弱に関する大統領教書（ケネディ教書）」を発表し, 長期間入院していた患者の退院を進め（脱病院化, 脱施設化）, 病院から地域（在宅）での精神保健への移行が展開された. 1955（昭和30）年に約56万人いた入院患者は, 1970（昭和45）年には約20万人に減少した. しかし, その裏側では地域の受け皿が十分でなかったために, 多くのホームレスを生み出す結果にもなった. そのため, 欧米各国では, 地域での精神保健を工夫しながら, 脱施設化と地域精神保健福祉活動が進められた. 英国においては, 長期間の入院によって陰性症状が強化される現象が起こることが指摘され施設症とよばれ問題視された. 1960年ごろから脱施設化政策がとられるようになり, 一般開業医（general practioner：GP）によるプライマリケアも精神医療に組み込まれた. イタリアでは, バザーリア（Basaglia, F.）がトリエステ市の精神科病院を廃止したのをはじめとして, 1978年に「バザーリア法」とよばれる法律で, すべての精神科病院を廃止し, 総合病院の精神科病床と社会復帰資源で対処している.

## ■ わが国の精神保健の歴史

　明治以前には, 狐憑きなどとされ, 寺や神社で加持祈祷（おまじないを唱えて拝む）や滝に打たれる修行などが行われていた. 京都岩倉村では, 1072年に後三条天皇の第三皇女が精神障害になったとき, 夢の中で大雲寺の境内の霊泉が病気に効くというお告げがあったため, 毎日その水を飲ませたところ軽快した. この伝説から, 岩倉村に精神障害者が自然に集まり, そこの住民によって家庭的な環境で精神障害者が保護されていた.

　わが国の精神障害者に対する対策は明治以降に本格化することとなるが,

医療や保健福祉の対象としてよりも，社会防衛（社会を犯罪から防衛する，犯罪防止）の対象とされ，欧米が地域ケアに向けて発展していったのに比べて，わが国の地域精神保健活動は大きく遅れた状況が長く続いている．病状が改善しても地域に受け入れてくれるところがないため入院し続けるしかない社会的入院は，今日でも日本の課題である．

## 5 わが国の地域精神保健福祉施策

### ■ 精神保健福祉施策の変遷

　1874（明治7）年，医制が発布され，癲狂院（てんきょういん）（現在の精神科病院）の設置に関する規定がつくられた．翌年に京都癲狂院（南禅寺境内）が公立精神科病院として初めて整備された．しかし，その後の癲狂院の設置はなかなか進まず精神病床は全然足りなかったため，ほとんどの精神障害者は，座敷牢（粗末な掘っ建て小屋，物置，離れなど）に閉じ込められ（私宅監置），その家族の世話に任されていた．精神障害者は医療的な治療よりも，監置（隔離・監禁）すべきものとされていた．

### ① 精神病者監護法 1900（明治33）年

　（監護：監督し，保護すること．面倒をみること）

　精神障害者に関する最初の法律である．1890年代の相馬事件（旧相馬藩主が家督相続後に精神変調をきたしたために座敷牢に監禁されたが，これをお家乗っ取りの陰謀と旧家臣が告発したことに始まるお家騒動）をきっかけに，1900（明治33）年に制定された．

　監禁罪に問われないように，精神障害者を監置できる監護義務者（監護の責任者）を決めて，その同意と医師の診断書を得ることで，私宅監置を合法化した法律である．精神障害者を私宅，病院などに監置するには，監護義務者が医師の診断書を添え，警察署を経て地方長官（現在の知事）に願い出て許可を得ていた．

　1918年に東京帝国大学教授の呉秀三は，全国の私宅監置の悲惨な実態を調査し，『精神病者私宅監置ノ実況及ビ其統計的観察』を著して，精神障害者に対する医療の充実を訴えた．その中での有名な一文「我邦十何万ノ精神病者ハ，実ニ此病ヲ受ケタルノ，不幸ノ外ニ，此邦ニ生マレタルノ不幸ヲ重ヌルモノトイフベシ（我が国何十万の精神病者は実にこの病をうけたる不幸のほ

かに，この国に生まれたる不幸を重ぬるものというべし）」は，今日でも繰り返し引用されている．

### ② 精神病院法 1919（大正 8）年

呉秀三の報告がきっかけとなり，1919（大正 8）年に精神病院法が制定された．道府県に精神科病院の設置を義務づけるものであったが，国の予算不足で，精神科病院はほとんど増えなかった．精神科病院はそれまで「癲狂院」，「脳病院」などとよばれていたが，この法律以降は「精神病院」という名称が使われるようになった．2006（平成 18）年 6 月に「精神病院の用語の整理等のための関係法律の一部を改正する法律」が制定され，現在は「精神科病院」とよばれている．

### ③ 精神衛生法 1950（昭和 25）年

第 2 次世界大戦後，欧米の最新の精神衛生（現在の精神保健）の知識が入ってきて，1950（昭和 25）年に，精神障害者の医療と保護を目的として精神衛生法が制定された．「精神病者監護法」と「精神病院法」を廃止して引き継いだ法律であり，私宅監置が禁止された．また，都道府県に精神科病院の設置が義務づけられ，措置入院，保護義務者の同意による同意入院（現在の医療保護入院），精神衛生鑑定医（現在の精神保健指定医）の制度が作られた．

### ④ 精神衛生法 1954（昭和 29）年改正

都道府県立病院に限られていた国の補助が，私立の精神科病院の設備整備費および運営費に対しても行われるようになった．これを契機に，精神科病院の設立ブームが起こったため，わが国の精神医療は私立病院に依存する傾向がますます強まっていった．精神病床数は，1955（昭和 30）年の 4 万 4,000床から 1970（昭和 45）年の 25 万床に急増した．欧米ではこの時期に巨大な公立精神科病院を閉鎖することによって進められた「脱施設化」の流れとは全く逆に，わが国では「入院医療中心」に向かうことになった．

### ⑤ 精神衛生法 1965（昭和 40）年改正

1955（昭和 30）年ごろから，わが国にもクロルプロマジンが導入され，精神科の薬物療法が広がってきた．退院できる患者もあったが，退院しては再発し再入院を繰り返す患者が問題となった（回転ドア現象）．そのため，精神障害者の地域ケアが注目されるようになって，予防や社会復帰にも関心が向けられるようになっていた．

そんな中の1964（昭和39）年，ライシャワーアメリカ駐日大使が19歳の統合失調症の少年に刺されて負傷する事件が発生した（ライシャワー事件）．そのため，翌年の精神衛生法改正において，措置入院制度の強化など社会防衛的な内容が盛り込まれた．一方では，1) 保健所を地域精神衛生活動の第一線機関として位置づける，2) 保健所を支援指導する技術的中核拠点として精神衛生センター（現在の精神保健福祉センター）を都道府県に設置できるようにする，3) 在宅患者の通院医療費公費負担制度（現在の自立支援医療）を創設するなど，地域精神保健の基盤ができることにもなった．

### ⑥ 精神保健法 1987（昭和62）年

薬物療法や通院医療費公費負担制度，保健所の訪問指導などによって徐々に地域での精神障害者のケアが行われるようになっていった．しかし，精神病床数は増加の一途をたどった．医療法には，いわゆる精神科特例があって，精神科病院では，医師・看護職員・薬剤師の数が一般の病院よりも少なくてもよいとされている．そのために，精神科病院の中での医療・看護体制がなかなか整わなかった．

1984（昭和59）年，栃木県の宇都宮病院で看護職員による患者への暴行が行われ，2名の入院患者が死亡する事件をきっかけに，精神障害者の人権侵害の実態が問題となり，わが国の精神医療，精神保健のあり方が国際的に批判を浴びた．

この事件を受けて，1987（昭和62）年，精神衛生法が患者の人権を中心にすえた精神保健法に改正され，翌年施行された．本人の同意に基づく任意入院制度の新設，精神医療審査会の新設など，精神障害者の人権を擁護する内容のほか，社会復帰施設が初めて法定化されるなど社会復帰促進の内容が盛り込まれた．精神衛生鑑定医制度が，精神保健指定医制度に改められた．

### ⑦ 精神保健法 1993（平成5）年改正

精神障害者地域生活援助事業（グループホーム）が法定化され，精神障害者社会復帰促進センターが新設された．また，保護義務者の呼び方が保護者に変わった．

### ⑧ 障害者基本法 1993（平成5）年

1993（平成5）年，心身障害者対策基本法が障害者基本法に改正された．「この法律において「障害者」とは，身体障害，知的障害又は精神障害があるた

め，長期にわたり日常生活又は社会生活に相当な制限を受ける者をいう」と定義され，精神障害者が法律上に初めて「障害者」として位置づけられた.

　精神障害は，「障害」という名称が使われていたにもかかわらず，法的には，「障害」としては見なされていなかった. それまでは，病気が固定して，医療が不要となって，初めて「障害」と認められていたためである. 1993（平成5）年までわが国では，精神障害者は，法的には，「障害者」ではなく「病人」だった（表2）.

## ⑨ 精神保健及び精神障害者福祉に関する法律 1995（平成7）年

（精神保健福祉法と略される）

　1993（平成5）年の「障害者基本法」の成立により，精神障害者も「障害者」として，福祉の対象として認識されることとなった. また1994（平成6）年に保健所法が改正され「地域保健法」の成立によって，国，都道府県および市町村の役割が見直され，精神障害者についても身近なサービスは市町村がすることが望ましいとされた.

　それらの成立を受け，1995（平成7）年に，精神保健法が「精神保健福祉法」に改正された. この法律では，従来の保健医療に加えて，「精神障害者の自立と社会参加の促進のための援助」という福祉の要素が盛り込まれている. 精神障害者保健福祉手帳制度が創設された.

## ⑩ 精神保健福祉法 1999（平成11）年改正

　精神障害者の社会復帰はなかなか進まず，大和川病院をはじめとして各地で精神科病院の不祥事が発覚するなど，人権侵害の状況は相変わらず存在した. また，保護者となる家族の負担が大きいことなどが指摘されていた.

　1999（平成11）年，精神保健福祉法が改正された.

　1）人権に配慮した医療の確保として，ア. 精神医療審査会の調査権限の強

表2　心身障害者対策基本法と障害者基本法

| 心身障害者対策基本法 | | 障害者基本法 |
|---|---|---|
| 1970 年 5 月 | 改正 | 1993 年 12 月 |
| 心身障害者とは<br>　●身体障害<br>　●精神薄弱 | → | 障害者とは<br>　●身体障害<br>　●知的障害<br>　●精神障害 |

化，イ．精神保健指定医の役割強化（不適切な処遇に関する病院の管理
者への報告など，処遇の改善に向けた努力義務を明記），ウ．医療保護
入院の要件の明確化，エ．精神科病院に対する指導監督の強化，がなさ
れた．

2) 医療保護入院の移送制度が新設された．

3) 保護者に強いていた，自傷他害防止監督義務が削除された．

4) 精神障害者の保健福祉の充実として，ア．精神障害者地域生活支援セン
ターが社会復帰施設に追加された〔以上，2000（平成12）年施行〕．

　さらに，2002（平成14）年4月から，イ．精神保健福祉センターを都道府県
の必置機関とし，精神保健福祉手帳と通院医療公費負担（現在の自立支援医
療）の審査，精神医療審査会の事務局業務を追加，ウ．福祉サービス利用の
相談，助言等が，従来の保健所から市町村に移行され，エ．在宅福祉事業を
市町村が実施することになり，精神障害者地域生活援助事業（グループホー
ム）に加え，居宅介護等事業（ホームヘルプサービス），短期入所事業（ショ
ートステイ）が追加され，オ．精神障害者保健福祉手帳と通院医療費公費負
担（現在の自立支援医療）の申請窓口が市町村になるなど，市町村という身近
な地域で精神障害者の福祉の充実がはかられることとなった．

⑪ 心神喪失等の状態で重大な他害行為を行った者の医療及び観察等に関す
る法律 2003（平成15）年（医療観察法と略される）

　2003（平成15）年7月に成立，2005（平成17）年7月から施行された．心神
喪失または心神耗弱の状態（精神障害のために善悪の区別がつかないなど，
刑事責任を問えない状態）で，重大な他害行為（殺人，放火，強盗，強制性交
等，強制わいせつ，傷害）を行った人に対して，適切な医療を提供し，社会
復帰を促進することを目的としている．心神喪失または心神耗弱の状態で重
大な他害行為を行い，不起訴処分となるか無罪または執行猶予付きの判決が
確定した人に対して，検察官が，地方裁判所に申立てを行う．裁判官と精神
保健審判員（必要な学識経験を有する精神科医師）各1名による審判が行われ
る．要処遇となった場合は，医療観察法の入院による医療，または通院によ
る医療の決定がされる．通院期間中は，保護観察所の社会復帰調整官が中心
となり，地域処遇に携わる関係機関と連携して処遇の実施が進められる
（図6）．

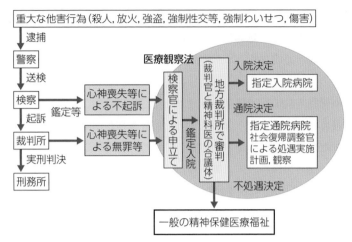

図6　心神喪失等の状態で重大な他害行為を行った者の医療及び
観察に関する法律（医療観察法）

⑫ 発達障害者支援法 2004（平成 16）年

　2004（平成 16）年 12 月，それまで福祉の谷間に取り残されていた自閉症，アスペルガー症候群，その他の広汎性発達障害，学習障害，注意欠陥・多動性障害などの発達障害をもつ者に対する支援等について定めた法律が成立した．翌 2005（平成 17）年 4 月から施行された．

⑬ 障害者自立支援法 2005（平成 17）年

　a）障害者福祉に関する制度

● 措置制度：障害者に対する福祉サービスは，戦後長い間，行政（都道府県や市町村）が，入所する施設，サービスの種類や量をすべて決定して障害者に実施してきた．

● 支援費制度：2003（平成 15）年 4 月より，それまでの「措置制度」から，障害者が自分でサービスを選んで，サービスを提供する施設や事業者と契約して利用するという制度に変わった．

　b）障害者自立支援法

　支援費制度への変更により利用者数が急激に増加したことによる予算不足，受けられるサービスの地域間格差，そもそも精神障害は支援費制度の対象外だったので障害間格差などが生じた．そのため，2005（平成 17）年 10 月に障害者自立支援法が成立し，2006（平成 18）年 4 月から施行された．この法律に

より，下記が導入された．

1) 3障害一元化：障害種別ごとに違っていたサービスを，障害の種類（身体障害，知的障害，精神障害）にかかわらず，共通の制度に一元化する．

2) 透明化，明確化：サービス利用の決定プロセスを透明化するために障害の状態を示す全国共通の尺度として障害程度区分（現在の障害支援区分）の導入や市町村審査会の設置など障害福祉サービスの決定課程が明確化された．

3) 応益負担：受けたサービスの量に応じて原則1割の定率を自己負担する（負担軽減措置あり）．

　そして，障害者の地域生活への移行や就労支援といった事業が新設され，施設を中心としたこれまでの福祉体系が大きく見直された．サービスの必要量を見込んだ障害福祉計画を市町村，都道府県が策定していくことも定められた．

### ⑭ 精神保健福祉法 2005（平成17）年改正

　2005（平成17）年の障害者自立支援法の成立に伴って，精神保健福祉法も一部改正された．「通院医療費公費負担制度」は「自立支援医療費」の制度に改められ，障害者自立支援法に移行された．また，精神障害者福祉施設に関する項目が削除され，障害者自立支援法のもとでの障害者自立支援体系に移行することとなった．

　市町村における相談体制を強化するため，市町村は精神障害者の福祉に関する相談などに応じなければならないとされ，精神保健福祉相談員をおくことができるようになった．

　「精神分裂病」という用語が「統合失調症」に改められた．また，精神医療審査会の委員構成の見直しが行われ，「精神障害者の医療に関し学識経験を有する者」（精神保健指定医）が3人から2人以上に削減された．さらに，改善命令等に従わない精神科病院に関する公表制度等が導入された．

### ⑮ 障害者自立支援法 2010（平成22）年改正

　2010（平成22）年12月改正，発達障害者が対象となることが明記された．2012（平成24）年4月より，障害の程度が重くなるほど利用者負担が重くなるなどの批判のあった応益負担は，利用者の負担能力に応じた利用料（応能負担）を原則とすることに変更された．相談支援体制も強化されて，市町村

に「基幹相談支援センター」と「自立支援協議会」を設置できることになった．福祉サービスの支給決定プロセスが見直され，「サービス等利用計画」を作成しなければならない対象者が原則として障害福祉サービスを申請した障害者等へと大幅に拡大されて「計画相談支援」が新設された．また，国の補助金事業として行われていたものが，法律上に「地域相談支援」(地域移行支援と地域定着支援) として新設され，個別給付化された．

### ⑯ 障害者基本法 2011 (平成 23) 年改正

2011 (平成 23) 年に大きく改正された．第 1 条の目的に，「全ての国民が，障害の有無にかかわらず，等しく基本的人権を享有するかけがえのない個人として尊重されるものであるとの理念にのっとり，全ての国民が，障害の有無によって分け隔てられることなく，相互に人格と個性を尊重し合いながら共生する社会を実現するために，」が追加された．第 2 条の障害者の定義も，「身体障害，知的障害，精神障害 (発達障害を含む)，その他の心身の機能の障害がある者であって，障害及び社会的障壁により継続的に日常生活又は社会生活に相当な制限を受ける状態にあるものをいう」と見直された．また，社会的障壁について，「障害がある者にとって日常生活又は社会生活を営む上で障壁となるような社会における事物，制度，慣行，観念その他一切のものをいう」と定義され，個人の機能障害だけでなく，社会的障壁が「障害」の原因としてとらえられることになった．

### ⑰ 障害者虐待の防止，障害者の養護者に対する支援等に関する法律
### 2011 (平成 23) 年 (障害者虐待防止法と略される)

「障害者虐待」の定義を，1) 養護者による障害者虐待，2) 障害者福祉施設従事者等による障害者虐待，3) 使用者による障害者虐待の 3 種類に分類している．障害者に対する虐待の禁止，障害者虐待の予防及び早期発見，障害者虐待に対する行政機関等の責務などが定められている．2011 (平成 23) 年 6 月に成立，翌 2012 (平成 24) 年 10 月から施行された．市町村に対しては，「障害者虐待防止センター」の設置，都道府県に対しては，「障害者権利擁護センター」の設置が定められた．

### ⑱ 障害者の日常生活及び社会生活を総合的に支援するための法律
### 2012 (平成 24) 年 (障害者総合支援法と略される)

2012 (平成 24) 年 6 月，「地域社会における共生の実現に向けて新たな障害

保健福祉施策を講ずるための関係法律の整備に関する法律」が成立. 2013 (平成 25) 年 4 月施行され,「障害者自立支援法」が「障害者総合支援法」に名称変更された. 2011 (平成 23) 年に改正された障害者基本法を踏まえ, 法の目的を「自立」に代わり「基本的人権を享有する個人としての尊厳」とし,「障害者自立支援法」にはなかった基本理念が創設され, 法に基づく日常生活・社会生活の支援が, 共生社会を実現するため, 社会参加の機会の確保及び地域社会における共生, 社会的障壁の除去に資するよう, 総合的かつ計画的に行われることが基本理念とされた. 障害者の範囲が見直され, 新たに難病等が追加された. 2014 (平成 26) 年 4 月「障害程度区分」が「障害支援区分」に改められ, 障害の程度 (重さ) ではなく,「標準的な支援の必要の度合い」と定義を改正した.

### ⑲ 精神保健福祉法 2013 (平成 25) 年改正

2013 (平成 25) 年 6 月, 精神保健福祉法が一部改正され, 翌 2014 (平成 26) 年 4 月から施行された (一部は平成 28 年 4 月から).

1) 保護者制度の廃止: これまで保護者に課せられていた精神障害者に治療を受けさせる義務等が, 高齢化等で大きな負担になっていた. そのため保護者に関する条文が削除された.

2) 医療保護入院の見直し: 入院には保護者の同意が必ず必要だったが, 家族等のうちいずれかの者の同意でよいことに変更された.

また, 精神科病院の管理者 (院長) に, 医療保護入院した患者に退院後生活環境相談員 (退院後の生活環境に関する相談および指導を行う者, 精神保健福祉士を想定) を選任すること, 地域援助事業者と連携するよう努めること, 医療保護入院者退院支援委員会を設置することを義務づけた.

3) 精神医療審査会の見直し: 委員として「精神障害者の保健又は福祉に関し学識経験を有する者」(精神保健福祉士を想定) が定められ, 精神医療審査会に退院等の請求をできる者として, 入院者本人とともに家族等が定められた.

### ⑳ 障害者総合支援法 2016 (平成 28) 年改正

2016 (平成 28) 年 5 月に成立, 2018 (平成 30) 年 4 月に施行された. 現在の日本では,「地域包括ケア」という考え方に基づいて運営されている. 地域包

括ケアとは,「医療や介護を必要とする人が, 住み慣れた地域でその人らしく自立しながら生活していくことを地域で支援する」という考え方である. 改正障害者総合支援法では, 障害のある人が住み慣れた地域で生活するために必要な支援が強化された.「自立支援給付」の中の「訓練等給付」では, この改正で「自立生活援助」と「就労定着支援」が新設された. また, 従来は居宅のみであった重度訪問介護の訪問先に医療機関が追加されたため, 入院時もサービスが適用されるようになった.

　また, 障害福祉サービスを受けてきた人が65歳になると, 原則として介護保険サービスに移行するため, 65歳を境に自己負担額の増加やサービス内容の変更などが起こることがあった. 改正では, 障害があり低所得の人が障害福祉サービスから介護保険サービスへ移行する際に発生する利用者負担の増額分が, 利用者に返還される仕組みが導入された. また, 福祉サービスを提供する事業所の情報を公表する制度も新設された.

## ■精神保健福祉施策の実際
### ① 医療サービス
#### a) 精神科病院

わが国の精神科病院の大部分は私立病院である. 他国と比べて人口当たりの病床数が多く, 長期入院している社会的入院患者が多いことが課題である.「入院医療中心から地域生活中心へ」という国の精神保健医療福祉改革ビジョンの考えにそって, 入院患者は少しずつ減少している. 一方, 外来通院する患者数は年々増加している.

#### b) 精神科診療所 (精神科クリニック)

外来治療を専門にしている医療機関で, 近年増加している.「心療クリニック」「メンタルクリニック」などと名乗ったり, 診療科目を「神経科」「心療内科」「メンタルヘルス科」などと標榜して, 患者が訪れやすくする工夫がなされていることが多い.

#### c) 訪問看護ステーション

主治医の指示書により, 在宅の患者に看護師等を派遣する看護職による独立した機関である. 管理責任者になれるのは, 保健師と看護師のみ (医師はなれない). 服薬管理, 睡眠・食事など生活リズムの確立, コミュニケーショ

ンの支援，掃除・洗濯・買い物・料理・金銭管理など日常生活の自立支援，生活の相談とアドバイス，緊急時の対応，主治医・薬剤師との連携などを行っている．株式会社でも開設できることから，急増している．

## ② 保健サービス

### a) 精神保健福祉センター

都道府県（と政令指定都市）に設置が義務づけられている．保健所や市町村に対する技術指導および技術援助，教育研修，一般住民に対する普及啓発，調査研究，複雑困難な事例の相談（依存症，思春期，ひきこもり，自殺予防など），家族会や自助グループ（断酒会，AA アルコホーリクス・アノニマス，GA ギャンブラーズ・アノニマス，DARC ダルク，など）の組織育成などを行い，精神医療審査会の事務局，精神障害者保健福祉手帳および自立支援医療（精神通院医療）の判定事務を行っている．

### b) 保健所

地域における保健福祉行政の中核機関として位置づけられ，地域精神保健福祉においても地域の中心的な業務を行っている．精神保健福祉相談や訪問指導，管内の精神保健福祉に関する実態把握などを行っている．また，措置入院の通報を受け付け，措置診察の手配や入院の段取りを整えるなど，精神科救急医療システムも担っている．2002（平成14）年から市町村を中心に在宅の精神障害者に対する福祉サービスが行われるようになり，2006（平成18）年の障害者自立支援法（現在の障害者総合支援法）の施行により，市町村を中心とした3障害一元化の施策が展開されることになった．保健所は市町村に対して専門的，広域的にバックアップする役割を担っている．

### c) 市町村

精神保健福祉法が改正され，2002（平成14）年4月から，精神障害者保健福祉手帳と通院医療費公費負担（現在の自立支援医療）の手続きの受理事務が市町村の業務となり，精神障害者の社会復帰施設や在宅の精神障害者へのサービスの利用に関する調整も市町村を中心として行われるようになった．2006（平成18）年に障害者自立支援法（現在の障害者総合支援法）の施行により，市町村は障害者支援の中心的な役割を果たしている．

### ③ 福祉サービス

#### a) 精神障害者保健福祉手帳

- 目的: 精神障害者の社会復帰と自立及び社会参加を進めるために手帳制度がある. 手帳を持つことで, 必要な福祉サービスの利用をしやすくすることと, 都道府県が手帳を交付することで, 障害者の数を把握し, 福祉施策および福祉サービスを充実させていくことも目的となっている.
- 対象: 精神疾患があり, 長期にわたり日常生活または社会生活への制約 (生活への障害) がある人が対象となる. ただし, 知的障害は以前より「療育手帳」の制度があるため含まれない.

  医療を受けた後にも残る, 生活への障害を認定するため, 病院に初めてかかった日 (初診日) から 6 カ月以上たってから申請することになっている.
- 障害等級: 障害の程度により, 1 級から 3 級までの障害等級が認定される. 障害年金の等級とほぼ同じである.
- 有効期限: 2 年間有効であり, 2 年ごとに障害の状態を再認定し, 更新する.
- 受付窓口: 市町村が窓口となり, 都道府県が発行する.
- 申請書類: 医師の「手帳用の診断書」か, 障害年金を受給している場合には「年金証書等の写し」で申請ができる.

#### b)「障害者総合支援法」によるサービス

　障害者自立支援法により, それまでの施設中心のシステムから, 障害者一人ひとりを対象としたサービス体系に変わった. 入所施設のサービスは, 昼のサービス (日中活動の支援) と夜のサービス (夜間の居住の支援) に分かれており, 個別の利用目的によってサービスの組み合わせを選択できる. 2013 (平成 25) 年よりは, 障害者総合支援法に引き継がれた. 全国共通の仕組みで提供される自立支援給付と地域の実情に応じて提供される地域生活支援事業の 2 つに大きく分けられる 図7 .

#### A 自立支援給付

　障害のある人, 一人ひとりの必要に応じて提供される. サービスを利用した際に, 行政 (市町村または都道府県) が費用の一部を負担 (給付) する. 法律上に, 応能負担 (利用者の負担能力に応じた利用料) が明確にされている.

### i) 障害福祉サービス

　介護の支援を受ける場合には「介護給付」，訓練等の支援を受ける場合は「訓練等給付」に大きく分かれている（図7），（表3）．

- 利用者負担: 家計の負担能力その他をしん酌して，月の上限金額が決められている．

### ii) 自立支援医療（精神通院医療）

　以前は，精神保健福祉法の中にあった「通院医療費公費負担制度」といわれていたものである．障害者自立支援法施行に伴い「自立支援医療」の制度

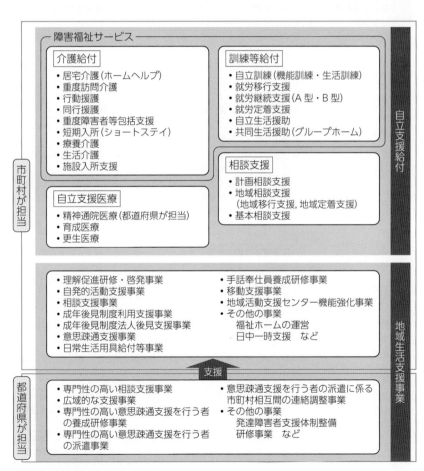

（図7）　障害者総合支援法の全体像

**表3　自立支援給付の障害福祉サービス**

| | サービス名 | サービス内容など |
|---|---|---|
| 介護給付 | 居宅介護（ホームヘルプ）⑱ | ホームヘルパーが自宅で，入浴，排せつ，食事の介護，料理，洗濯，掃除，買い物，家事，相談や助言を行う． |
| | 重度訪問介護 ⑱ | 重度の障害により行動上著しい困難があり，常に介護を必要とする人に，自宅で，入浴，排せつ，食事の介護，外出時における移動支援などを総合的に行う．2018（平成30）年4月より，入院時も一定の支援が可能となった． |
| | 行動援護 ⑱ | 自己判断能力が制限されている人が行動するときに，危険を回避するために必要な支援や外出支援を行う． |
| | 同行援護 ⑱ | 視覚障害により，移動に著しい困難を有する人が外出する時，必要な情報の提供（代筆・代読を含む）や介護を行う． |
| | 重度障害者等包括支援 ⑱ | 介護の必要性がとても高い人に，居宅介護など複数のサービスを包括的に行う． |
| | 短期入所（ショートステイ）⑱ | 自宅で介護する人が病気の場合などに，短期間，夜間も含め，施設で，入浴，排せつ，食事の介護などを行う． |
| | 療養介護 ⑪ | 医療と常時介護を必要とする人に，医療機関で機能訓練，療養上の管理，看護，介護及び日常生活の世話を行う． |
| | 生活介護 ⑪ | 常に介護を必要とする人に，昼間，入浴，排せつ，食事の介護などを行うとともに，創作的活動または生産活動の機会を提供する． |
| | 施設入所支援 ⑫ | 障害者支援施設に入所している人に，夜間や休日，入浴，排せつ，食事の介護などを行う． |
| 訓練等給付 | 自立訓練（機能訓練）⑪ | 自立した日常生活や社会生活ができるよう，一定期間，身体機能の維持，向上のために必要な訓練を行う． |
| | 自立訓練（生活訓練）⑪⑫ | 自立した日常生活や社会生活ができるよう，一定期間，生活能力の維持，向上のために必要な訓練を行う．日中に一般就労や外部の障害福祉サービスを利用している人に，帰宅後に訓練を行うために，一定期間，夜間の居住場所を提供する「宿泊型」もある． |
| | 就労移行支援 ⑪ | 一般企業等へ就労を希望する人に，一定期間，就労に必要な知識や能力の向上に必要な訓練を行う． |
| | 就労継続支援（A型＝雇用型）⑪ | 一般企業等での就労が困難な人に，雇用契約を結び就労の機会を提供するとともに，知識及び能力の向上のために必要な訓練を行う．最低賃金が保障される． |
| | 就労継続支援（B型＝非雇用型）⑪ | 一般企業等での就労が困難な人に，働く機会を提供するとともに，知識及び能力の向上のために必要な訓練を行う． |
| | 就労定着支援 2018（平成30）年新設 ⑪ | 一般企業等へ就職した人に，就労の継続に向けて，生活リズム，家計や体調の管理などに関する課題解決に向けて必要な支援を行う． |
| | 自立生活援助 2018（平成30）年新設 ⑪ | 一人暮らしを希望する人に対し，定期的に居宅を訪問し，家事や体調管理，地域住民との関係などについて確認を行い，必要な支援を行う． |
| | 共同生活援助（グループホーム）⑫ | 夜間や休日，共同生活を行う住居で，相談，入浴，排せつ，食事の介護や日常生活上の援助を行う．さらに，グループホームを退居し，一般住宅等への移行を目指す人のためにサテライト型住居もある． |

⑱: 居宅における生活支援，⑪: 日中活動の支援，⑫: 夜間の居住の支援

に変わった．現在は，障害者総合支援法に引き継がれている．
- 目的：外来の通院医療費の負担を軽くする．
- 対象：精神疾患があり，継続して通院治療を必要とする人．
- 有効期限：1年有効であり，毎年更新する．
- 受付窓口：市町村が窓口となり，都道府県が認定，給付する．
- 利用者負担：原則1割を自己負担する．

　ただし，世帯の所得に応じて，月の上限全額が決められている．

　他に，身体障害のある人が対象の自立支援医療（更生医療），身体に障害のある子どもが対象の自立支援医療（育成医療）がある．「育成医療」と「更生医療」は市町村が認定，給付する．「精神通院医療」のみ都道府県が認定，給付する．

### iii) 相談支援 〔2012（平成24）年新設．利用者負担なし〕

「計画相談支援」，「地域相談支援」，「基本相談支援」の3種類がある．
- 計画相談支援：適切なサービス利用のためのケアマネジメント（計画作成とモニタリング）を行う．
- サービス利用支援：利用者が障害福祉サービスまたは地域相談支援を申し込む時に「サービス等利用計画案」，サービス支給が決まった時に「サービス等利用計画」を作る．
- 継続サービス利用支援：サービス支給開始後に利用状況のモニタリングを行い，必要であれば「サービス等利用計画」の見直しをする．
市町村から指定された「指定特定相談支援事業者」が行う．
- 地域相談支援：地域生活へ移るための支援，または移った後の支援．
- 地域移行支援：病院，施設を出て地域で暮らし始めるための支援を行う．入院患者に啓発活動や相談を行うことによって地域生活の不安解消，日中活動の場の体験利用，外出への同行，住居の確保，関係機関との調整などを行う．
- 地域定着支援：地域での一人暮らしを始めた人が，24時間連絡できる体制を確保し，緊急の時には必要な支援を行う．
都道府県・政令指定都市・中核市から指定を受けた「指定一般相談支援事業者」が行う．
- 基本相談支援：障害者や家族からの困りごとやサービスの利用に関する

ものなどの一般的な相談を行う.「指定特定相談支援事業者」,「指定一般相談支援事業者」のどちらでも行われている.

**表4　地域生活支援事業**

〈市町村事業〉

| サービス名 | サービス内容など |
| --- | --- |
| 理解促進研修・啓発事業 | 地域社会の住民に対して,障害者などの理解を深めるための研修・啓発を行う. |
| 自発的活動支援事業 | 障害者などが自立した日常生活および社会生活を営むことができるよう,障害者やその家族,地域住民などが自発的に行う活動を支援する. |
| 相談支援事業 | ● 相談支援<br>　障害のある人,その保護者,介護者などからの相談に応じ,必要な情報提供などの支援を行うとともに,虐待の防止や権利擁護のために必要な援助を行う.また,(自立支援)協議会を設置し,地域の相談支援体制やネットワークの構築を行う.<br>● 基幹相談支援センターの設置<br>　地域における相談支援の中核的役割を担う機関として,総合的な相談業務の実施や地域の相談体制の強化の取り組みなどを行う. |
| 成年後見制度利用支援事業 | 補助を受けなければ成年後見制度の利用が困難である人に,費用を助成する. |
| 成年後見制度法人後見支援事業 | 成年後見制度における後見などの業務を適正に行うことができる法人を確保できる体制を整備する. |
| 意思疎通支援事業 | 聴覚,言語機能,音声機能,視覚などの障害のため,意思疎通を図ることに支障がある人とその他の人の意思疎通を仲介するために,手話通訳・要約筆記者の派遣,手話通訳者の設置,点訳・代筆・代読・音訳などにより支援する. |
| 日常生活用具給付等事業 | 日常生活用具の給付または貸与を行う.利用者負担は市町村が決定する. |
| 手話奉仕員養成研修事業 | 手話で日常生活を行うのに必要な手話語彙および手話表現技術を習得した手話奉仕員を養成する. |
| 移動支援事業 | 屋外での移動が困難な障害者に,外出のための支援を行う. |
| 地域活動支援センター機能強化事業 | 創作活動または生産活動の機会提供,社会との交流の促進などを行う. |
| その他事業(任意事業) | 市町村の判断により,必要な事業を行う.<br>たとえば,福祉ホームの運営,日中一時支援など. |

## B 地域生活支援事業

各地域の状況に応じて実施される事業や，個別の給付には該当しない事業をまとめて「地域生活支援事業」とよぶ． 表4 ， 表5 があるが，国が一律に決めるのではなく，内容の詳細は各市町村や都道府県に任されている．

## ④ その他

### a) 精神保健福祉士 (psychiatric social worker：PSW)

精神保健福祉領域のソーシャルワーカーの国家資格である．精神障害者が社会復帰する時に，日常生活を送る上でのいろいろな相談，助言，指導などの援助を行っている．1997（平成9）年に法制化され，精神保健福祉士国家試験が1998（平成10）年度から行われている．医療保護入院をした患者に，退院後の生活環境に関する相談および指導を行う「退院後生活環境相談員」や精神医療審査会の構成委員の「精神障害者の保健又は福祉に関し学識経験を

表5 地域生活支援事業

〈都道府県事業〉

| サービス名 | サービス内容など |
|---|---|
| 専門性の高い相談支援事業 | 発達障害，高次脳機能障害など専門性の高い相談について，必要な情報提供などを行う． |
| 広域的な支援事業 | 市町村域を超える広域的な支援が必要な事業を行う．<br>（都道府県相談支援体制整備事業や精神障害者地域生活支援広域調整等事業など） |
| 専門性の高い意思疎通支援を行う者の養成研修事業 | 意思疎通支援を行う者のうち，特に専門性の高い者を養成する．<br>（手話通訳者，要約筆記者，触手話および指点字を行う者などの養成） |
| 専門性の高い意思疎通支援を行う者の派遣事業 | 意思疎通支援を行う者のうち，特に専門性の高い者を派遣する．<br>（手話通訳者，要約筆記者，触手話および指点字を行う者などの派遣） |
| 意思疎通支援を行う者の派遣に係る市町村相互間の連絡調整事業 | 手話通訳者，要約筆記者，触手話および指点字を行う者の派遣に係る市町村相互間の連絡調整を行う． |
| その他<br>（研修事業を含む） | 都道府県の判断により，必要な事業を行う．<br>たとえば，オストメイト社会適応訓練，音声機能障害者発声訓練，発達障害者支援体制整備など．<br>また，サービス・相談支援者，指導者などへの研修事業などを行う． |

有する者」は，精神保健福祉士が想定されている．

### b）公認心理師

　心理職の国家資格である．2015（平成27）年に公認心理師法が成立，2017（平成29）年施行され，公認心理師試験が2018（平成30）年度から行われている．

〈石元康仁〉

## 3 心理社会的治療とチームケア

### 1 心理社会的治療

#### ■ 心理社会的治療の基本的考え方：脆弱性‐ストレスモデル

　精神科では，生物学的，心理学的，社会的側面を統合しながら診ていくという特徴があり，精神科治療は，薬物治療を代表とする生物学的治療法と心理社会的治療法に大別される．

　薬物治療と心理社会的治療は車の両輪とされており，2つの治療を組み合わせた方が効果的である．薬物治療は不調になっている神経伝達に働きかける治療法である．これに対し，心理社会的治療は健康な部分に働きかけ，本人のもっている力（ストレングス）をより高め，薬物治療へのアドヒアランス（指示の遵守）の改善，不調な部分をカバーし，社会生活をサポートするために行う治療法である 図8 ．

　心理社会的治療とは，薬物治療によって精神症状をコントロールするとともに，家庭，地域，学校，職場などで社会生活を送るための生活のスキル（技術），病気とのつきあい方，他者とのつきあい方，不調に関連するストレスへの対処方法などを身につけるために，いろいろな側面から多職種が連携して，アプローチすることである．

　精神障害者が自分の夢や希望に向かって，自分のもっている力に気づき，専門職とのパートナーシップによって共同の意思決定を行い（shared decision making: SDM），本人が望む生活を獲得する過程を通して，自尊心と自己効力感の回復（リカバリー）を支える重要な役割を，心理社会的治療が担っている．

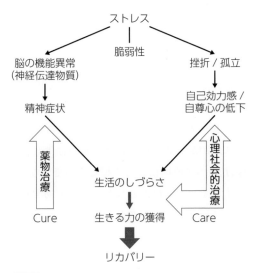

（図8）薬物治療と心理社会的治療

## ■ 脆弱性−ストレスモデル

　心理社会的治療の基本的な考え方に，ズービン (Zubin, J.) による「脆弱性−ストレスモデル」がある (ストレス脆弱性モデル，素因ストレスモデルともいう)（図9）.

　脆弱性とは生物学的な弱さや脆さであり，発症に結びつきやすい素因をいう．個人には先天的な因子 (遺伝，神経生理など) と後天的な因子 (発達，外傷，内部環境，ライフイベントなど) により，ストレスに対する脆さがある．

　脆弱性−ストレスモデルとは，ストレスに対する脆さ (脆弱性・素因) の限

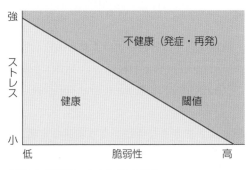

（図9）脆弱性−ストレスモデル

界を超える環境的ストレスが加わることによって，不健康な反応や精神症状を呈しやすいと説明されている．

　ストレスがかかっても，脆弱性によって規定されている閾値を超えなければ，健康を保つことができる．ところが，ストレスが閾値を超えてしまうと発症し，ストレスが減少して閾値以下になると健康状態に向かう．つまり，脆弱性が高い人ほどストレス状況下で発症することになる．一方で，脆弱性が低い人は，ストレスがかかっても精神状態の破綻は生じにくいことになる．

　精神疾患の発症は，1つの原因によって起こるのではなく，その個人がおかれている環境やライフイベントによるストレスと生物学的な脆弱性が複雑に絡み合うことによって起こるという考え方である．

## ■心理社会的治療

　薬物治療だけでは補えない社会生活機能の回復・維持を目指す心理社会的治療は，患者だけでなく家族をも対象にし，病棟，外来やデイケアなどの医療施設，社会復帰施設や保健センターなどの精神科領域に限らず，教育領域，就労支援関連領域，司法矯正領域，職場など多方面で行われている．

　心理社会的治療は，短期間の介入効果でのエビデンスが明らかにされており，長期的な転帰に関するものは乏しい．

　統合失調症を対象とした場合，「心理教育」による再発防止，「認知行動療法（cognitive behavioral therapy：CBT）」による精神症状の減少，「社会生活技能訓練（social skills training：SST）」による転帰の改善，「包括的地域生活支援（assertive community treatment：ACT）」による再入院率の減少，「認知機能リハビリテーション」による認知機能改善などの効果は証明されている．

　そのほかにも，精神疾患とつきあっていくための疾病管理とリカバリープログラム（illness management and recovery：IMR）や就労に向けた個別就労支援プログラム（individual placement and support：IPS）の取り組みもある．

　心理社会的治療にはさまざまな種類があり明確な定義はされていないが，リカバリーに向かって共通して大切にしているポイントが3つある．

1) 当事者自身が自分で知ること

病気や治療のこと，自分自身の特徴（長所や苦手なこと，考え方），対処方法や困難を乗り越えるコツなどを当事者自身が中心となって知ることである．

2) 行動に結びつくようになること

知識だけでなく生活の場面で実践できるように，本人の希望や志向をふまえてカスタマイズされたプログラムを組み合わせ，スモールステップの目標設定を達成することである．

3) 多様な人々の力を合わせること

当事者や家族だけが治療に向かうのではなく，ピア（当事者仲間）や友人，職種を超えた専門職の支援など多様な人々の力を合わせることである．

**治療時期と心理社会的治療**

精神科の治療は，急性期，回復期，安定期，地域生活維持の時期に概ね分

表6 治療時期と症状・障害，心理社会的治療

| | 急性期 | 回復期 | 安定期 | 地域生活維持期 |
|---|---|---|---|---|
| 症状 | ● 急性症状 | ● 一様でない病状の変化（一過性の強い不安や焦燥感，自殺念慮） | ● 症状や情緒的な安定 | ● 症状軽減による怠薬<br>● 現実的な生活での刺激による再発，再燃 |
| 障害 | ● 精神機能の低下<br>● 身体機能の低下 | ● 日常生活機能の低下 | ● 社会での活動性の低下<br>● 社会的不利 | ● 社会活動の制約 |
| 心理社会的治療の目的 | ● 機能障害の軽減<br>● 二次障害の防止<br>● 安心感の提供 | ● 身体感覚，体力の回復<br>● 心身の機能の回復 | ● 社会適応に向けた病気の理解<br>● 社会資源の活用<br>● 社会生活機能の向上 | ● 生きやすさの獲得 |
| 心理社会的治療の内容 | ● 心理的・物理的環境を整える<br>● 支持的・共感的態度をとりながら，患者や家族との信頼関係の形成<br>● 病気と治療の説明 | ● 急性期の内容を継続<br>● 現実への適応を高めるための個々にあったプログラム導入の検討 | ● 再発防止プログラム<br>● 心理教育<br>● CBT<br>● SST<br>● 作業療法 | ● 心理教育，WRAP, IMR, RC, CBT<br>● SST<br>● 認知機能リハビリテーション（NEAR）<br>● IPS<br>● ACT |

けることができる．心理社会的治療が開始となる目安は，急性期がひとまず収まる入院後2〜3週間以降となる．多くは，回復期および外出・外泊が繰り返しできるようになったり，退院の日程が具体的になる安定期から始められ，地域生活維持期においても行われる．

　精神障害者の精神症状は職場の対人関係，役割の変化，挫折体験などが関係している場合が多く，対人関係の修復や生活の再構築が必要になる．いずれの時期も各期に特徴的な心身の状態と個人の特性および環境によって生じやすい精神症状をアセスメントしながら，柔軟性をもった心理社会的治療が必要である 表6 ．

## ■障害に応じた心理社会的治療

　心理社会的治療はいくつかあるが，いずれも疾患や精神症状などから治療標的がある．統合失調症の心理社会的治療は，国際障害分類（International Classification of Functioning, Disability and Health：ICF）のうち，活動制限，参加制約などを治療標的とし，社会生活技能訓練（SST），認知行動療法（CBT），包括的地域生活支援（ACT），支援つき就労などを活用して精神障害者（患者）の積極的な活動，社会参加を支援している．

　認知機能の障害は，「集中力が保てない」，「ものごとをすぐ忘れてしまう」，「段取りがわからなくなる」，「話を聞いていても何を話していたのか忘れる」などさまざまなかたちで「生活のしづらさ」につながっている．ニアー（Neuropsychological Educational Approach to Cognitive Remediation：NEAR）といわれるコンピューター・ゲームを使った認知機能を改善するシステムが開発され，復職や復学などの社会参加を支援している．

## ■セルフケア能力と心理社会的治療

　セルフケアとは，個人が生涯を通じて日常生活のなかで，生命，健康，安寧を維持するために意図的に学習したり試行したりするなど，自分自身のために行われる諸活動をいう．個人がセルフケアを続けるためには，希望や意欲とともに自己決定能力を必要とする．自己決定能力とは，充足すべきセルフケアは何であるか，また充足するための方法を知り，内省，判断，意思決定によりセルフケアを充足する力である．

表7　オレム-アンダーウッドのセルフケアモデルによる「普遍的セルフケア」

| セルフケア項目 | セルフケアの内容 |
|---|---|
| 空気・水・食物 | 呼吸状態，水分摂取状況，体重の変動，食事に関すること（食事回数，時間，内容，偏食・間食，嗜好，準備・片づけの状況，どの程度，関心をもってできるか） |
| 排泄 | 規則的な排泄プロセス（排尿，排便の量や回数・性状，排泄行為の自立度），排泄の処理（排泄後の清潔維持行為），月経に関すること（女性の場合） |
| 体温と個人衛生 | 体温を正常に保つことができているか，洗面，入浴，洗濯，身だしなみ，更衣，化粧，爪，衣類や部屋の整頓がどの程度できているのか |
| 活動と休息のバランス | 起床・就寝時間，睡眠時間・満足度，昼夜逆転の有無，仕事，学校，趣味，1日の過ごし方，日々の活動の程度と休息のバランスに関すること |
| 孤独とつきあいのバランス | 家族，他者との関係性・交流に関すること，性（異性との関係），その人なりの人とのつきあい方 |
| 安全を保つ | 自傷行為，他害行為，離院や暴力など衝動性に関すること |

　通常，成人は自発的に自分自身のためにケアを行い，子ども，高齢者，病人や障害者はセルフケアでの支援を必要とする．病気などで状態が悪い時には，一時的にその能力は失われているが，回復するに従い取り戻すことができる．

　心理社会的治療では，自我機能の脆弱性を持つ精神障害者の，自己決定能力とセルフケア行動に働きかけている．

　看護の援助の過程では，オレム（Orem, D.）の理論を基本にして開発されたアンダーウッド（Underwood, P.）のセルフケアモデルを用いることが多い．このモデルでは，人間が生存するために必要なセルフケアの要素を「普遍的セルフケア」として「空気・水・食物」「排泄」「体温と個人衛生」「活動と休息のバランス」「孤独とつきあいのバランス」「安全を保つ」の6項目を掲げている　表7．

### ■援助，関係の構築

　治療および精神症状からくるさまざまな問題や困難，苦痛を和らげるために，精神障害者（患者）と医療者との信頼関係が中核となって医療および支援が進められる．相互に信用でき，敬意を払い合う関係であり，そこには誠実

さがあり，お互いの価値・能力を信じることができる関係であること，当事者が自分の考え，失敗などを打ち明けることができると感じることができる「パートナーシップ」を形成することが重要である．そのような関係を築くことがリカバリーの一歩でもあり，治療である．

　医療者が患者に「関心をもつ」ことから始まり，「信頼しあい」，「共感する」までに至る過程を通して援助関係が構築される．「信頼」を築くには，次の5つの姿勢，① 患者に対する言動が一貫していること，② 一人の人間として尊重すること，③ 正直かつ誠実であること，④ 自分の価値観に基づく評価的な態度をとらないこと，⑤ 秘密をまもること，が必要である．

## セルフケアへの援助

　精神疾患によりセルフケアの能力は一時的に失われるが，回復するに従い取り戻すことができる．精神症状の消失や精神機能の回復によりセルフケア能力が回復した場合，再発・再燃予防，健康の維持・増進に向けた援助を行う．

　完治できない場合でも，機能障害を最小にとどめ，セルフケア能力が低下しないように，日常生活の維持，自己決定の機会を提供することが重要である．人は日常生活の営みのなかでさまざまな選択，つまり自己決定を行って

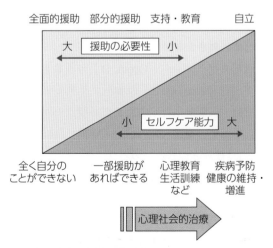

**図10** セルフケア能力と援助の必要性
（上野修一, 他編. コメディカルのための専門基礎分野テキスト精神医学.
第3版. 東京: 中外医学社; 2014. p.105）

いる．自我機能が低下した精神障害者（患者）に対しては医療者が代行する場合もある．しかし，過度で長期間の代行は精神障害者（患者）の自己決定能力を低下させるだけではなく，セルフケア能力も低下させてしまう．セルフケアへの援助では，個人には「自己決定能力」があり，複合的，包括的能力があるという前提を忘れてはならない（図10）．

### ■生きる力と強さに着目した援助

　これまで，精神科治療は医学モデルで展開されてきた．しかし，現在は薬物治療の進歩により通院可能な疾患として精神疾患と長期間つきあうことが必要となってきた．そのためには，当事者自身による主体的な医療への参画が重要であり，当事者が持っている対処資源や治療資源を促進するための支持的なケアリングによる援助が必要である．当事者の生きる力と強さに着目したストレングスモデルを活用した援助の重要性が認知されつつある．

　精神科領域におけるストレングスモデルは，1980年代，福祉領域のラップとゴスチャ（Rapp, C. A. & Goscha, R. J.）によって提唱された生活モデルである．

　ストレングスモデルは，個人が持っている健康な面，潜在的な能力，得意なこと，暮らしの中で獲得してきたさまざまな技能，その人を取り巻く環境までも含めて，その人の「ストレングス」と理解し，その人が希望している成果（生活とおきかえることができる）に焦点を当てる支援モデルである．

　ストレングスモデルをベースにした援助には，後述する心理教育，SSTのほかに包括的地域生活支援（assertive community treatment: ACT），リカバリーカレッジ（recovery college: RC）などがある．

### ① 包括的地域生活支援（assertive community treatment: ACT）

　包括的地域生活支援（ACT）とは，1970年代，アメリカで「精神障害者に必要な対処技能や自律性を獲得するには生活する地域のなかで最もよくなされる」という考えのもとに誕生した．重い精神障害をもった人でも，地域社会で自分らしい生活を実現・維持できるように，医療・福祉・リハビリテーションなど多岐にわたる支援を包括的・網羅的な訪問型支援で提供する1つのケアマネジメントモデルである．日本では2003年から実践されている．

　主な特徴として以下のことがある．

1) 精神科医，看護師，精神保健福祉士，作業療法士，就労支援スタッフ，当事者スタッフなどからなる超職種チーム（transdisciplinary team）のアプローチであること．
2) 利用者の生活の場へ赴くアウトリーチ（訪問）が支援活動の中心であること．
3) 365 日 24 時間のサービスを実施すること．
4) 利用者数の上限を設定していること（スタッフ 1 人に対し利用者 10 人以下）．

## ② リカバリーカレッジ（recovery college: RC）

　リカバリーカレッジ（RC）とは，2009 年にイギリスで始まったリカバリーイノベーション（リカバリー志向に基づく組織改革）の実現に向けた取り組みの 1 つで，日本では 2013 年から実践されている．RC は教育的視点からの取り組みで，「コ・プロダクション（専門家と精神疾患体験者と市民の共創）」の視点に基づいて運営されている．リカバリーに関心のある人を学生として幅広く受け入れて，個人のリカバリーに役立つ講座を提供している．講座はすべて専門家と精神疾患体験者が一緒に企画・運営しており，支援する人，当事者も立場を越えて，一人の人として，リカバリーできる世界に向けての体験を共有している．

### ■ 患者と家族を対象にした心理教育

　心理教育（psychoeducation）は，精神障害などによる受け入れにくい問題をもつ人やその家族を対象にしている．患者および家族の心理面に十分な配慮をしながら，個々の生活に必要な知識や情報を伝え，障害によってもたらされる問題への対処をともに考えることで，患者や家族が主体的に生活を営めるように支援するプログラムのことである．

　統合失調症の患者は周囲の人たちの接し方にとても敏感である．とくに家族をはじめとする身近な人たちの感情の表し方は，病気の再発に大きな影響を与えるといわれている．この感情の表し方（表情，口調，態度など）は「感情表出」といい，英語の expressed emotion の頭文字をとって EE とよばれる．

　患者に対して強い感情が向けられることを「高 EE」とよび，再発の危険

性が高い人間関係と評価されている．高 EE には 3 つのタイプ（批判的な感情表出，敵意のある感情表出，情緒的に巻き込まれている感情表出）がある．

　高 EE の家族では患者の再発率が高く，逆に EE レベルが低い家族では再発率が低いと報告されている．

　心理教育は 1980 年代後半に日本に紹介された．当初は家族を対象にした心理教育プログラムであったが，現在では患者にも行われるようになった．

　心理教育では，障害や疾患を抱えながらもよりよく生きるために，1) 知識や情報が提供され，疾患についての理解を深め，2) 疾患から生じる生活上の困難さに対する具体的な対処方法を身につけ，3) 同じ悩みを抱えた患者・家族がそのつながりのなかで支えられる心理的・社会的サポートが提供される．

　心理教育で患者・家族の習得する知識と技術には，1) 病気や症状に関すること，2) 服薬に関すること，3) 再発・再燃に関すること，4) 再発・再燃を防ぐための生活の仕方，5) ストレスへの対処方法，6) 症状管理の方法，7) 人とのつきあい方などがある．

　心理教育は，個人でも可能であるがグループで実施することが多い．週 1 回 1 時間，5 ～ 10 回程度のセッションで構成するのが一般的である．5 ～ 7 名程度の参加者に対し，全体の進行を進めるリーダー，コリーダーを務めるスタッフが参加する．スタッフの職種には決まりがなく，患者や家族がその役割を担うこともある．一方的な知識や情報提供だけでなく，感じたことや思いを話し合いながら展開される．他の参加者の体験や生活を送るうえでの工夫を聞き，自分の生きやすさにつなげている．

　心理教育には，主に当事者を対象にした元気回復行動プラン（Wellness Recovery Action Plan: WRAP），疾病管理とリカバリー（Illness Management and Recovery: IMR）がある．

## ■ 元気回復行動プラン（Wellness Recovery Action Plan: WRAP）

　元気回復行動プラン（WRAP）は，1997 年，精神障害者であったアメリカのメアリー・E・コープランド（Copeland, M.E.）が中心となって，リカバリー（回復）した 120 名の精神障害者を対象に生活の工夫に関する調査結果をもとに開発した．不快で苦痛を伴う困難な状態を自分でチェックして，プランに沿った対応方法を実行することで，困難が軽減，改善あるいは解消する

系統だったシステムである．WRAPは，アメリカ連邦保健省薬物依存精神保健サービス部（Substance Abuse and Mental Health Services Administration: SAMHSA）によって科学的根拠に基づく実践として承認されている．

　日本では2005年に導入され，WRAP活動グループがWRAPファシリテーターのもと，精神科病院，支援施設，就労機関でWRAPクラスを開催している．WRAPは書籍をみながら一人でもでき，WRAPクラスに参加して仲間とも考えることもできる．

　WRAPでは，最初に自分が毎日元気で健康に生活するためにできることのリスト「元気に役立つ道具箱（ツール）」を自分で作る．自分がよい気分でいるために，また元気を出すためにできることを書き出す．これを使って自分の元気回復行動プランをつくる．プランは，1) 日常生活管理プラン，2) 引き金になる出来事に対処するプラン，3) 注意サインに対処するプラン，4) 調子が悪くなってきているときのプラン，5) クライシスプラン（緊急状況への対応），6) 緊急状況を脱したときのプランの6つから構成されている（表8）．

### 表8　WRAPでのリカバリーに欠かすことができない5つの要素

① 希望の感覚
② 主体的に生きること（自分に責任をもつこと）
③ 自分のために学ぶこと
④ 自分のために権利を守ること
⑤ 相互的なサポート

## ■ 疾病管理とリカバリー（Illness Management and Recovery: IMR）

　疾病管理とリカバリー（IMR）とは，重度の持続的な症状を持つ精神障害者が，疾病を自己管理するための情報やスキルを学ぶために，複数の支援方法を組み合わせ，総合的に提供できるように開発されたプログラムである．日本では，2009年にIMRが普及するためのツールキットが作成され，使用されている．

　IMRは，9つのモジュールで構成されている（表9）．1モジュールが3〜4セッションで，1回45〜60分，週2回実施して3〜6カ月の実施期間が必要となる．日本では7〜10カ月と長い傾向にある．

　実施にあたっては，プログラム実施担当者，コーディネーター，スーパーバイザーが必要である．進め方は，参加への動機づけ，心理教育，認知行動

的技法, 宿題からなっている.

**表9** IMR の構成内容

1. リカバリー戦略
2. 統合失調症 / 双極性障害 / うつ病に関する実践的事実
3. ストレスー脆弱性モデルと支援方法
4. ソーシャルサポートの形成
5. 薬物治療の効果的使用
6. 再発を減らすこと
7. ストレスの対処
8. 問題や症状への対処
9. 精神保健のシステムにあなたのニーズを適合させること

## ■ 家族支援

　これまで日本の精神科医療は, 精神障害者の家族 (とくに父母) を「保護者」であり, ケアの担い手として期待していた. 多くの家族は自分の配偶者, 親, 子ども, きょうだいが精神疾患に罹患したことで苦しみ, 悲しみ, 自責感などに苛まれながらもケア提供者の役割を担わされ, その負担は計り知れない. 2014 年の精神保健福祉法の改正により制度上の「保護者」は廃止されたが, 今もなおケアを担う者としての期待は大きいのが現状である. 1950 年代後半に家族会が結成され,「相互支援」「学習」「社会的運動」を 3 本の柱として全国に活動は拡大した. 1990 年代以降は家族の接し方によって再発が予防できることが証明され, 保健所や一部の医療機関で心理教育の考え方に基づく支援プログラムが家族に対しても行われるようになった. アメリカやイギリスでは, 家族との協働のもとに治療を進めていくことが推奨されている. 家族の接し方が精神障害者のリカバリーに大きく影響するため, 家族の協力を得ながらも, 家族自身もケアを必要とする対象として家族支援がますます重要になっている.

　家族に対して, 1)病気に対する知識 (経過・予後, 治療, 再発のサイン, 日常生活への影響と過ごし方) の獲得, 2) 相手を尊重したコミュニケーション方法の獲得, 3) 家族が心身ともに元気でいること (休息時間の確保, ストレス対処方法, 家族内の役割分担の調整, 相談相手), 4)病気やケアに意味を見出せること (ピアなどの仲間づくり, 社会資源の紹介) などの支援を行う.

　近年, 全国的に家族および家族会会員の高齢化が進み問題となっている.

未解決のまま経過してきた家族内の問題をどのように解決していくのか,「親なき後の子ども」の行く末を案じる家族への支援が望まれる.

### ■ 社会生活技能訓練 (Social Skills Training: SST)

　社会生活技能訓練 (SST) は, 社会生活を送るための生活技能 (とくに対人関係の技能) を高めることを通じて, 生活の質を改善し, 再発を防止することを目的にした希望志向のプログラムで, 学習理論をもとにした認知行動療法の1つである. SST はアメリカのロバート・P・リバーマン (Liberman, R. P.) が体系化したもので, 来日によって日本に紹介された. 1994年に「入院生活技能訓練療法」として診療報酬化され, 1995年に「SST 普及協会」が発足したこともあり急速に普及した.

　方法としては, 2つのプログラムに大分される.

　1つは, リバーマンの基本に沿い行動技能に着目した基本訓練モデルであり, もう1つは認知技能に着目した問題解決技能訓練である.

　対人関係のための技能を, 1) 受信技能 (外界からの情報を理解する技能),

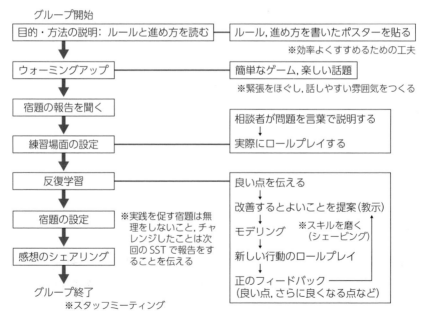

**図11** SST の基本訓練モデルの流れ

2) 処理技能 (受信した情報から状況を正しく判断する技能), 3) 送信技能 (自分の考えや感情を伝える技能) に分けると，基本訓練モデルは 1) と 3)，問題解決技能訓練は 2) を中心にした技能が向上するプログラムである.

さらに，日常生活技能や疾病を自己管理する技能を課題別パッケージにして系統的に学習する「服薬自己管理モジュール」「症状自己管理モジュール」「基本会話技能モジュール」などがある.

SST は，個人でも可能であるが，グループで実施することが多い. 週1回1時間程度のプログラムを，5〜10 名程度の参加者に対し，SST を運営するリーダー，コリーダーを務める 2 名程度のスタッフが参加して実施している. SST の流れは 図11 の通りである.

〈片岡三佳〉

## 2 安全な治療環境の提供

### ■ 安全管理 (セーフティマネジメント)

患者が安全で安心して治療に専念できる環境を提供することは医療者の責務である. 医療法第 5 次改正 (2007 年施行) により，すべての病院および有床診療所において，1) 医療安全, 2) 院内感染対策, 3) 医薬品安全管理, 4) 医療機器安全管理について，安全を確保することが義務づけられた.

インシデントやアクシデントへの対応が中心で受動的な意味合いが強いリスクマネジメントではなく，より積極的，能動的に先取りしたセーフティ (safety 安全) を求めるセーフティマネジメントが重要となる. セーフティマネジメントは，今までのリスクマネジメントを包括したうえで，さらにもう一歩先の安全を求めることを目的としている.

精神科医療では，措置入院，医療保護入院の患者がいること，また，患者の自傷・自殺防止など行動上の安全管理という特徴的な側面がある. 治療環境において，いかに医療の質を高め，物理的安全環境とともに情緒的な安全感の提供も含めた安全管理 (セーフティマネジメント) が重要となる.

### ■ 自殺企図・自傷行為の防止

自殺の危険因子として，自殺未遂歴，近親者の離別・死別，失業や経済的破綻，職場や家庭内でのトラブル，幼児期の虐待歴，精神疾患の初期および

回復期がある．とくに入院して間もない患者，直接的に死をほのめかす言動がある場合には留意する．継続的なモニタリングおよびリスクアセスメントを行い，心配していることを明確に伝える．希死念慮や自殺企図のある患者には，希死念慮の強さや具体性について確認する必要がある（TALK の法則）．

### ① 不慮の事故の防止

向精神薬の投与や行動制限に関連した転倒・転落，誤嚥，窒息などの不慮の事故の危険性がある．患者の病状に合った向精神薬の投与量や適切な行動制限の評価を行う必要がある．

### ② 他者への攻撃的行動・暴力の防止

患者はさまざまなストレスから苛立ちや怒りを攻撃的な行動・暴力として医療者や他の患者に向けることがある．暴力は，環境的ストレス要因，医療者とのコミュニケーションに関連したストレス要因が，患者自身のもつ要因（病状・特性）と絡み合い，患者の認知的脅威が増大し，攻撃的行動が引き起こされたことによる．

暴力を予防するには，日頃からの患者との関係づくりが基本となる．患者のおかれている状況によりストレスが増強し，攻撃性がエスカレートしないように個別に応じたケアを柔軟に提供することが重要である．また，心理学的手法を用いた包括的暴力防止プログラム〔Comprehensive Violence Prevention and Protection Programme：CVPPP（シーブイトリプルピー）〕がある．CVPPP は，攻撃性・衝動性のリスクアセスメント，言語的介入により攻撃性を落ち着かせるディエスカレーションのほか，チームテクニクス，ブレイクアウェイ，ディブリーフィングで構成され，暴力による不利益を患者が被らないように支援している．

### ③ 離院，無断外出の防止

治療契約に基づく入院患者が施設関係者に無断で病院を離れること（離院）は，病状の悪化を招き，自傷他害，事故にあう危険性がある．離院の主な原因（症状，治療への不満，人間関係など）を知り未然に防ぐための対策が重要である．

### ④ 院内感染の予防

院内感染とは，施設内において患者や医療者が媒体となって感染症が発生することをいう．精神科施設では治療の関係上，閉鎖環境であること，ドア

が多く開閉による交差感染の恐れがある．加えて，精神疾患の特性により，感染による症状があっても訴えがなかったり，安静を守ることができなかったりと，感染が蔓延する危険性がある．標準予防策（スタンダードプリコーション）や施設内感染対策に基づいた予防対策を整備，実施する．

### ⑤ 行動制限時の安全管理

行動制限をせずにすむ援助や方略が模索されるとともに，診療報酬制度による行動制限最小化委員会設置が義務づけられたことにより，基本指針の整備，月1回の評価，職員を対象とした研修会の開催が行われている．しかしながら，患者の自傷・他害の危険性が高く，ほかに安全確保のための代替手段がない場合には，刺激が少ない保護室での隔離や身体拘束などの行動制限をしなければならない現状がある．

行動制限を行う際には，患者の尊厳に配慮しながらその必要性を説明し，隔離・拘束のリスクを十分に認識して実施するとともに，適切な使用について定期的な評価を行う．

想定されるリスクとして，隔離時の転倒，私物持ち込みによる事故，身体拘束では静脈血栓塞栓症，窒息，誤嚥性肺炎，血行障害・神経圧迫症状，褥瘡，転倒・転落などがある．12時間を超える隔離や身体拘束には，原則として精神保健指定医の診察が必要となる．

### ⑥ 災害時の安全管理

地震や台風など自然災害が発生した場合，患者，職員の安全を確保しつつ病院・施設の機能を適切に運営できる危機管理が求められる．災害およびライフラインの停止にそなえて避難誘導，安全確保の対策，必要物品・備品を検討し，定期的な避難訓練と関係機関のネットワークを整備しておく必要がある．

### ⑦ 個人情報の保護

高度情報通信社会において，個人の情報が容易に第三者に漏洩するリスクが高い．個人情報（生存する個人に関する情報であって，当該情報に含まれる氏名，生年月日その他の記述などによって特定の個人を識別できるもの，または個人識別符号が含まれるもの；個人情報保護法）の理解および保護の重要性を認識し，注意を払う必要がある．

〈片岡三佳〉

## 3 チーム医療およびチームケア

### ■ チーム医療とチームケアから多組織ネットワークアプローチへ

　2005（平成17）年に示された障害者自立支援法には「入院医療中心から地域生活中心へ」という，精神保健医療福祉施策が盛り込まれた．その後，2012（平成24）年の障害者総合支援法，2018（平成30）年の改正障害者雇用促進法へとつながり，自立生活援助，就労定着支援，精神障害者雇用義務化などの法整備の礎となった．

　この理念は精神科臨床サービスや保健福祉サービスにも影響を与えた．精神科関連の医療組織でも，患者−医師関係を軸にした多職種によるチーム医療が盛んに行われるようになった．また，地域の保健行政や公的サービスを担う保健組織や地域生活における介護福祉を担う福祉組織でも多職種によるチームケアが広く行われるようになった．

　重要なことは，患者の病期や病状によって多職種によるさまざまな支援が行われることである．患者の回復状況に合わせて医師，看護師，精神保健福祉士など患者−支援者関係の「軸」が変化する．精神科の急性期の入院においては，保健所の職員のみならず，警察職員も患者の支援にあたることもあ

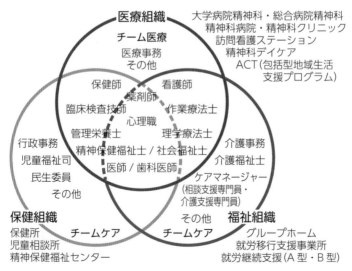

図12　チーム医療とチームケアの連携による多組織ネットワークアプローチ

JCOPY 498-07698

る.

　地域の保健・医療・福祉は,チーム医療とチームケアを担う多種多様な専門職の連携と協力によって支えられている.専門職は,チーム医療主体の医療組織とチームケア主体の保健組織・福祉組織とをつなぐ架け橋となり,組織同士の連携と協力による多組織ネットワークアプローチを支えている.

　(図12)は,チーム医療とチームケアの連携による多組織ネットワークアプローチのイメージを模式化したものである.図の中央部分を広く占めるエリアは,医療組織・保健組織・福祉組織にまたがって,多くの職種が活躍している様子を表している.

## ① 地域リハビリテーションにおける「多領域との連携」をめぐる課題と展望

　地域リハビリテーションとは,「障害のある子供や成人・高齢者とその家族が,住み慣れたところで,一生安全に,その人らしくいきいきとした生活ができるよう,保健・医療・福祉・介護及び地域住民を含め生活にかかわるあらゆる人びとや機関・組織がリハビリテーションの立場から協力し合って行う活動のすべて」[1]を指す.

　地域リハビリテーションは,多組織チームアプローチで支えられているが効率重視のサービス現場や専門職の離職によるマンパワー不足,地域住民と支援者の高齢化,あいまいな責任の所在,障害者が地域で暮らすことをめぐるスティグマ(無関心・偏見・差別)の存在など,解決すべき課題が多い.

　これらの課題を解決するためには,保健・医療・福祉の3領域にとどまらず,地域に暮らす多くの人びとの協力を得るための教育・報道・ICT(情報通信技術 information and communication technology)など,「多領域との連携」が必要である.多職種・多組織・多領域をまたぐ拡大ミーティングやスーパービジョンの実現が期待されている.そして,私たち専門職には,1)当事者である障害者が法整備や政策決定のプロセスに積極的に関与し,発言できるように支援する責任,2)地域に迎え入れる責任,社会的に弱い立場にある人々を含め市民一人ひとりが排除や摩擦,孤独や孤立から障害を持つ人を援護し,地域社会の一員として迎え入れ,支え合うソーシャルインクルージョン social inclusion(社会的包摂)の理念を実現する責任がある.

## ② 多職種チーム医療・チームケアの力

　チーム医療・チームケアに集う専門職同士において,「ちがいがあるからい

い. まとまるからいい」というイメージが，チームケアの力となる．それぞれ専門職として学んできた哲学や知識，そして実務経験などには大きな違いがある．

　当事者中心の医療や福祉を実現するためには協働して支援活動を行うことが重要である．スペシャリスト（specialist）として，異なる見解や権限を持つ専門職がチームとして「まとまる」には，一人ひとりがジェネラリスト（generalist）として共通の素養を身に付けておくことがチームアプローチでは強みになる．

　各専門職者は，ジェネラリストとして当事者と働く仲間の「個人の尊厳」を守り，内なるスティグマ（self-stigma 自分自身に対する不信・自尊心低下など）や外なるスティグマ（stigma 無関心・偏見・差別など）と向き合うことが求められる．

### ■文献

1）日本リハビリテーション病院・施設協会. 地域リハビリテーション　定義・推進課題・活動指針　2016 年版.

〈趙　岳人　後藤崇仁〉

## 4 精神科リハビリテーションサービス

### 1 精神科リハビリテーションとその歴史

　リハビリテーション（rehabilitation）という言葉は，re《再び》＋ habilis《適した状態》＋ ation《に至らしめること》という語源から成る．障害者にとって「適した状態に戻すこと」，すなわち「人間らしく生きるための権利回復（全人的回復）」という理念を表している．

　戦争や紛争で負傷した人などを早く職場に戻す仕組みや技術が求められ，第 1 次世界大戦後の 1918（大正 7）年にアメリカで戦傷者リハビリテーション法が誕生し，戦傷者の社会復帰が制度化された．

　1929（昭和 4）年にようやく，世界初のリハビリテーション関連会議である肢体不自由者問題世界会議（スイス）において，身体の障害を回復する意味と

しての「リハビリテーション」という言葉が用いられた．精神障害者がリハビリテーションの対象に含まれるようになったのは，1943（昭和18）年にアメリカで職業リハビリテーション法が改定されてからである．その後，欧米では，1963（昭和38）年のケネディ教書を発端に地域リハビリテーションが制度化され，1970年代の脱施設化につながった．

　日本では，精神障害者は古くは畏敬の念をも含む畏<sup>おそれ</sup>の対象（人知を超えた能力をもつとされて畏れられる対象）であった．

　しかし，近代化に伴って「公には存在しないもの」として忌み嫌われ・隔離され・排除されるようになった．明治時代には，所轄警察署に届け出ることによって精神障害者を自宅の中や外に設置した隔離空間（狭いもので畳1，2畳の空間，広いもので座敷牢といわれる座敷一間分の空間）に軟禁することが許されていた．「精神病という病による不幸の上に『この邦に生まれたるの不幸』を重ねていると言わざるを得ない」，と呉秀三医師らは私宅監置の実情を告発した[1]．私宅監置の仕組みは第2次世界大戦直後まで続き，戦後は精神科病院の入院長期化の要因にもなった．

　このような状況に変化が生じたのは，1981（昭和56）年に「完全参加と平等」を掲げた国際障害者年に始まる障害者の社会参加と地域リハビリテーションの世界的なうねりであった〔詳しくは，「精神障害者の保健医療福祉施策の動向」（128頁）参照〕．

　現代では，外来治療における精神科デイケアをはじめ，入院治療における精神科作業療法，社会生活技能訓練（SST）などの多様なサービスにより，精神機能・社会的機能を回復し，地域における日常生活を維持するための活動を総称して精神科リハビリテーションとよぶ．さらに，薬物療法とともに精神科治療の両輪を担う重要な役割として位置づけている．

## 2 精神科リハビリテーションの目標

　精神科リハビリテーションは，精神障害者が「人間らしく生きるための権利回復（全人的回復）」を理念に掲げている．本人の状況やニーズ（社会生活における基本的要求）によってその目標はさまざまである．

　当事者を取り巻く医療・保健・福祉の視点で目標をあげてみる．医療の面では，再発を防ぐ・損なわれた障害を回復/維持する・健康な機能を強化す

る. 保健・福祉面では，ストレス対処技能を獲得して対人スキルを高める，就学や就労を実現する，自立した生活を送るための支援を受ける，必要な社会資源を手に入れて活用する，という目標を立てることができる.

　アメリカ・カリフォルニア州の精神障害者のための社会復帰施設「ヴィレッジISA（The Village Integrated Services Agency）」は，"high risk, high support"を掲げてメンバー（障害をもつ当事者）を支援しており，精神障害者だけでなく，人はみな個人の尊厳の一つである「リスクをおかす人としての尊厳（dignity of risk）」を尊重されるべきである」と主張している.

　精神医療は精神障害者の健康維持の観点から再発を防ぐことが重要であり，保健・医療・福祉にまたがる精神科リハビリテーションは一人ひとりの地域での生活（暮らし）の安定を目標として支援を行う必要がある.

## 3　精神の障害を抱えた人びとの生活困難の背景

　障害とは，社会生活を送るうえで支障をきたしている状態をいう.

　精神障害者の中には，長期入院や対人緊張のために，もともと暮らしていた地域の人びととのつながりやかかわりが薄れ，家族以外との交流がなくなる人も少なくない.

　長期入院やひきこもり生活は日常生活のリズムを維持することを困難にする. 周囲の人からは，やればできることを単にサボったり先延ばししているようにしか見えず，しばしば家族や学校・会社の責任者から叱られたり，怠け者のレッテルを貼られたりする. 病気のために動けずにいる上に，スティグマを抱かれるという二重の苦労が，生活困難の背景にあると予想される.

## 4　精神科リハビリテーションサービスの具体例

　以下に，リハビリテーションサービスの具体例をあげる. 詳細は，表3 (96頁) を参照のこと.

### ■居住支援

　精神障害者が利用できる居宅での支援は，主に以下の3つの事業がある.

### ① 居宅介護（ホームヘルプサービス）

　精神障害者の場合，身体機能の低下はないため，身体介助ではなく，家事

援助が中心である.

## ② 共同生活援助（グループホーム）

精神障害者が数人で共同生活する住居において，必要に応じた援助を行う.

## ③ 短期入所（ショートステイ）

自宅で介護する方が病気などの場合，短期間施設で受け入れ，援助を行う.

### ■ 就労支援，その進め方

「障害者の日常生活及び社会生活を総合的に支援するための法律」（障害者総合支援法）に基づいて，自立訓練や就労支援に向けた事業が訓練等給付として規定されている. そのうち，就労支援に関する事業には，就労移行支援事業，就労継続支援A型事業，就労継続支援B型事業，就労定着支援事業の4つ（表10）がある. 利用にあたっては，市町村への申請が必要であり，まずは地域の障害者基幹相談支援センターや市役所福祉課へ相談することで，地域の就労支援機関の情報を得ることができる.

### ① 就労移行支援事業

就労移行支援事業は，一般就労を希望する人を対象に，一定期間働きつづけるための職業訓練，職場実習を行い，適性にあった職場を探し，就職後の職場定着のための支援を行う. 職業訓練の内容としては，挨拶などのコミュニケーショントレーニングやパソコントレーニング，ビジネスマナー，履歴書・職務経歴書の書き方，面接トレーニングなど多岐にわたる. さらに障害特性にあった職場探しを行い，就職後は職場・家庭に訪問して職場定着支援を行う. このような就労支援機関が増加したことにより，ハローワークを通じた障害者の就職件数は11年連続で増加し，2019（令和元）年度の103,163件中，精神障害者49,612件と就職件数の半数近くを占めている.

### ② 就労継続支援事業

就労継続支援事業は，通常の事業所に雇用されることが困難な障害者を対象にしている. 事業所へ通所し，就労や生産活動などの機会を提供して，知識や能力向上のための訓練などの支援を行う. 雇用契約を結ぶA型（雇用型）では，労働基準法や最低賃金法が適用される. 雇用契約を結ばないB型（非雇用型）は，平均工賃が月額3,000円を上回ることが事業者指定の要件である. 2019（令和元）年度平均工賃*は，就労継続支援A型事業所81,149円，就労

（表10）**障害者総合支援法上における就労系福祉サービス**

| | 就労移行支援事業 | 就労継続支援<br>A型事業 | 就労継続支援<br>B型事業 | 就労定着支援事業 |
|---|---|---|---|---|
| 事業概要 | 通常の事業所に雇用されることが可能と見込まれる者に対して，① 生産活動，職場体験などの活動の機会の提供その他の就労に必要な知識および能力の向上のために必要な訓練，② 求職活動に関する支援，③ その適性に応じた職場の開拓，④ 就職後における職場への定着のために必要な相談などの支援を行う．<br>（標準利用期間：2年）<br>※必要性が認められた場合に限り，最大1年間の更新が可能． | いわゆるA型作業所．通常の事業所に雇用されることが困難であり，雇用契約に基づく就労が可能である者に対して，雇用契約の締結などによる就労の機会の提供および生産活動の機会の提供その他の就労に必要な知識および能力の向上のために必要な訓練などの支援を行う．<br>（利用期間：制限なし） | いわゆるB型作業所．通常の事業所に雇用されることが困難であり，雇用契約に基づく就労が困難である者に対して，就労の機会の提供および生産活動の機会の提供その他の就労に必要な知識および能力の向上のために必要な訓練その他の必要な支援を行う．<br>（利用期間：制限なし） | 就労移行支援，就労継続支援，生活介護，自立訓練の利用を経て，通常の事業所に新たに雇用され，就労移行支援などの職場定着の義務・努力義務である6月を経過した者に対して，就労の継続を図るために，障害者を雇用した事業所，障害福祉サービス事業者，医療機関などとの連絡調整，障害者が雇用されることに伴い生じる日常生活または社会生活を営む上での各般の問題に関する相談，指導および助言その他の必要な支援を行う．<br>（利用期間：3年） |
| 対象者 | ① 企業などへの就労を希望する者<br>※平成30年4月から，65歳以上の者も要件を満たせば利用可能． | ① 移行支援事業を利用したが，企業などの雇用に結びつかなかった者<br>② 特別支援学校を卒業して就職活動を行ったが，企業などの雇用に結びつかなかった者<br>③ 就労経験のある者で，現に雇用関係の状態にない者<br>※平成30年4月から，65歳以上の者も要件を満たせば利用可能． | ① 就労経験がある者であって，年齢や体力の面で一般企業に雇用されることが困難となった者<br>② 50歳に達している者または障害基礎年金1級受給者<br>③ ① および② に該当しない者で，就労移行支援事業者などによるアセスメントにより，就労面に係る課題などの把握が行われている者 | ① 就労移行支援，就労継続支援，生活介護，自立訓練の利用を経て一般就労へ移行した障害者で，就労に伴う環境変化により生活面・就業面の課題が生じている者であって，一般就労後6月を経過した者 |
| 利用者数 | 34,718人<br>（国保連データ<br>令和元年7月） | 71,025人<br>（国保連データ<br>令和元年7月） | 263,380人<br>（国保連データ<br>令和元年7月） | 8,926人<br>（国保連データ<br>令和元年7月） |

（厚生労働省．新しい時代の特別支援教育の在り方に関する有識者会議．第4回資料．p.6）

継続支援 B 型事業所 16,887 円で，両事業所も前年度より増加している．

 \*工賃：「障害者自立支援法に基づく指定障害指定サービスの事業等の人員，設備及び運営に関する基準」「障害者自立支援法に基づく指定障害者支援施設等の事業等の人員，設備及び運営に関する基準」において，就労継続支援 A 型を実施する場合には，利用者と雇用契約を締結することとされており，雇用契約を締結した利用者には，賃金を支払うこととされている．また，雇用契約を締結しない利用者に対しては，工賃を支払うこととされており，その際，「生産活動に係る事業の収入から生産活動に係る事業に必要な経費を控除した額に相当する金額」を工賃として支払うこととされている．

### ③ 就労定着支援事業

就労定着支援事業は，生活介護，自立訓練，就労移行支援または就労継続支援を利用して一般就労した障害者を対象にしている．障害者総合支援法の改正に伴い 2018（平成 30）年に創設され，事業所や家族との連絡調整をし，就労に伴う生活面の課題への支援を行う．利用期間は 3 年間である．

就職後，半年間は就労移行支援事業などの定着支援を受け，6 カ月経過後より，就労定着支援事業が開始される．

### ■ 地域生活支援

障害者総合支援法第 1 条には，「障害者及び障害児が基本的人権を享有する個人としての尊厳にふさわしい日常生活又は社会生活を営むことができるよう，必要な障害福祉サービスに係る給付，地域生活支援事業その他の支援を総合的に行い，もって障害者及び障害児の福祉の増進を図るとともに，障害の有無にかかわらず国民が相互に人格と個性を尊重し，安心して暮らすことのできる地域社会の実現に寄与することを目的とする」と明記されており，障害者・児だけではなく国民すべてを対象としている．また，制度の谷間といわれていた難病患者も対象とし，地域生活支援事業などの支援も追加されている．

障害者総合支援法による障害福祉サービスは，地域生活支援事業と自立支援給付の 2 つに分けられる．詳細は，94 ～ 99 頁を参照のこと．

## 5 社会復帰，社会参加への支援

現在は，新薬（向精神薬）の登場や精神科リハビリテーション・障害福祉サ

ービスの充実などにより，精神障害者本人・家族が早期に社会復帰できるようになった．

　精神障害者の社会復帰において「リカバリー」という概念が使用されることが多くなっている．リカバリーとは，精神障害者が自らの意志で地域社会に参加し，自ら望む社会生活を送ることができるようになるプロセスであり，たとえ症状を抱えながらでも，障害が残っていても，自分の人生に責任をもって生きることである．

## 6　精神保健医療福祉に関する社会資源の活用と調整

### ① 精神科デイケア

　精神科デイケアは，社会生活機能の回復を目的に，「病気や障害のために生活リズムがつかめない」「人づきあいが苦手でひきこもる」「働きたいが自信が持てない」などといった課題を，レクリエーションや創作活動といったプログラムを通して外来治療の一環として実施している．医師の指示のもとに，多職種（看護師，精神保健福祉士，作業療法士，臨床心理士）によって行われ，社会復帰や再発防止に効果がある．当初は，統合失調症をはじめとする慢性期疾患をもつ外来患者に「居場所を提供すること」が大きなニーズの一つであったが，近年は，少人数での居場所機能をもつ「地域活動支援センター」や居場所機能に作業所機能が伴った「就労継続支援Ｂ型事業所」が地域に増えたため，その人のニーズに合った居場所を選択することも可能になった．

　デイケアのほかに，午後4時以降に行われるナイト・ケア，昼夜同時に行うデイナイト・ケア，日中3時間程度のショートケアがある．オフィスワーク・トレーニングなどを取り入れた復職（リワーク）支援に特化したリワーク・デイケアを実施している機関も多くみられるようになった．

### ② 精神科作業療法

　作業療法（occupational therapy：OT）は，作業活動を通して，心身の機能を回復させ，生活維持・社会復帰を目指す治療である．

　作業活動には，料理や買い物などの「日常生活訓練」や手芸や編み物などの「創作活動」，ヨガや軽スポーツなど身体機能の改善を図る「機能訓練」，DVD鑑賞やカラオケなどの「レクリエーション」などがある．医師の指示のもと，作業療法士が個々の患者の目標を設定し，実施する．精神科デイケ

アと違い，入院患者へも実施され，集団になじみにくい患者も少人数で取り組めるため，参加しやすいというメリットがある．

### ③ 社会生活技能訓練

社会生活技能訓練（Social Skills Training: SST）は，生活に必要な技術を身につける訓練で，現在では，医療施設に限らず，社会復帰施設や矯正施設，企業・学校などでも実施され，メンタルヘルスの向上にも役立っている．詳細は，「社会生活技能訓練」（112頁）を参照のこと．

### ④ 心理教育・家族教室

心理教育は，精神障害者やその家族に対し，医療者から，病気や障害について正しい知識や情報を伝え，生活のしづらさの軽減や安心して地域で生活できるように働きかけることである．この心理教育は，家族教室として実施している医療機関もある．

家族教室は，精神障害者の家族を対象に医療機関や精神保健福祉センターにおいて，医師・看護師・精神保健福祉士・臨床心理士などと一緒に病気について学び，家族が抱える問題について共に考え，解決策を見出だし，家族同士が相談できる場である．「家族支援」（111頁）も参照のこと．

### ⑤ 精神科訪問看護

精神科訪問看護では，医師の指示のもと，直接自宅や入所施設へ訪問し，精神障害者やその家族に，看護師や精神保健福祉士などが精神科の専門的なサポートを実施する．具体的には，日常生活の支援（食事摂取，身体保清，生活リズム，睡眠，衛生管理），病状悪化の早期発見（精神症状の把握），対人関係の援助（家族・近隣住民・知人との関係づくり，利用している施設など関係機関との連携），社会資源利用への支援（デイケアや就労支援事業所，福祉サービス利用の提案），治療継続への支援（服薬管理・指導，通院継続への援助，疾病教育）などがある．また，病状が急性増悪した場合など，医師は特別訪問看護指示を出すことができ，最大で14日間連続した訪問看護を受けることができる．

### ⑥ 家族会

家族会とは，精神障害者の家族が，お互いに悩みを分かち合い，共通の願いを実現するために作られた，互いに支え合う会である．

全国精神障害者家族会連合会（全家連）は，1965（昭和40）年に全国組織と

なり活動を続けていたが，2007（平成 19）年 4 月に解散し，その後，新たな全国組織として，全国精神保健福祉会連合会（みんなねっと https://seishinho-ken.jp/profile）が発会され，精神障害者の福祉の増進のための活動を続けている．

### ⑦ セルフヘルプグループ（自助集団）

セルフヘルプグループ（自助集団）は，当事者組織*，当事者会などともいわれ，精神障害者が同じ病気や障害，悩みを抱えた仲間と自発的につながり，互いに支えあう集まりである．

近年，精神科病院における長期入院患者の地域移行支援において，ピアサポート（同じ障害をもつ人による支援）は，仲間として安心感を与え，退院意欲を高めるといわれている．

＊当事者組織の例として，1984（昭和 59）年に設立された当事者の地域活動拠点である「浦河べてるの家」を紹介する．

2020（令和 2）年現在，有限会社福祉ショップべてる，社会福祉法人浦河べてるの家，NPO 法人セルフサポートセンター浦河などの活動を総称して「べてる」とよばれている．べてるは，浦河町を中心に地域で暮らす当事者にとって，生活共同体となっており，働く場やケアの共同体でもある．一人暮らし，家族と暮らす人，グループホームや共同住居で暮らす人など 100 名を超えるメンバーが活動している．

## ■ 社会資源の活用とケアマネジメント*

社会資源とは，自分自身が少しでもよりよい状態で，「自分らしく生活」するために活用できる，あらゆるものである （表11）．
① 人的資源（家族，友人，近隣住民，医療者など）
② 物的資源（お金，施設，お店，学校，職場など）
③ 制度など資源（自立支援医療費制度，障害者手帳，障害年金，生活保護など）
④ 社会資源
　● フォーマルな社会資源（市役所，保健所，ハローワーク，地域活動支援センターなど）
　● インフォーマルな社会資源（ボランティア，当事者団体，喫茶店など）

**表11 インフォーマルとフォーマルな社会資源**

| | かたちのあるもの | かたちのないもの |
|---|---|---|
| インフォーマル | 家族，友人，近隣住民，ボランティア，当事者団体<br>テレビ，ラジオ，スマホ，パソコン<br>公園，植物，自然<br>コンビニ，スーパー<br>喫茶店，居酒屋　など | 友人の声掛け<br>音楽，自分の好きな空間<br>情報，インターネット<br>夢，希望，やる気<br>権利擁護，自己決定　など |
| フォーマル | 市役所，ハローワーク<br>医療機関（病院，診療所，薬局，訪問看護ステーションなど）<br>就労支援施設<br>地域活動支援センター<br>精神保健福祉センター，保健所<br>医療者（医師，看護師）　など | 自立支援医療費（精神通院医療）<br>障害者手帳<br>年金（老齢・障害・遺族）<br>生活保護<br>傷病手当金<br>基本手当（失業保険）<br>高額療養費　など |

（日本精神保健福祉士協会，編. 生涯研修制度共通テキスト. 第2巻. 2013. p.45[2]）より改変）

　これらの社会資源を利用するなかで，支援者は，利用者の生活障害を解決するため，ニーズに応じたフォーマル・インフォーマルな社会資源を調整したり，結び付けたりしながら最大限に活用することが大切である．

　なかでも，精神障害者は，継続的に医療機関を受診しないといけないため，精神科通院の医療費を助成する制度（自立支援医療費制度）があり，経済的負担を軽減する社会資源の一つである．

*ケアマネジメント：保健・医療・福祉など，人びとの社会生活ニーズと社会資源の間に立ち，複数のサービスを適切に結び付け，調整を図り，包括的かつ継続的なサービス提供を可能にする援助方法をいう．詳しくは「ケアマネジメントによる的確なサービスの導入」（133頁）を参照．

■文献

1) 呉 秀三，樫田五郎. 精神病者私宅監置，実況及ビ其統計的観察. 1918.
2) 日本精神保健福祉士協会，編. 生涯研修制度共通テキスト. 第2巻. 2013.

〈趙 岳人　後藤崇仁〉

## 5 精神医療福祉とソーシャルサポート

### 1 地域生活を支えるための法的根拠およびそのサポート資源の特徴

#### ■精神障害者の保健医療福祉施策の動向

国際連合は，リビア政府の提案に基づき，1981（昭和56）年を「国際障害者年（International Year of Disabled Persons：IYDP）」と定め，障害者の社会への「完全参加と平等」をテーマに「リハビリテーションを奨励」した．同時に，「ノーマライゼーション」の理念のもとに障害者施策の総合的推進に向けたプログラムの計画と実施に参加するよう，加盟国と関連政府機関および非政府機関に求めた．背景には，世界各国において障害者が社会に完全には参加できておらず，平等に扱われていない現状があった．当時，日本の精神障害者は，長きにわたってすべての市民に最低限の幸福と社会的援助を提供する福祉の対象から除外されていた．身体障害者・知的障害者の福祉の領域に比べて歴史が浅く，利用できる障害福祉サービスや社会復帰施設の数が圧倒的に少ない状況は，精神障害者の社会への完全参加と平等な処遇の理想に

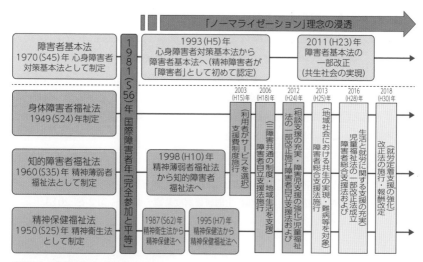

図13 障害保健福祉施策の歴史
（厚生労働省．障害福祉施策の動向について．令和元年度厚生労働省社会・援護局障害保健福祉部企画課（資料）．p.3[1]）

は遠く及ばなかった.

　このような状況を受け, 1993 (平成 5) 年に障害者基本法が施行され, 精神障害者が「障害者」として初めて認定され, 福祉施策にも重点をおくことになった. また, 2006 (平成 18) 年に障害者自立支援法が施行されたことにより, 精神障害者にとって障害福祉サービスは大きな転換点を迎えた 図13 .

### ■ 地域生活を支えるための法的根拠およびサポート資源の特徴

　2005 (平成 17) 年に公布, 翌年に施行された「障害者自立支援法」は, 2013 (平成 25) 年には「障害者総合支援法」に移行し, 3 障害だけでなく発達障害や難病をもつ人びとにもその支援の対象を広げた. これらの取り組みの結果, 精神科病床における平均在院日数は 338 日〔2004 (平成 16) 年)〕から 267.7 日〔2017 (平成 29) 年〕まで短縮したものの, 精神科病床数は 35.6 万床〔2004 (平成 16) 年〕から 33.2 万床〔2017 (平成 29) 年〕と微減であった. 2012 (平成 24) 年の調査では, 1 年以上の長期入院患者で退院困難者の 33%は「居住・支援がない」ことが退院困難の理由であった. また, 精神病床から退院した患者の再入院率は, 退院後 6 カ月時点が約 30%, 1 年時点が約 37%であり, その原因は地域生活を支えるサービスの不十分さにあった.

　厚生労働省は, 長期入院患者の地域移行の推進を目的に, 2014 (平成 26) 年に「長期入院精神障害者の地域移行に向けた具体的方策の今後の方向性」をとりまとめた. その中では, 本人に対する支援として,「退院に向けた意欲の喚起」「本人の意向に沿った移行支援」, 居住の場の確保や地域生活を支えるサービスの確保といった「地域生活の支援」の徹底にあわせ, 病院の構造改革 (医療を提供する場であり, 生活の場であるべきではないなど) もあげられた.

　2017 (平成 29) 年には,「地域生活中心」という理念を基軸にしながら, 精神障害者の一層の地域移行を進めるために, 精神障害者が地域の一員として, 安心して自分らしい暮らしができるよう, 医療, 障害福祉・介護, 社会参加, 住まい, 地域の助け合い, 教育が包括的に確保された「精神障害にも対応した地域包括ケアシステム」の構築 図14 を目指すことを精神保健福祉医療の新たな理念として示した.

　しかし, 2017 (平成 29) 年 6 月 30 日の定点観測では, 入院患者数は約 28 万

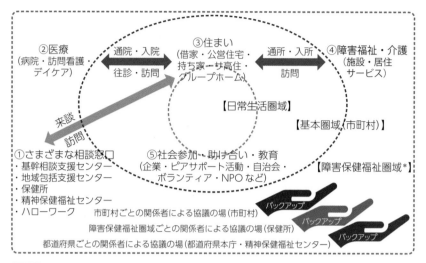

<u>図14</u> **精神障害者にも対応した地域包括ケアシステムの構築（イメージ）**
（厚生労働省．「精神障害者にも対応した地域包括ケアシステム」の構築．各自治体における
精神障害に係る障害福祉計画の実現のための具体的な取組．社会保障審議会障害者部会第
90回（H30.6.7）資料2. p.8より改変）

人のうち，在院期間が1年以上入院患者は約17万人（全入院患者の6割強），
5年以上の入院患者は約9万人（全入院患者の3割強）となり，入院患者の地
域生活への移行が進んでいない状況が明らかになった．

## ■ サポート資源

　<u>図14</u>に示すように「地域包括ケアシステム」の構築において，あらゆる
サポート資源・多職種が連携・協働することが重要であり，とくに精神障害
者の地域生活を支えるためには，福祉・介護サービスと医療サービスが車の
両輪として機能していく必要があり，双方の連携は不可欠である．

　＊障害保健福祉圏域<u>図14</u>とは，地域生活支援体制の整備や各種施設の適正な配置
　を行うため，都道府県の医療計画における2次医療圏や老人保健福祉圏域を参考
　に，複数の市町村を含んだ広域圏域として設定したエリアである．

## ① さまざまな相談窓口

　相談窓口には，障害者総合相談の基幹相談支援センター，高齢者総合相談
の地域包括支援センターがあり，さまざまな相談に応じ，相談者の希望やニ

ーズを引き出し，保健・医療・福祉の関係機関と連携し，その上で一人ひとりに応じたサービスを提供することが大切である．障害保健福祉圏域においては，保健所があり，メンタルヘルス問題全般の早期発見と介入業務を担っており，精神保健相談業務の充実や必要な支援（医療を含む）へのアクセスの確保，家族支援の充実などが求められている．このように，「さまざまな相談窓口」では，地域生活において「再発予防」の役割を担う場のひとつとしてあげられる．

② 医療

　精神疾患を発症した場合，医療は不可欠である．適時適切に必要な医療へアクセスできるような体制整備が求められており，「適切な医療につながる」「つながり続ける」ことは，精神障害者が地域で安心して自分らしい生活を継続する上で大変重要である．地域生活において，精神科デイケアや精神科訪問看護を利用することにより再発予防にもつながり，専門的かつ効果的なリハビリテーションを外来・デイケアなどで行う体制の確保が求められている．精神科病院における入院期間のさらなる短縮は，今後の課題であり，多職種チーム医療（多職種チームアプローチ）が再入院の予防，入院期間の短縮へもつながっている．

③ 住まい

　地域生活の拠点は住まいである．しかし，精神障害者における住まいの確保は，保証人問題や入所施設が少ないなど，課題があげられる．そのため，体験宿泊などを通して円滑に地域生活へ移行するサポート（居住支援）も大切である．住まいとは，借家・公営住宅・持ち家などの自宅のほか，サービス付き高齢者住宅（サ高住）やグループホームなどの施設である．

④ 障害福祉・介護

　障害福祉サービスや介護サービスは，精神障害者の地域移行・地域定着支援において必要不可欠であり，地域で安定した暮らしをサポートする．また，障害の重度化・高齢化や「親亡き後」を見すえ，居住支援のための機能（相談，緊急時の受け入れ・対応，体験の機会・場，専門的人材の確保・養成，地域の体制づくり）を切れ目なく提供できる体制の構築（「地域生活支援拠点等の整備」）を市町村または圏域に少なくとも1つ整備することになっている．地域生活で利用できる障害福祉サービスについては，（表3）（96頁）を参照

のこと.

### 介護保険サービス

- 訪問介護

    ホームヘルパーが自宅を訪問し，身体介護や生活援助を行う.

- 訪問看護

    看護師などが自宅を訪問し，医療処置やリハビリテーションなどを行う.

- 通所介護（デイサービス）

    送迎付デイサービスセンターで，食事・入浴の介護や機能回復のためのレクリエーションを行う.

- 小規模多機能型居宅介護

    利用者の状況に応じて，小規模住居型施設への「通い」を中心に，自宅への「訪問」，施設に「泊まる」サービスを組み合わせて行う.

- 短期入所生活介護

    介護老人福祉施設などに短期間受け入れ，食事・入浴などの介護や機能訓練を行う.

- 福祉用具

    福祉用具の貸与と購入を行う.

- 24 時間対応の訪問サービスなど

### ⑤ 社会参加・地域の助け合い・教育

　病気と障害をあわせもっている精神障害者の地域生活をサポートするのはフォーマルなサービスだけではなく，インフォーマルなサービスも重要である. 地域包括ケアシステムのポイントである「互助」は，同じ疾患をもつ仲間のピアサポート活動，自治会，ボランティア，NPO などとともに，住民組織の活動を積極的に活用することで可能となる. また，社会参加の一つには，ハローワークより企業へ就職し，職業生活上における自立もあげられる.

　なおフォーマルなサービスとは，公的機関，医療機関，福祉サービスなど，専門性がより高いサービスである. インフォーマルなサービスとは，フォーマルなサービスに比べ専門性が低いが，利用する本人とは親密な関係である，家族・友人・ボランティアなどにより提供される支援である.

## ■ケアマネジメントによる的確なサービスの導入

　ケアマネジメントは，サービスの利用者と社会資源などを支援者が結びつけて調整する活動すべてである．ケアマネジメントの意義は，利用者のニーズを満たし，より良い生活と QOL（quality of life 生活の質）の向上をめざすことである．

　ケアマネジメントは，1970 年代のアメリカで登場し，精神障害者に対する脱施設化の動きに伴い，地域移行に向けたプログラムとして定着した．背景には，地域において病気や障害を持ちながらも生活する人びとが急増し，地域で生活する人びとが質の高い生活ができるよう支援する方法として開発されてきた．

　イギリスにおいては，1990（平成 2）年コミュニティケア法が施行され，コミュニティケアを推進する手段として位置づけられた．コミュニティケアシステムとは，医療・保健・福祉のシステムであり，医療・保健・福祉を必要としている人すべてを対象にしている．

　わが国においては，1990（平成 2）年に創設された在宅介護支援センターにおいて試行的に始められた．その後，2000（平成 12）年に介護保険法が施行され，援助方法としてケアマネジメントが用いられるようになった．障害者に対するケアマネジメントは，障害者自立支援法のもとで，2006（平成 18）年10 月より相談支援事業所において始まった．現在では，高齢者だけではなく，障害者・障害児など，保健・医療・福祉の各分野で活用されている．

## ■ 7 つの基本的要求（社会生活ニーズ）

　社会福祉学者である岡村重夫は，「ソーシャルワークが据えるニーズは，生活の社会的側面の困難を援助することであり，人間には社会生活の 7 つの基本的要求がある」としている．

① 経済的安定の要求 → もの・おかね
② 職業的安定の要求 → しごと
③ 保健・医療の要求 → いやし
④ 家族的安定の要求 → きずな
⑤ 教育の保障の要求 → まなび

⑥ 社会参加ないし社会的協同の機会の要求 → つどい

⑦ 文化・娯楽の機会の要求 → たのしみ

　ニーズ（客観的な必要性）は，利用者のデマンド（主観的な要望）とは異なるものである．ケアマネジメントにおいては，利用者の課題を軽減し，生活の質を高めるために，ニーズとデマンドの違いを見極めることも大切である．

## ■ ケアマネジメント・サイクル

　ケアマネジメントの目的は，個人の尊厳を守ることであり，利用者の自己決定と自立を支え，「QOL（生活の質）の向上」と「その人らしい生活を営む」ことができるように支援することである．ケアマネジメントの基盤となるのは，利用者の「ニーズ」であり，サービスを導入するためにはまず，「生活ニーズ」を把握する必要がある．

　ケアマネジメントは，サービス優先アプローチ（今ある地域の社会資源を基盤に，サービスを調整・提供する）ではなく，ニーズ優先アプローチ（その人のニーズを基盤に，サービスを調整・提供する）である必要がある．

　図15 は，利用者中心のケアマネジメント・サイクルである．以下の①から⑦のプロセスにおいて重要な要素は，ケアプランを作成し，そのプランに沿って適切なサービス導入・支援を実施することである．また，複数のサービスを組み合わせて多職種でのチームケア・サービスを提供するため，チーム内の互いの価値観や役割を認めながら遂行することも大切である．

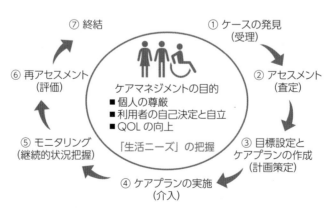

図15 利用者中心のケアマネジメント・サイクル

## ① ケースの発見（受理）：intake 出会い

受理（intake）とは，インフォームド・コンセント（説明と同意）の下で，来談者（申請者）の置かれている状況を把握し，適切な支援に結びつける作業である．1) 安心して話せる関係性（ラポール）を築き，2) 必要最小限の情報収集に留め，3) 緊急に介入すべき状態かどうかを判断することがポイントである．その上で，相談員と来談者双方が合意に達したとき，利用契約が結ばれ，来談者は利用者（client クライアント）になる．

## ② アセスメント（査定）：assessment 見たて

情報収集，分析，整理のプロセスであり，利用者の弱みばかりに目を向けるのではなく，本人の持っている強み（ストレングス）を評価し，周辺環境や人間関係にも着目することが大切である．

## ③ 目標設定とケアプランの作成（計画策定）：planning 手だて

アセスメントの結果を踏まえ，支援の具体的な方法を選定し，支援計画を作成する．生活上の希望や願望などを大目標として設定し，その上で長期・短期の目標を設定する．具体的な支援内容や提供するサービスを検討し，サービスごとの提供期間や頻度を示す．

## ④ ケアプランの実施（介入）：intervention 働きかけ

プランに基づき計画を実行する．支援者が面接などを通して直接働きかけるものと，社会資源を活用する間接的な方法があるが，両者を効果的に組み合わせて展開することが求められる．また，複数のサービスや多職種が導入されることが多いため，担当者が集まるサービス担当者会議を実施する．

## ⑤ モニタリング（継続的状況把握）：monitoring 見なおし

サービスが適切に計画どおりに提供されているかどうか，計画した支援が利用者にとって有効かを確認する．サービスに問題が確認された場合や新たなニーズが出てきた場合は，再アセスメントする．

## ⑥ 再アセスメント（評価）：evaluation ふり返り

課題や問題点を明確化し，ニーズを再評価する．支援計画を見直す際は，支援目標を再設定し，具体的な支援内容や方法を改めて検討する．

## ⑦ 終結：termination 別れ

利用者のニーズを満たし，問解が解決した場合，終結となる．一方，支援者がまだ支援が必要と考えるものの，利用者が支援を必要としない場合など

は，終結ではなく「中断」とし，再度，援助関係が構築できるように働きかける必要がある．また，支援が終結したとしても，再び支援が必要となる場合に備え，いつでも支援が再開できるように準備しておくことやフォローアップの体制を整えておくことが必要である．

### ■ ケアプラン作成時の留意点

シュナイダーは，ケアプラン作成時における7つの留意点を示している．
① 前段階で実施されたクライエントの包括的なアセスメントに基づく
② クライエントないしは家族がケアプラン作成過程に参加する
③ プランは設定したケースの目標に向けられる
④ プランは永続的なものではなく，特定期間の計画である
⑤ フォーマル，インフォーマル両方のサービスやサポートが含まれる
　(表11) (p.127)
⑥ クライエントなしいは家族の負担額を意識する
⑦ プランは定型化された記録用紙に文書化する

### ■ 地域社会における課題解決のカギは新たなネットワーキングの構築

現代社会は，少子高齢化や地域社会における関係性の希薄化，あるいは社会的格差の拡大や社会的孤立などの深刻化から，従来のネットワークや制度・施策を駆使しても対応しきれないことが多い．そのため，高齢者領域・障害者領域・児童領域の各制度・施策の枠組みを超えたネットワークの形成により，柔軟かつ横断的な連携・協働が望まれる．

地域住民主体を基盤とした地域生活支援が重視されるなか，地域社会において，地域生活課題を顕在化させ，専門職，地域住民，行政などと課題を協議・協働することにより地域福祉は推進する．専門職の連携だけではなく，ボランティア・友人・隣人などのインフォーマルなつながりを含んだ，新たなネットワークを構築し，他人とのつながりを形成するプロセスとしての「ネットワーキング」を普及することが重要となる．

なお，専門職間のネットワーキングの展開には「多職種連携 (inter professional work：IPW)」があり，保健医療福祉の現場において実践されている．
2020（令和2）年版高齢者白書によると，日本における高齢化は加速し，

2019（令和元）年10月1日現在，65歳以上の高齢者人口は3589万人となり，総人口に占める割合（高齢化率）は28.4%となった．今後も高齢化率は上昇し続け，2036（令和18）年に33.3%で3人に1人，2065（令和47）年には38.4%に達し，2.6人に1人が65歳以上の者となる社会が到来すると推計されている．

　社会の高齢化が加速するなか，高齢者の孤立死は決して軽視することはできない．乳幼児期には親からの虐待，少年期にはいじめによる不登校，思春期・青年期には社会的ひきこもり，老年期には認知症や8050問題（80歳代の親が50歳代の障害をもつわが子の介護に苦労する社会問題）などの課題が連続しており，最終的には単身高齢者の社会的孤立と，その同一線上にある孤立死（孤独死）などメンタルヘルスの課題には際限がない．

　地域社会における課題解決に向けては，エンパワーメントによるスティグマ（無関心・偏見・差別）の解消，地域機能のアセスメント，地域の強み（ストレングス）に着目した支援，住民主体のグループ・組織の立ち上げ，社会参加の機会創出，ネットワーキングを通じた連携・連絡調整の役割がそれぞれの専門職に求められている．

■文献
1) 厚生労働省. 障害福祉施策の動向について. 令和元年度 厚生労働省社会・援護局障害保健福祉部企画課（資料）p.3.
2) 厚生労働省.「精神障害者にも対応した地域包括ケアシステム」の構築. 各自治体における精神障害に係る障害福祉計画の実現のための具体的な取組. 社会保障審議会障害者部会 第90回（H30.6.27）資料2.
3) 日本能率協会総合研究所. 精神障害者にも対応した地域包括ケアシステムの構築のための手引き. 2019.3 精神障害にも対応した地域包括ケアシステムの構築支援事業.
4) 厚生労働省. 社会・援護局障害保健福祉部「長期入院精神障害者の地域移行に向けた具体的方策の今後の方向性」とりまとめについて. 平成26年7月14日.
5) 厚生労働省. 障害者総合支援法における就労系障害福祉サービス.
6) 厚生労働省. 障害者総合支援法について. 保健師中央会議. 平成25年7月9日 厚生労働省障害保健福祉部企画課（資料）.
7) 日本社会福祉士養成校協会, 監修. 社会福祉士相談援助演習, 第2版. 東京: 中央法規出版; 2015.

8) 社会福祉士養成講座編集委員会，編. 新・社会福祉士養成講座　相談援助の理論と方法II. 第3版. 東京: 中央法規出版; 2015.

9) 厚生労働省. 令和2年（2020年）版高齢者白書.

10) 第1回精神保健福祉士の養成の在り方等に関する検討会. 平成30年12月18日. 資料2「最近の精神保健医療福祉施策の動向について」

11) 第2回精神保健福祉士の養成の在り方等に関する検討会. 平成31年2月25日. 資料3「精神保健福祉士に求められる役割について」

〈後藤崇仁　趙 岳人〉

# 精神障害各論

## A 器質性精神障害

　わが国では，脳そのものの器質的な病変によって生じる精神障害を器質性精神障害，脳以外の身体疾患のために二次的に脳が障害されて精神障害がみられるものを症状性精神障害としてきた．しかし，両者を厳密に区別することは困難である．ICD-10 では「症状性を含む器質性精神障害」として分類されている 表1 ．

### 1 器質性・症状性精神障害の原因

　脳そのものに器質的病変を生じる原因疾患には，脳の感染症，炎症性疾患，変性疾患，血管障害，腫瘍，外傷などがある 表2 ．

　脳以外の身体疾患に起因して精神障害がみられるものには，全身感染症，代謝・栄養障害，血液疾患，心肺疾患，肝・腎疾患，膠原病，内分泌疾患のほか，薬物でも顕著な精神症状が出現することがある 表3 ．脳以外の身体疾患と分類されていてもしばしば脳病変が証明される場合があるので，器質性精神障害との相違がますます不明瞭になっている．

### 2 器質性・症状性精神障害の症状

#### ■急性期の症状

　急性期においては器質性精神障害と症状性精神障害の精神症状は大きく変わらず，基礎疾患の経過とほぼ並行して増悪したり回復する特徴があり，原則として可逆的である．

**表1　症状性を含む器質性精神障害（ICD-10）**

F00　アルツハイマー病の認知症
　　　F00.0　早発性アルツハイマー病の認知症
　　　F00.1　晩発性アルツハイマー病の認知症
　　　F00.2　アルツハイマー病の認知症，非定型あるいは混合型
　　　F00.9　アルツハイマー病の認知症，特定不能のもの
F01　血管性認知症
　　　F01.0　急性発症の血管性認知症
　　　F01.1　多発梗塞性認知症
　　　F01.2　皮質下血管性認知症
　　　F01.3　皮質および皮質下混合性血管性認知症
　　　F01.8　他の血管性認知症
　　　F01.9　血管性認知症，特定不能のもの
F02　他に分類されるその他の疾患の認知症
　　　F02.0　ピック病の認知症
　　　F02.1　クロイツフェルト-ヤコブ病の認知症
　　　F02.2　ハンチントン病の認知症
　　　F02.3　パーキンソン病の認知症
　　　F02.4　ヒト免疫不全ウイルス（HIV）疾患（病）の認知症
　　　F02.8　他に分類されるその他の特定の疾患の認知症
F03　特定不能の認知症
F04　器質性健忘症候群，アルコールおよび他の精神作用物質によらないもの
F05　せん妄，アルコールおよび他の精神作用物質によらないもの
　　　F05.0　せん妄，認知症に重ならないもの
　　　F05.1　せん妄，認知症に重なったもの
　　　F05.8　他のせん妄
　　　F05.9　せん妄，特定不能のもの
F06　脳損傷，脳機能不全および身体疾患によるその他の精神障害
　　　F06.0　器質性幻覚症
　　　F06.1　器質性緊張病性障害
　　　F06.2　器質性妄想性（統合失調症様）障害
　　　F06.3　器質性気分（感情）障害
　　　F06.4　器質性不安障害
　　　F06.5　器質性解離性障害
　　　F06.6　器質性情緒不安定性（無力性）障害
　　　F06.7　軽症認知障害
　　　F06.8　脳損傷，脳機能不全および身体疾患によるその他に特定される精神障害
　　　F06.9　脳損傷，脳機能不全および身体疾患による特定不能の精神障害
F07　脳疾患，脳損傷および脳機能不全によるパーソナリティおよび行動の障害
　　　F07.0　器質性パーソナリティ障害
　　　F07.1　脳炎後症候群
　　　F07.2　脳振盪後症候群
　　　F07.8　脳疾患，脳損傷および脳機能不全による他のパーソナリティおよび行動の障害
　　　F07.9　脳疾患，脳損傷および脳機能不全による特定不能のパーソナリティおよび行動の障害
F09　特定不能の器質性あるいは症状性精神障害

**表2　器質性精神障害をきたす疾患**

| 変性疾患 | アルツハイマー病，前頭側頭型認知症，レビー小体病など |
|---|---|
| 血管障害 | 脳梗塞，脳出血，脳血管性認知症など |
| 感染症 | 脳炎，髄膜炎，進行麻痺，AIDS 脳症，クロイツフェルト-ヤコブ病など |
| 占拠性病変 | 脳腫瘍，脳膿瘍，慢性硬膜下血腫など |
| 自己免疫性 | 抗 NMDA 受容体抗体脳炎，抗 VGKC 抗体脳炎，抗 AMPA 受容体抗体脳炎など |
| 頭部外傷 | 脳挫傷，脳震盪，慢性硬膜下血腫など |
| 炎症性疾患 | 多発性硬化症，ベーチェット病，SLE など |
| 中毒性 | 一酸化炭素中毒，水銀中毒，アルコールなど |

**表3　症状性精神障害の基礎疾患**

| 全身感染症 | 腸チフス，インフルエンザ，肺炎，麻疹，敗血症など |
|---|---|
| 代謝障害 | 電解質異常，低血糖症，ポルフィリン症など |
| 栄養障害 | ペラグラ，ウェルニッケ脳症など |
| 血液疾患 | 貧血，白血病，出血傾向など |
| 心疾患 | 高血圧，心筋梗塞，心不全など |
| 肺疾患 | 気管支喘息，慢性呼吸器疾患，肺気腫など |
| 肝疾患 | 肝炎，肝硬変，肝不全など |
| 腎疾患 | 尿毒症，腎不全，血液透析など |
| 膠原病 | SLE，ベーチェット病，強皮症など |
| 内分泌疾患 | 下垂体疾患，甲状腺疾患，副甲状腺疾患，副腎皮質疾患，性腺機能障害など |
| 薬物 | 抗うつ薬，降圧薬，抗潰瘍薬，抗不整脈薬，抗ヒスタミン薬，抗ウイルス薬，ステロイドなど |

　脳がびまん性に障害されると，原因となる基礎疾患の種類と関係なく共通の経過を示し，種々の程度の意識混濁，せん妄，もうろう状態，アメンチアなどの意識障害を中心としたボーンヘッファー（Bonhoeffer）の急性外因反応型（急性器質性脳症候群）とよばれる症状が出現する．

　意識混濁には明晰困難状態から昏睡に至るまでさまざまな段階があるが，臨床現場では意識障害の評価に Japan Coma Scale（3-3-9 度方式）や Glasgow Coma Scale（GCS）が用いられる．脳波検査も有用であり，しばしば基礎律動の徐派化や徐派の混入が認められる．

　せん妄は軽度〜中等度の意識混濁に幻覚，錯覚，精神運動興奮が加わった

**表4　せん妄と認知症の違い**

|  | せん妄 | 認知症 |
|---|---|---|
| 発症の仕方 | 急激な発症 | 緩徐な発症 |
| 意識障害 | 意識障害がある | 多くは清明 |
| 症状の持続 | 数時間〜数週間 | 数カ月〜数年 |
| 経過 | 動揺性 | 慢性 |
| 治療可能性 | 可逆性 | 不可逆性で漸次進行 |

ものである．せん妄の症状は1日のなかでも大きく変動し，のちにその間の健忘を残す．せん妄は単独で出現したり，認知症の随伴症状であったりするので鑑別が必要である 表4 ．

## ■ 亜急性期の症状

急性期にみられた意識障害が回復に向かう過程で，明らかな意識障害が認められないにもかかわらず，自発性減退，易刺激性，幻覚妄想状態，記憶障害，不安，躁状態，うつ状態などの精神症状が出現することがあり，ヴィーク（Wieck）の通過症候群とよぶ．

## ■ 慢性期の症状

慢性期の症状は主として器質性精神障害に多くみられるが，症状性精神障害であっても基礎疾患によっては，認知症とパーソナリティ変化など非可逆的な症状を残すことがある．急性期の症状が消失した後に，脳に非可逆的な変化が生じた結果，認知機能低下，記憶障害，パーソナリティ変化のほか，幻覚，妄想，気分障害などが出現することがあり，慢性器質性脳症候群という．

認知機能低下は慢性，進行性の記憶，思考，見当識，理解，計算，言語，判断を含む多数の高次脳機能の慢性かつ進行性の障害であり，認知症とよばれている．このため，社会生活や日常生活に支障をきたすようになる．知的機能や認知機能の障害の程度はMini-Mental State Examination（MMSE） 表5 ）や改定長谷川式認知機能スケール（HDS-R）で測定される．認知機能低下は，従来は非可逆性と考えられていたが，正常圧水頭症などのように治療可能な認知症も存在する．

器質性健忘症候群（コルサコフ症候群）は乳頭体を中心とする間脳領域の

## 表5 Mini-Mental State Examinaton (MMSE)

氏名
検査日：　　年　　月　　日　　曜日
検査者：
男・女　生年月日：明・大・昭　年　月　日生　歳

| 質問内容 | | 回　答 | 得　点 |
|---|---|---|---|
| 1 (5点) | 今年は何年ですか. | 年 | |
| | いまの季節は何ですか. | | |
| | 今日は何曜日ですか. | 曜日 | |
| | 今日は何月何日ですか. | 月 | |
| | | 日 | |
| 2 (5点) | ここはなに県ですか. | 県 | |
| | ここはなに市ですか. | 市 | |
| | ここはなに病院ですか. | | |
| | ここは何階ですか. | 階 | |
| | ここは何地方ですか (例: 関東地方). | | |
| 3 (3点) | 物品名3個 (相互に無関係)<br>検者は物の名前を1秒間に1個ずつ言う. その後, 被検者に繰り返させる.<br>正答1個につき1点を与える. 3個すべて言うまで繰り返す (6回まで).<br>何回繰り返したかを記せ＿＿回 | | |
| 4 (5点) | 100から順に7を引く (5回まで), あるいは「フジノヤマ」逆唱させる. | | |
| 5 (3点) | 3で提示した物品名を再度復唱させる. | | |
| 6 (2点) | (時計を見せながら) これは何ですか.<br>(鉛筆を見せながら) これは何ですか. | | |
| 7 (1点) | 次の文章を繰り返す.<br>「みんなで, 力を合わせて綱を引きます」 | | |
| 8 (3点) | (3段階の命令)<br>「右手にこの紙を持ってください」<br>「それを半分に折りたたんでください」<br>「机の上に置いてください」 | | |
| 9 (1点) | (次の文章を読んで, その指示に従ってください)<br>「眼を閉じなさい」 | | |
| 10 (1点) | (なにか文章を書いてください) | | |
| 11 (1点) | (次の図形を書いてください) | | |
| | | 合計得点 | |

病変によって起こることが多く，記銘力低下，失見当識，逆行性健忘，作話がみられる．

　パーソナリティ変化は，発動性減退（無為，自閉），感情平板化，上機嫌，易刺激性，抑制欠如，病前性格の先鋭化などがみられ，行動パターンの変化としてとらえられる．これらは前頭葉症候群の症状でもある．

　幻覚は後頭葉病変で幻視，側頭葉病変で幻聴，頭頂葉病変で身体幻覚がみられるほか，間脳・中脳領域の病変で生き生きとした現実感のある幻視（脳脚幻覚症）がみられることがある．

　気分障害は躁状態あるいはうつ状態を呈し，うつ状態のほうが多い．

### ■脳の局所症状

　器質的な病変が生じる部位によって，さまざまな脳局所症状が出現する．運動麻痺，感覚麻痺などの神経症状のほか，失語，失認，失行などの高次脳機能障害，さらに前頭葉症候群，側頭葉症候群，頭頂葉症候群，後頭葉症候群，脳梁症候群，間脳・中脳症候群，ゲルストマン症候群などがみられることがある．

## 3　器質性・症状性精神障害の治療

　基礎疾患の治療が基本となる．急性期の意識障害出現時は，輸液，脳圧降下薬，副腎皮質ホルモンなどの対症療法のほか，脳外科手術が必要になる場合がある．

　不安，不眠，せん妄，幻覚・妄想などの精神症状に対しては抗不安薬や抗精神病薬を投与する．高齢者では薬物の代謝速度が遅いので投薬量を慎重に考える必要がある．

　また，治療で用いられる副腎皮質ホルモンによって精神症状がかえって悪化する（ステロイド精神病）ことがある．とくに高用量の副腎皮質ホルモンが投与される場合は注意が必要である．

　慢性期のパーソナリティ変化や機能障害に対しては機能訓練，職業訓練などのリハビリテーションが必要である．

## 4 主な器質性精神障害

　認知症（神経認知障害），アルコールや物質依存といった精神作用物質使用による精神および行動の障害も器質性精神障害に含まれるが，別の章で記述する．

### ■脳の感染症

　ウイルス，細菌，原虫など，あらゆる感染症が原因となって脳炎や髄膜炎をきたす．古くは梅毒による進行麻痺が有名であるが，最近ではウイルスによるものが最も多い．また，プリオンという特殊なタンパクによるクロイツフェルト－ヤコブ病（プリオン病）やエイズ（HIV）ウイルスによる精神障害が話題になっている．

　脳炎や髄膜炎では頭痛，高熱，悪心，嘔吐，髄膜刺激症状のほか，重症では意識障害やけいれんが出現する．

　中枢神経系の感染症の診断には，髄液検査を行い，それぞれの病原体に対する抗体価の上昇を確認する．また，CT（computed tomography）やMRI（magnetic resonance imaging）で異常がみられることもある．

　進行麻痺は梅毒の病原体トレポネーマに感染後，十数年後（第IV期）に発症する．慢性進行性の認知症およびパーソナリティ変化を中軸症状とし，瞳孔異常，特徴的な言語障害（つまずき言語）のほかに，意欲の減退，躁状態，うつ状態，幻覚妄想状態も出現する．抗生物質であるペニシリンの大量療法が有効である．

　ヘルペスウイルス，サイトメガロウイルス，インフルエンザウイルス，日本脳炎ウイルスなどの多くのウイルスが脳炎，髄膜炎の原因となる．単純ヘルペス脳炎では致死率が高いので，疑われた段階での抗ウイルス薬の早期投与が必要なことが多い．

### ■自己免疫性脳炎

　近年，疾患概念が認知されてきた疾患である．神経細胞表面抗原に対する自己抗体が原因となって引き起こされる脳炎を指し，比較的急速に進行する記憶障害，意識レベルの低下やパーソナリティ変化，不安，抑うつ，幻覚妄

想などの精神症状を呈する.

　さまざまな自己抗体が誘因となって発症するが，抗NMDA受容体抗体や抗VGKC抗体，抗AMPA受容体抗体などが代表的である．腫瘍を合併することがあるが，抗体の種類によって頻度は異なる.

　ステロイドパルス療法や血漿交換，免疫グロブリン大量療法といった免疫療法を行うが，腫瘍合併例では外科的切除が有効である.

## ■頭部外傷

　頭部外傷には開放性頭部外傷と閉鎖性頭部外傷がある．また直接衝撃を受けた部位（直接損傷）だけではなく，反対側に対側損傷が生じることがある.
　臨床的には，単純型，脳震盪型，脳挫傷型，頭蓋内出血型に区別される（荒木の分類）．脳震盪型では，受傷時に意識障害があるが，6時間以内に後遺症なく回復するのに対し，脳挫傷型では，大脳皮質，髄質，脳幹に器質的損傷を伴い，6時間以上持続する意識障害や受傷直後から局所症状が出現する．頭蓋内出血型では，受傷直後に症状は目立たないが，時間の経過とともに急激に増悪する．慢性硬膜下血腫では，徐々に脳圧亢進症状や意識障害が出現し，外科的治療が必要である.
　慢性期には，自律神経症状（頭痛，めまい，肩こり，手足のしびれ，不眠など），認知機能障害，パーソナリティ変化，精神病様症状，外傷性てんかんなどの頭部外傷後遺症が問題となる.

## ■脳血管障害

　老年期に認知症をきたす原因疾患としては比較的多く，脳梗塞や脳出血によって脳組織が障害される．片麻痺，歩行障害などの神経症状を合併しやすいこと，卒中発作ごとの階段状の増悪，感情失禁が多いこと，まだら認知症などからアルツハイマー病と鑑別される．CT, MRIなどの画像検査が有用である.

## ■一酸化炭素中毒

　家庭内の暖房機の事故で起こることもあるが，自殺未遂によるものが圧倒的に多い．一酸化炭素は酸素に比べて約250倍のヘモグロビンとの結合力が

あり，人体の中でも脳が低酸素症のため最も強く障害される．

頭痛，めまい，嘔気，嘔吐，意識障害が出現し，回復してからもパーソナリティ変化，健忘症候群，パーキンソン症候群のほか，重篤なものでは失外套症候群（両側大脳半球の広範な障害により，眼球運動，嚥下・咀嚼運動以外の随意運動は認められず，無動・無言の状態になる．睡眠・覚醒リズムは保たれ，意識障害はない）が出現することがある．

治療はできるだけ早期に高圧酸素療法を行う必要がある．

### ■正常圧水頭症

正常圧水頭症とは，大脳くも膜下腔の髄液吸収が阻害されると，脳圧亢進を伴わず，脳室だけが拡大していくもので，老人に多く発症する．認知症症状，歩行障害，尿失禁が特徴的である．脳室シャント術によって髄液を腹腔に還流させることによって症状は改善し，治療可能な認知症の一つである．

## 5 主な症状性精神障害

### ■内分泌疾患

内分泌疾患を基礎にして精神症状が出現する症状性精神障害には，その原因疾患の種類に関係なく共通した特徴がある．基本的欲動の亢進あるいは低下，気分の変調，発動性の亢進あるいは減退などがみられる．基礎疾患が急性かつ重症の内分泌疾患の場合，急性外因反応型を呈する．

下垂体前葉機能亢進症では，気分変調，自発性減退がみられ，下垂体前葉機能低下症（シモンズ病，シーハン症候群）では，欲動の低下，活動性低下のほか，健忘症候群やせん妄が出現する．

甲状腺機能亢進症では，眼球突出，甲状腺腫，振戦などの身体症状のほかに，不安，焦燥，注意散漫がみられ，急性中毒では，せん妄や幻覚妄想状態を呈する．甲状腺機能低下症は，幼児期はクレチン病，成人では粘液水腫を起こす．精神活動の低下，不活発が多く，うつ病との鑑別が必要となることがあるが，ときにせん妄，幻覚妄想状態がみられる．

副甲状腺機能亢進症では，不活発，抑うつが，副甲状腺機能低下症では，情動不安定，抑うつ，せん妄が出現する．精神症状は両者とも副甲状腺ホルモ

ンではなく，血中カルシウム濃度と相関する．

　副腎皮質機能亢進症（クッシング症候群）では，気分変調（躁とうつ），情動不安定，易刺激性が特有の身体変化（満月様顔貌，肥満など）と並行してみられ，副腎皮質ホルモンの投与でも同様の精神症状がみられる．副腎皮質機能低下症（アジソン病）では，精神活動の低下，抑うつ，無気力，易疲労性などが出現する．

　性腺機能の異常には，月経開始数日前より情動不安定，易刺激性，抑うつがみられる月経前緊張症候群（premenstrual syndrome：PMS）と，周産期に不安，抑うつ，せん妄，幻覚妄想がみられる周産期精神障害がある．周産期精神障害ではとくに不安，抑うつが多く，妊娠中から始まっていることが多い．分娩後の数日間，一過性の感情変化がみられることがあり，マタニティーブルーズとよばれている．また，更年期には抑うつや自律神経症状が出現しやすい．

### ■膠原病，自己免疫疾患

　膠原病は結合組織の炎症を伴う自己免疫疾患であり，全身の臓器が障害される．

　全身性エリテマトーデス（systemic lupus erythematosus：SLE）は高率に精神症状を合併する．SLE そのものによる脳機能障害はループス精神障害とよばれ，せん妄，不安，精神運動興奮，幻覚妄想などがみられ，全身の SLE 症状としばしば並行する．SLE による肝障害や腎障害が原因となって二次的に精神症状が出現したり，治療で用いられる副腎皮質ホルモンによってステロイド精神障害が生じる場合があり，鑑別が必要である．

　ベーチェット病は口腔内のアフタ性潰瘍，陰部潰瘍，ブドウ膜炎を主徴とするが，さまざまな神経症状や意識障害，不安，抑うつ，幻覚妄想が出現して慢性に経過する（神経ベーチェット症候群）．

### ■代謝・栄養障害

　ビタミン欠乏症には，ニコチン酸欠乏によるペラグラ，$B_1$ 欠乏によるウェルニッケ脳症がある．ペラグラでは光過敏性皮膚炎，胃腸障害などの身体症状のほかに，不安，うつ状態，せん妄，幻覚妄想状態などの精神症状がみら

れる.

糖尿病では血糖値の上昇によって神経衰弱状態から高血糖性昏睡に至るまでさまざまな精神症状がみられる. 低血糖でも発汗や流涎, 徐脈などの副交感神経症状や昏睡がみられる.

肝障害が高度になると, 血中のアンモニア値が上昇し, 見当識障害, 傾眠, 羽ばたき振戦などの肝性脳症を呈する. このとき脳波上で三相波がみられることがある.

腎不全では, 血中の BUN (blood urea nitrogen 尿素窒素) と Cr (クレアチニン) が上昇し, 尿毒症となって意識混濁やせん妄がみられる. 治療として行われている血液透析でも脳と血液の浸透圧差に基づく透析不均衡症候群や透析液に含まれるアルミニウムの蓄積による透析脳症がみられることがある.

さらに Na, K, Ca などの電解質異常や血中の $CO_2$ 上昇によってもさまざまな精神症状が出現する.

### ■ 薬剤性精神障害

身体疾患だけではなく, それらの治療で用いられる医薬品で精神症状が出現することがあり, 薬剤性精神障害または医薬原性精神障害とよばれる. それらの精神症状は, 用いた薬物の種類, 投与量, 個体差などによって影響を受ける.

抗コリン薬, 抗結核薬, ジギタリス, 胃薬として使われるヒスタミン $H_2$ 受容体拮抗薬などでは, せん妄が出現することがある. また, 降圧薬, 副腎皮質ホルモン (ステロイド), インターフェロン, 甲状腺ホルモンでは気分の変調がみられやすい. さらに向精神薬でもさまざまな精神症状が出現することがある.

薬剤性精神障害が疑われたら当該薬物の投与中止または減量が基本である.

〈木下 誠〉

# B　物質使用および嗜癖行動による障害

## 1　物質使用障害　disorder due to substance use

### 1　物質について

　ここでいう「物質」とは中枢神経作用薬，つまり脳に作用して人の思考や感情，行動に影響を与える化学物質のことを意味する．これら化学物質と人類は歴史的にきわめて密接な関係を持つ．古代，薬物は宗教的な儀式や祭事のときにだけに用いられる神聖なものであった．アルコール，コカイン，大麻，サボテンに含まれる幻覚物質などはシャーマンたちが予言・治病などを行う際に欠かせない道具であった．夜通し行う宗教儀式を執り行う僧侶が眠気覚ましに使用したのがコーヒー（カフェイン）の起源であるといわれている．アヘンは少なくとも 3500 年前から医療行為の目的で使用されており，大麻は古代からの漢方薬では医薬品であったなど，微量の化学物質を「薬」として使用してきた長い歴史がある．ところが，現代に近づき，これらの物質を大量に生産できるようになると，多くの物質が嗜好品として扱われるようになり，さまざまな健康被害が生じることとなった．

　これらの物質は脳に対する作用の違いから，大きく中枢神経抑制薬，中枢神経興奮薬，幻覚薬に分類される．

#### ■中枢神経抑制薬

　脳の働きを抑制し，覚醒度を低下させる．代表的な薬物はアルコールであり，抗不安薬・睡眠薬，オピオイドもこれに含まれる．少量の摂取によって血中濃度が比較的低く保たれる場合は，脳の高次機能（理性的思考，他者への配慮や共感といった能力）を司る大脳皮質（主に前頭葉）の働きが抑制され，緊張や不安を和らげる効果が生じる．

　抗不安薬はこういった作用を利用して治療に用いられている．感情や本能的な欲求といった原始的機能を司っている大脳辺縁系は，ふだんは大脳皮質によって制御されている．これらの薬物によって大脳皮質機能が抑制されることで，相対的に大脳辺縁系の活動性が高まり，感情の制御ができにくくな

り，攻撃性が強まる・短絡的な行動を起こしやすくなるなどの影響が生じる．摂取量が増え血中濃度が高くなると，大脳辺縁系の働きまで抑制されるようになり，さまざまな身体症状を引き起こし，血中濃度が致死量に達すると生命維持機能の中枢まで抑制され，死に至ることも起きうる．

## ■ 中枢神経興奮薬

脳の働きを活性化させ，覚醒度を高める．代表的な薬物は覚せい剤とコカインである．カフェイン，ニコチンもこれに含まれる．中枢神経興奮薬を摂取すると脳内で神経細胞の活動性が高まり，一種の「戦闘態勢」となる．血圧，心拍数が上昇し，意識が冴え，食欲はなくなる．物事に対して積極的で前向きになり，意欲が高まるなどの効果がある．

## ■ 幻覚薬

中枢神経系の機能に質的な影響を与える．五感に影響して知覚の変容を引き起こす．LSD（リゼルグ酸ジエチルアミド），MDMA（3,4-methylenedioxy-methamphetamine）などがこれに分類される．大麻は基本的には中枢神経抑制薬であるが，使用する人の体質，使用量，大麻草の種類や部位によっては幻覚薬に近い作用も発現する．

## 2 用語の説明

本章を理解するうえで必要とされる基本的な用語について説明する．

### 乱用 abuse

乱用という用語は「国や社会が容認していない物質の使用」，「実際に精神的，身体的な障害をきたしている使用」，「将来，有害な結果が予測される使用」，「社会的，家庭的な機能不全に結びつく使用」など，さまざまな使用パターンを含んでいるため DSM-5 では使用されなくなり，ICD-11 でも同様で「有害な使用単一エピソード single episode of harmful use」と「有害な使用パターン harmful use pattern」という用語となった．

### 依存 dependence

もともと依存は「ある種の精神作用物質を繰り返し摂取しているうちに，生体の側に，その物質に対してやむにやまれぬ欲求が生じ，その物質を追い

求める行動が優位となり，物質が生体から撤退しようとすると不快な離脱症状が生じるに至る，一連の精神的，行動的，身体的な現象」であるとWHO（世界保健機関）によって定義された用語である．

依存は，薬物の精神的効果に依存する「精神依存」と，薬物の反復摂取後に耐性が形成され，退薬により不快な生体反応を示す「身体依存」に分類される．ICD-11の診断基準は，① 物質使用のコントロール障害（渇望の存在は必須ではない），② 物質中心の生活（しばしば問題が出ているが使用を継続することを伴う），③ 生理学的特性（耐性または離脱症状の存在）の3項目で，2症状を同時に過去12カ月繰り返した，または1カ月以上続いた場合に診断できるとされる．

### 身体依存

中枢神経系には，さまざまな外部からの影響に慣れ，可能な限りその働きを一定に保とうとする性質がある．中枢神経作用薬を摂取した場合，最初は大きく影響を受けるが，次第にその影響を小さくしようという働きが生じる．中枢神経作用薬に対して中枢神経系が適応した状態を「耐性が生じる，耐性を獲得する」という．さらにその薬物を常用することで耐性が高まり，薬物に適応した状態が常態化すると，その薬物の作用が低下するかなくなったときに中枢神経系のバランスが崩れることになる．中枢神経抑制薬の場合，中枢神経は興奮状態となり，興奮薬の場合は一時的な虚脱・疲弊状態になる．こうした現象のことを「離脱」という．耐性と離脱が形成された脳の機能変化を身体依存という．身体依存は中枢神経作用薬を繰り返し摂取した生体にみられる正常な反応であり，可逆的なものである．

### 精神依存

物質使用障害の最大の問題である常習性の本質はこの精神依存にある．中枢神経作用薬の常習性は脳内にある，快感（脳科学的意味での快感．人間の行動が引き起こす情動体験は快体験と不快体験に分類され，快体験がもたらす情動を快感という）の中枢といわれる脳内報酬系の機能変化によるものであると考えられる．

脳内報酬系は中脳辺縁系を中心とするドーパミン神経系（A10神経系ともいう）で，中脳腹側被蓋野から側坐核に投射する回路と，腹側線条

体，眼窩前頭皮質，前部帯状回，扁桃体，海馬，前頭前野に投射する回路からなる．食行動や性行動など本能的に快情動をもたらす刺激は，腹側被蓋野から側坐核へ一過性のドーパミン放出を誘発し，報酬系を活性化させる．報酬を期待して行動しているときもこの回路が活性化されるために，意欲・動機とも密接に関係している．

この回路の主な神経伝達物質がドーパミンである．中枢神経興奮薬は中枢神経系のドーパミン活性を高め，直接この回路を刺激し，快感をもたらしている．ドーパミン活性を抑制している GABA（ガンマアミノ酪酸）神経系に β-エンドルフィン（内因性オピオイド，脳内のモルヒネ様物質のこと．中枢神経抑制薬であるモルヒネやヘロインは β-エンドルフィン類似物質である）が作用すると GABA 神経系を抑制し，その結果ドーパミン活性が高まり，報酬系が興奮する．

中枢神経抑制薬も興奮薬も作用の違いはあるが，最終的には脳内ドーパミン活性を高め，報酬系を興奮させる．人間はこのメカニズムを成長の過程で経験している．勉学やスポーツ，趣味などの行動によって得た快体験が動機や意欲を生み，その行動を繰り返すことは人間の営みとしてきわめて日常的なものである．ところが，中枢神経作用薬によって直接ドーパミン活性を高めることで瞬時に得られる快体験を繰り返すことで，その薬物に対する病的な執着を生むことになる．薬物に対するきわめて強烈な欲求が渇望（craving）である．このように中枢神経の機能が変化した状態を精神依存とよぶ．

### 嗜癖行動 addictive behavior

嗜癖（addiction）とはある特定の物質や行動，人間関係をとくに好む性向である．依存，依存症などの用語との使い分けが混乱していたが，今回 ICD-11 では「物質使用障害と嗜癖行動」と明確に使い分けている．依存は物質使用障害の一特性を表す用語として用いられ，ある特定の行動や一連の行動プロセスを依存対象とするものを嗜癖行動と言い表した．

嗜癖行動は，特定の行動がもたらす快体験や不快気分の軽減が報酬効果となり，反復・習慣化し，心理社会的・健康上の問題をもたらすことを知りながら，その行動を止めることができない行動様式である．嗜癖行動も物質使用障害による依存も，同様の脳内報酬系の機能障害が指摘されており，それ

を示すエビデンスが蓄積されてきた．その結果，ギャンブル障害とゲーム障害が物質使用障害と同じカテゴリーの中に分類されることになった．

## 中毒 intoxication

　精神作用物質による心身の障害を指す古くからの用語で，外部から何らかの化学物質が体内に侵入し，有害な作用を及ぼすことを意味している．今日でも急性あるいは慢性中毒の用語は医学的に用いられる．依存とは明確に区別して使用することが必要である．

## 2　物質使用障害各論

　ICD-11では物質使用障害は次のような8つの下位分類がなされている．0: 有害な使用の単一エピソード，1: 有害な使用パターン，2: 依存，3: 中毒，4: 離脱，5: 振戦せん妄，6: 物質誘発性精神障害，7: 他の物質誘発性障害．

　**表1**（156 ～ 157 頁）に一覧をまとめた．

　各物質について説明する．

### ① アルコール

　エチルアルコール（エタノール）を指す．エタノールを摂取すると，中枢神経系を抑制する効果により，酔いという急性症状が現れる．酔いはエタノールの血中濃度によって微酔，酩酊，泥酔，昏睡の段階がある．中枢神経系の麻痺は大脳の高次機能から始まるため，初期は判断力，集中力，抑制力が低下し，相対的に大脳辺縁系を中心とする本能的機能が優位となることによって行動抑制を欠いた状態を引き起こす．

　麻痺が脳の深部に向かうにつれ，運動の協調性の障害，記憶力低下，意識障害が起き，最終的に呼吸抑制・心拍停止によって死を迎える．泥酔・昏睡を引き起こす血中濃度と致死量濃度が極めて隣接している，きわめて危険な薬物である．

　常用するうちに身体依存が獲得され，離脱症状を引き起こす．頭痛，不眠，発汗，イライラ感，手の震えなどから被害妄想，振戦せん妄，全身けいれんまで幅広い症状を呈する．エタノールとその分解物であるアセトアルデヒドは直接身体の臓器や器官に障害を与え，多くの身体的疾患を引き起こす．

## ② 大麻 cannabis

アサの花冠，葉を乾燥または樹脂化させたもので別名「マリファナ」という．含有される約60種類のカンナビノイドのなかの主にテトラヒドロカンナビノイド（THC）に薬理作用がある．THC は脳や体内のカンナビノイド受容体と結合し，作用を引き起こす．少量では，アルコールに類似した酩酊状態となり，多量では視覚や聴覚の変容が生じ，恍惚感や陶酔感を伴う（good trip）とされる．その時の精神状態によっては不安，抑うつなどを生じることもある（bad trip）．

## ③ 合成カンナビノイド（合成大麻）

カンナビノイド受容体に作用する合成物質である．1990年代後半ごろからわが国で「脱法ドラッグ」として社会問題となった代表的な薬物である．

## ④ オピオイド opioid

オピオイドとは「オピウム（アヘン）類似物質」という意味であり，ケシから採取されるアルカロイドや，そこから合成された化合物，または体内に存在する内因性の化合物を指し，鎮痛，陶酔作用がある．高用量の摂取では昏睡，呼吸抑制を引き起こす．

医療においては強い痛みの管理に不可欠で，アルカロイドやその半合成化合物には，モルヒネ，ヘロイン，コデイン，オキシコドンなどが含まれ，合成オピオイドにはフェンタニル，メサドン，ペチジンなどがある．内因性オピオイドにはエンドルフィン，エンケファリンなどがある．2014年のアメリカにおける薬物過剰摂取死亡の66.4%がオピオイドによるものである．

## ⑤ 鎮静剤，催眠剤または抗不安薬

脳内に存在するベンゾジアゼピン（BZ）受容体に作用する中枢神経抑制薬を指す．BZ 受容体に作用することによって GABA という神経伝達物質の放出を促進する．

GABA は中枢神経系に広く影響を与え，不安を落ち着け，眠気を催させる作用を発揮し，すみやかに身体依存を形成する．

BZ 受容体作動薬に分類される睡眠薬・抗不安薬は，今日あらゆる診療科で広く処方されている．通常量であっても漫然と服用を続ければ離脱症状が生じ，止めることが難しくなる「常用量依存」は1980年代から指摘され始め，2006年以降，欧州諸国では BZ の処方可能な期間に制限を課すなど，漫然と

**表1** 薬物の種類と特徴

| | アヘン類<br>ヘロイン<br>モルヒネ | バルビツール | アルコール | ベンゾジアゼピン |
|---|---|---|---|---|
| 中枢作用 | 抑制 | 抑制 | 抑制 | 抑制 |
| 精神依存 | ＋＋＋ | ＋＋ | ＋＋ | ＋ |
| 身体依存 | ＋＋＋ | ＋＋ | ＋＋ | ＋ |
| 耐性 | ＋＋＋ | ＋＋ | ＋＋ | ＋ |
| 幻覚作用 | － | － | － | － |
| 乱用時の症状 | 鎮痛縮瞳<br>便秘<br>呼吸抑制<br>血圧低下<br>傾眠 | 鎮静<br>催眠<br>麻酔<br>運動失調<br>尿失禁 | 酩酊<br>脱抑制<br>運動失調<br>尿失禁 | 鎮静<br>催眠<br>運動失調 |
| 離脱症状 | 瞳孔散大<br>流涙鼻漏<br>嘔吐腹痛<br>下痢<br>焦燥苦悶 | 不眠<br>振戦<br>けいれん<br>せん妄 | 発汗不眠<br>抑うつ<br>振戦嘔吐<br>けいれん<br>せん妄 | 不安不眠<br>振戦<br>けいれん<br>せん妄 |
| 精神毒性 | － | － | ＋ | － |

LSD: リゼルグ酸ジエチルアミド

した投与が規制されるようになった．日本の現状では，2016年に全国調査された乱用薬物調査で，BZ系薬物は覚せい剤（全体の53.4%）に次ぐ2番目（全体の17%）の乱用薬物であることが判明した．

### ⑥ コカイン

　南米ボリビアおよびペルーに野生するコカの葉から抽出されるアルカロイドである．コカはアンデス高原に住む先住民が古代，ストレスや過労を緩和する植物として見出し栽培を始め，「インカの神聖な植物」と呼んだ．

　コカインの作用によってドーパミンの再取り込みが阻害されることでドーパミン濃度が増加する．ノルアドレナリンとセロトニンの再取り込みも阻害する．効果発現はほとんど摂取即時に感じられるが，体内ですみやかに分解されるので作用のピークは15〜30分ときわめて短い．強力な習慣性がある．身体依存は形成されるが，アルコールやオピオイドと比べると離脱症状は軽度である．

| 有機溶剤 | 大麻 | コカイン | アンフェタミン | LSD | ニコチン |
|---|---|---|---|---|---|
| 抑制 | 抑制 | 興奮 | 興奮 | 興奮 | 興奮 |
| + | + | +++ | +++ | + | ++ |
| ～± | ± | － | － | － | ± |
| + | + | － | + | + | ++ |
| + | + | － | － | +++ | － |
| 酊<br>抑制<br>運動失調 | 眼球充血<br>感覚変容<br>情動の変化 | 瞳孔散大<br>血圧上昇<br>興奮不眠<br>けいれん<br>食欲低下 | 瞳孔散大<br>血圧上昇<br>興奮不眠<br>食欲低下 | 瞳孔散大<br>感覚変容 | 鎮静あるいは発揚<br>食欲低下 |
| 不安<br>焦燥<br>不眠<br>振戦 | 不安<br>焦燥<br>不眠<br>振戦 | 脱力<br>抑うつ<br>焦燥<br>過眠<br>食欲亢進 | 脱力<br>抑うつ<br>焦燥<br>過眠<br>食欲亢進 | 不明 | 不安<br>焦燥<br>集中困難<br>食欲亢進 |
| ++ | + | ++ | +++ | ± | － |

## ⑦ メタンフェタミン，アンフェタミン，メトカチノンを含む覚せい剤

わが国で最も乱用される代表的な違法薬物である．主にドーパミン，ノルアドレナリンなどモノアミン神経終末上のモノアミントランスポーター阻害やモノアミン酸化酵素阻害などにより，シナプス間隙のモノアミン量を増加させて作用を発現する．

メタンフェタミンは日本の近代薬学・有機化学の黎明期である 19 世紀末，漢方薬「麻黄」の主成分であるエフェドリンの化学構造研究過程で生まれた．

アンフェタミンは 1931 年にアメリカでメタンフェタミンの化学構造を参考に合成された．両物質ともに 1941 年に日本で商品化され市販された．戦後，法律によって規制されることとなる．両物質ともに脳－血液関門を容易に通過し，中枢神経興奮作用を起こす．大脳皮質だけでなく脳幹にも作用する．強い精神依存をもたらす．

## ⑧ 合成カチノン

カチノンはアラビア半島から東アフリカに自生するカートとよばれる植物

中のアルカロイドである．化学構造的にエフェドリンやアンフェタミンに類似しており，線条体からのドーパミン放出を誘導するため，アンフェタミン類似の中枢神経興奮作用や食欲抑制などの作用を示す．合成カチノンはアメリカでは「バスソルト」とよばれる危険ドラッグの主要成分で，カチノンよりも強い精神作用を持つ．

### ⑨ カフェイン

カフェインは，神経を鎮静させる作用を持つアデノシンと化学構造が似ており，アデノシン受容体に結合して，アデノシンの作用を阻害することで神経を興奮させる，精神刺激物質である．わが国ではカフェイン含有量の多いドリンクを多用してカフェイン中毒死した症例が報告されている．

### ⑩ 幻覚剤

天然の幻覚剤は数千年使用されていて，薬物誘発性幻覚状態は宗教的儀式の一部になってきた．古典的な天然幻覚剤にはキノコ由来のシロシビン，サボテン由来のメスカリンなどたくさんある．

合成幻覚剤は 1943 年に合成された LSD が代表である．LSD を原型にして多くの幻覚誘発物質が合成されている．LSD の薬理作用はセロトニン受容体シナプス後部での部分的作動作用によるものである．

### ⑪ ニコチン

タバコの精神賦活成分である．ニコチン性アセチルコリン受容体サブタイプの作動薬として中枢神経系に作用する．脳内報酬系を賦活することによって依存形成が行われる．ドーパミン系の賦活に加えて，ノルアドレナリンおよびアドレナリン濃度の増加，$\beta$-エンドルフィン，コルチゾールなどの放出増加を引き起こす．

### ⑫ 揮発性吸入剤

常温で煙に気化し，鼻や口から吸入され肺循環を介して血液中に流入する揮発性の炭化水素の総称である．多くの家庭用品に含まれており，1) 接着剤や粘着剤用の溶剤，2) 塗料スプレーやヘアスプレーのような噴霧剤，3) シンナー，4) ガソリンやプロパンなどの燃料に分類される．これらの薬剤は化学的な違いはあるが，いくつかの類似した薬理学的特性を共有すると考えられている．一般的には中枢神経系には抑制的に作用する．離脱症状は軽度であるが，耐性は形成されやすい．吸入薬は肺を通して急速に吸収され，脳に達

する．作用は5分以内に出現し，物質の種類と量によって30分から数時間持続する．

### ⑬ MDMA または MDA を含む関連薬

MDMA はアンフェタミンと類似した化学構造を持つ化合物で，幻覚剤に分類される．別名「エクスタシー」という．脳内のセロトニン，オキシトシンなどを過剰に放出させることによって，多幸感を生じさせ，認知と社会的相互作用（開放性や感情への反応性を増加させ，他者への親近感を生じさせる）にも影響を与える．

### ⑭ ケタミンやフェンシクリジンなどの解離性薬物

ケタミン，フェンシクリジン（略称PCP）はともに解離性麻酔薬である．麻酔薬は脳を全体的に抑制するのに対し，解離性麻酔薬は脳の表層部分を抑制して深層部分を興奮させ，両者の機能を乖離させるところから解離性麻酔薬とよばれる．

PCP は本来，ドーパミン神経細胞に対する急性作用は抑制的であるが，慢性使用によって興奮性の作用に転換し，効果は投与中止後も長期間持続するといわれている．PCP 使用者は覚醒しているが周りに反応しない，あるいは解離した状態となる．ケタミンも PCP もグルタミン酸受容体のサブタイプである NMDA 受容体への拮抗作用が主な薬理作用である．

DSM-5 ではケタミンと PCP は幻覚剤に分類されている．

### ⑮ その他の特定不能，不明な薬物

## 3 嗜癖行動障害 disorder due to addictive disorders

1977 年に WHO がはじめて病的賭博（pathological gambling）を依存症の一つに分類して以降，ギャンブルへの依存を精神疾患として認識する動きが広がった．2013 年，20 年ぶりに改訂された DSM-5 では，これまで衝動制御障害に分類されていた病的賭博（pathological gambling）をギャンブル障害（gambling disorder）と改称し，「物質関連障害および嗜癖性障害群」の中の一疾患として，物質依存と同じカテゴリーに分類された．

依存性薬物が過剰に摂取されると，脳の報酬系（脳の中で報酬の受容や期待に関係する領域）を直接的に活性化させ，行動の強化と記憶の生成を生み，

正常な活動が無視されるほど強烈に報酬系を変化させるが，ギャンブル行動も同様の脳の変化をきたすというエビデンスが蓄積された結果である．依存症の共通要素として反復性，強迫性，衝動性，貪欲性，自我親和性（その行動を好きでやっていること），有害性の6因子が知られているが，物質による依存症同様，嗜癖行動もこれらの因子を持ち，物質依存症類似の脳内の変化が起きていると認識されるようになった．ICD-11 では嗜癖行動による障害としてギャンブリング障害とゲーム障害が物質使用障害と同じカテゴリーに加えられた．

## 1 ギャンブル障害 gambling disorder

### ■診断基準

　ICD-11 では，「ギャンブルに対する制御が障害されていることに特徴づけられる，持続的で反復的なギャンブル行動であり，個人的，家族的，社会的あるいは教育上，職業上，その他重要な事柄に明らかに重大な問題が生じており，望ましくないことが繰り返し起きているにもかかわらず，他の活動以上にギャンブルの優先度が増しており，他の興味や日々の生活に比べて最優先である状態．これらの特徴やギャンブル行動のパターンが少なくとも12カ月以上続いていることが診断の標準的条件だが，診断基準をすべて満たし症状が重度であれば12カ月間は短縮可能」と定義されている．

　DSM-5 の診断基準は次のとおりである．A, B を満たすとギャンブル障害と診断される．

　A: 臨床的に意味のある機能障害または苦痛を引き起こすに至る持続的かつ反復性の問題賭博行動で，その人が過去12カ月間に以下のうち4つ（またはそれ以上）を示している．

　① 興奮を得たいがために，掛け金の額を増やしてギャンブルをする要求

　② ギャンブルをするのを中断したり，または中止したりすると落ち着かなくなる，またはいらだつ

　③ ギャンブルをするのを制限する，減らす，または中止するなどの努力を繰り返し成功しなかったことがある

　④ しばしばギャンブルに心を奪われている（例: 過去のギャンブル体験を再体験すること，ハンディをつけること，次の賭けの計画を立てること，

またはギャンブルをするための金銭を得る方法を考えること，を絶えず
考えている）

⑤ 苦痛の気分（例: 無気力，罪悪感，不安，抑うつ）のときに，ギャンブル
することが多い

⑥ ギャンブルで金を擦った（使い果たした）後，別の日にそれを取り戻し
に帰ってくることが多い（失った金を"深追いする"）

⑦ ギャンブルへののめり込みを隠すために，嘘をつく

⑧ ギャンブルのために，重要な人間関係，仕事，教育，または職業上の機
会を危険にさらし，または失ったことがある

⑨ ギャンブルによって引き起こされた絶望的な経済状況を免れるために，
他人に金を出してくれるように頼む

B: その賭博行動は，躁病エピソード（双極性感情障害の躁状態のこと）で
はうまく説明されない．

## ■ 有病率，回復率，自殺率

DSM-5 によると一般人口におけるギャンブル障害の生涯有病率は約 0.4
〜1.0% である．2017 年 7 月に厚生労働省が発表したわが国の生涯有病率は
3.6% であった．回復率は（生涯有病率−過去 1 年有病率）÷生涯有病率× 100
で算出される．2 つの有病率のデータがそろっているのは 7 カ国に過ぎない
が，回復率はフィンランド（2007）の 38% からオランダ（2006）の 70% まで幅
広く，平均が 57%，中央値が 56% であった．2007 年久里浜医療センターの調
査を基に算定すると日本では 77% であった．

ギャンブル障害の深刻さは有病率と回復率だけでなく，自殺率も考慮に入
れる必要がある．田辺[1] によると健常対照群との比較では，ギャンブル障害
の自殺念慮の生涯経験率は 62.1% で対照群の 4.3 倍，1 年以内の経験率は 26.7
% で対照群の約 10 倍であり，自殺企図については生涯経験率は 40.5% で対照
群の 22.5 倍，1 年経験率は 12.2% で対照群は 0% となっている．これらのデー
タを総合して考えると，ギャンブル障害という疾患は軽度から重度まで幅広
い分布を持ち，重度になると自殺企図にまで至る，きわめて深刻な疾患であ
るといえる．

■ **ギャンブル障害の進行**

ギャンブル障害の最大の特徴は，借金と嘘によって本人，家族，職場を破壊することである．ギャンブルで失った金を深追いする傾向が強まり，損害を取り戻すためにギャンブルを続けたいという非合理的思考と欲求の肥大化が生じる．のめりこみを隠すために嘘・ごまかしが増え，ギャンブル資金を得るために窃盗，詐欺，偽造，横領などの犯罪行為にまで及ぶことがある．

症状は概ね次のように進行する．

「お金をやりくりしながらギャンブルを楽しむ段階」→「ギャンブルに魅了され仕事化する段階」→「ギャンブルの動機づけが強化される段階」→「ギャンブルを自分でコントロールできる幻想を持つ段階」→「借金を繰り返す段階」→「追い込まれてやっと治療が始まる段階」．

借金や家庭内窃盗（家族の金を盗む，嘘をついて金を得るなど）が始まった段階からギャンブルの質が大きく変化する．楽しみの要素が強いギャンブルから，借金を返済するための手段に変化すると，「勝たねばならない」，「勝って借金を返済せねばならない」という切実感，切迫感，強迫感を伴うようになり，一転して「苦しいギャンブル」となる．それでも止めることができないのは，障害の進行とともに健全な援助希求能力を失うためでもある．

ギャンブル障害特有の思考の歪みも出現する．代表的なものを列記する．「ギャンブルはお金を稼ぐ手っ取り早い方法である」，「ギャンブルは健全なレクレーションである」，「自分のギャンブルはコントロールできている」，「やめる必要はない，控えればいい」，「負けは勝って取り戻せる」，「自分の問題はお金の問題（借金）だけだ」，「ギャンブルだけで借金しているわけではない」，「どうせ後で返せる，なんとかなるだろう」，「多額のお金を賭けるほど，勝つチャンスも大きくなる」，「事態が悪化すれば，誰かが尻ぬぐいをしてくれる」，「借金を返すためにギャンブルをしているのであって，借金がなければする必要がない，だから自分は依存症ではない」．

## 2 ゲーム障害 gaming disorder

持続的または反復的なゲーム行動の様式によって特徴づけられ，1）ゲームをすることに対する制御の障害（例：開始，頻度，強度，持続時間，終了，状況），2）ゲームに没頭することへの優先順位が高まり，他の生活上の利益や日

常の活動よりもゲームをすることが優先される，3) 否定的な（マイナスの）結果が生じているにもかかわらず，ゲームの使用が持続，またはエスカレートする，4) 個人的，家庭的，社会的，学業的，職業的または他の重要な機能領域において著しい障害をもたらすほど十分に重篤であること，のすべてを満たす場合にゲーム障害と診断される．

　下位分類としてオンライン・ゲーム障害，オフライン・ゲーム障害，特定不能のゲーム障害があるが，臨床上重要視されるのがオンライン・ゲーム障害である．ゲームの危険な使用は「現時点では問題が明確ではないが，このままの使い方を続けると問題が起きるリスクの高い状態」，ゲームの有害な使用パターンは未確定ではあるが「ゲーム障害まで至っていないが，ゲーム使用により健康障害が生じているか，または，他の者に健康問題を引き起こしている状態」と定義された．

## 4 物質使用および嗜癖行動による障害の治療について

　物質使用障害には物質使用による精神症状や重篤な離脱症状に対する治療という特殊な面があるが，これらの障害の治療に共通する，最も重要な治療は依存〜嗜癖に対する治療（以後，依存症治療と表記する）である．

　これまでの依存症治療では，依存症患者には特有の否認があり，問題行動を修正するためにはその行動によって引き起こされている弊害を厳しく指摘（直面化）することによって患者に自覚を促し，限界を感じさせる（底をつかせる）という手法が長い間無批判に行われてきた．近年の依存症治療のエビデンスの蓄積から，これらの手法よりは患者の苦悩を理解しようとし，動機を見つけて強化し，行動修正をサポートする手法のほうがはるかに有効であることが明らかとなった．

　これまで否認とみてきた現象が実は健康でありたいという願望と，自分の意志で自分の行動を変えられない，あるいは変えたくない気持ちの間を揺れ動く葛藤であり，積極的に患者の動機づけを行う治療の重要性が認識されるようになった．主な治療技法を紹介する．

**動機づけ面接法（motivational enhancement therapy: MET）**
　治療への動機づけを高めるための認知行動療法的手法である．「やめたい」，

「やめたくない」という葛藤に介入し，患者の「やめたい」方向を選択的に強化する．傾聴を重視し，患者の抵抗との対決を回避する．

## 認知行動療法

対処スキルトレーニング（coping skill training）が認知行動療法の中心となる．個人に特有の危険な状況を明らかにして，それを回避したり，積極的に対処する治療技法である．

## 随伴性マネージメント

治療からの脱落を防止し，動機づけを維持するための行動療法的技法である．罰よりもご褒美（報酬）のほうが人を動かすという原理を用いている．患者の良い面に注目することで治療者自身の治療姿勢が変化する．

## 12 ステップ・アプローチ

1935 年に誕生した世界初のアルコール依存症の自助グループ AA（アルコホリック・アノニマス）が用いている治療モデルである．ミーティングに参加し，スポンサーシップに支えられながら回復のための 12 ステップ・プログラムを使うことでスピリチュアルな回復をめざす．

## コミュニティ強化と家族トレーニング（community reinforcement and family training: CRAFT）

この問題で苦しむ家族に対する効果的な援助プログラムである．家族が対立的手法を使わず，患者との良好な関係性を構築することで患者に良い影響を与え，その結果，患者が治療につながることを選択することを目標とする．目標達成のために家族はトレーニングを行う．

どれもすぐれた技法であるが，本質的に重要なのは，人と人との治療的な出会いと関係性である．患者を人として尊重することと，患者の悩みや苦しみに寄り添うことがすべての医療行為の原点である．

■文献
1) 田辺 等. 厚生労働省 第 2 回依存症者に対する医療及び回復支援に関する検討会「病的賭博（ギャンブル依存症）について」(2012.12.21)

〈吉田精次〉

## C 統合失調症と妄想性障害

### 1 統合失調症

統合失調症は，以前は精神分裂病とよばれていた．この診断名は症状を十分説明していないのみならず，一生涯治らない病気であるとの印象を与え，病気の性質をねじ曲げて伝える結果となっていた．そのため，2002年，疾病の内容がよりわかりやすく，また回復可能な病気であることを示す目的で，統合失調症に変更された．

統合失調症は，生涯罹患率が約1%にも達する重要な精神障害であり，全国の精神病床における入院患者約28万人のうち約半数を占めると推定される．10歳代から30歳代までの思春期，青年期に発症し，その人の社会生活機能に重大な影響を与える精神障害である．しかし，近年の統合失調症に対する治療法の進歩により，その予後は改善しつつある．ここでは，統合失調症の性質から，診断，治療にわたって概説する．

### 1 症状

統合失調症の発症初期には，非典型的な精神的・身体的症状がみられる．この前触れの時期を前駆期とよぶこともある．初期の変化として不眠や頭痛，やせなどの体調変化，漠然とした不安感や集中困難感，対人恐怖，些細なことで悩むなど自覚的な精神症状のほか，周りからみると，性格が変わった，理由もなく仕事や学校を休む，仕事の能率や学校の成績が低下するなどがみられる．しかし，統合失調症と診断することが難しい場合が多い．そののちに，典型的な症状が出現するようになる．

典型的な症状には，通常ではみられない症状(陽性症状)と，逆にもともとあった能力が低下し，欠陥したようにみえる症状(陰性症状)がある．陽性症状は，薬物が奏効し劇的に改善する．しかし，陰性症状は薬物の効果が乏しく，慢性的となり，予後に影響を与えやすい．

また，統合失調症に伴う認知機能障害は，生活機能や社会適応に密接に関連することが重要な要因であることがわかり，注目されている．

## ■目立ちやすく，わかりやすい症状（陽性症状）

### ① 知覚の障害

　実際に存在しないものが感じられることを幻覚とよび，存在するものを勘違いする錯覚と区別する．統合失調症では，「自分の悪口をいう声が聞こえる」など，人の声での幻聴，「体に虫がはっているのがわかる」などの体感幻覚が典型的な幻覚症状である．幻聴は，会話の形で行われることもある．「目の前にないものがみえる」などの幻視は，統合失調症では珍しいとされる．ぶつぶつ独り言をいう（独語），突然笑いだす（空笑）などの反応からは，幻聴の存在が疑われる．

### ② 思考の障害

　思考の障害は，統合失調症の典型的な症状の一つであり，思考内容の障害と思路の障害の2つに大きく分けられる．

　a）思考内容の障害

　妄想は，実際にはない誤った考えをあると信じこむもので，「自分が周りから嫌われている」「いやがらせをされる」「自分を傷つけようとしている者がいる」などの被害的な訴えが最も多い．「自分は天皇の生まれ変わりである」などの血統妄想や「自分にできないことは何もない」などの誇大妄想がみられることもある．

　妄想は，幻聴などの異常体験から推定できるものもあるが，その内容が全く理解できないことがあり，一次妄想とよぶ．何となく悪いことが起きそうである（妄想気分），突然自分は神であるとわかった（妄想着想），あの人が帽子を触ったのは私を嫌いであるからである（妄想知覚）などである．

　これに対して，基礎にある心理状態から，ある程度理解可能な妄想を二次妄想とよぶ（うつ病でみられる罪業妄想や貧困妄想など）．

　b）思路の障害

　この障害は考えの進み方の障害である．思考内容の結びつきが乏しくなり，その考えの過程が周りからは理解できず，何を言っているのかわからなくなる．その程度に応じて，連合弛緩，滅裂思考，言葉のサラダの順でより重篤となる．思考途絶とは，話している最中に会話が突然途切れ，また話し出したりすることである．躁病でみられる観念奔逸（考えの筋が次から次にずれてしまうため，一つ一つはまとまっているものの，結果として内容のつなが

りを欠くもの），うつ病でみられる思考制止（思考が進まなくて止まってしまうもの）と比較して覚えるとよい．

### ③ 自我障害

ふつう，自分のしていることは自分で行っているとの意識があるが，統合失調症では，自分でやっているとの意識が薄れることがある．これを自我障害とよぶ．

離人症状では，自分が存在しているとの意識が薄れ，現実感が乏しくなり，生き生きと感じられない．

させられ体験（作為体験）とは，自分のやっていることが他人から干渉されていると感じる．させられ体験の中には，自分の考えていることが奪われる（思考奪取），考えを無理やり入れられる（思考吹入）などがある．

離人症状は，気分障害や神経症性障害でもみられるが，させられ体験は統合失調症に特異的な症状である．

### ④ 緊張病症状

全く言動がなくなり周囲の刺激に反応しなくなる状態で，昏迷がみられることがある．統合失調症のほか，うつ病でみられる．昏迷では，意識障害はなく，目を開けようとすると強く抵抗したり，顔をしかめたりするような拒絶症，同じことを繰り返す常同症など，外からの刺激をできるだけ避けようとする反応がみられる．他動的に体を動かすと，その姿勢を維持しようとするカタレプシー（蝋屈症）がみられることもある．これらに加え，衝動的に激しい精神運動興奮を示す場合を緊張病症状とよぶ．一般的には陽性症状に分類されることが多いが，ICD-11では精神運動性症状というカテゴリーに分類される．

### ■ 目立たず，わかりにくい症状（陰性症状）

陰性症状とは，周りから理解しにくく，その変化を表現することが難しい場合も多い症状である．

新しいものを創りだすことの能力に欠け，自己実現のために努力すること，自己保存や社会生活のために何かを行おうとすることなど種々の意欲を欠く（意欲の低下）．そのため，何もせずボーっとして1日を過ごしていることも多く，不潔な服を身につけたり，髪や爪の手入れが行き届かず，薄汚れた印

象を与える．また，周りの出来事に対する反応が乏しくなり，表情がなく何を考えているかわからないようにみえる（感情鈍麻や感情の平板化）．

　人と接することを拒否し，外出もほとんどせず自室に閉じこもったままで，他人を受け入れようとしないこともある（自閉）．

### ■ 認知機能障害

　統合失調症では知能の低下は生じないとされていたが，神経心理学的検査で注意，記憶，遂行機能などの神経認知に障害があることが認められている．これらの障害があると，人の話や本・テレビドラマの筋を追ったり，職場の上司の指示や大事な約束をすぐに忘れてしまったり，計画を立て段取りよく仕事や趣味の活動ができなかったりと，日常生活や仕事に支障をきたすことが考えられる．実際に認知機能障害は社会機能や社会適応に密接に関連する重要な要因であることがわかり，治療のターゲットとしても注目されている．最近では社会認知（他者の意図や意向を理解する能力など）の障害も注目されている．

### ■ その他の症状

　不眠，食思不振，便秘などの自律神経症状を伴うことが多いが，これらの症状は統合失調症に特異的なものではない．逆に，意識障害がみられる場合には，統合失調症を否定する材料となる．

　統合失調症では，以上のようなさまざまな症状の結果として社会的な生活能力が障害され，期待される対人的・学業的・職業的な水準を落としてしまう（社会機能や日常生活技能の低下）．そのうえ，自分が統合失調症にかかっていて，治療する必要があり，どのようになったときに気をつけなければいけないかなどの病気の状態がわからないという感覚のなさ（病識の欠如）が認められる．幻覚や妄想に基づく不安や自殺念慮，自傷や自殺企図などの行動化がみられることもある．

## 2 診断

　最近の診断は，国際的な診断基準によって行われる．最も一般的に用いられているのはアメリカ精神医学会の診断基準（DSM-5）と国際疾病分類の診

断基準（ICD-10）である．

　新しく改訂された ICD-11 は公表されてはいるが，日本国内での適用に必要な作業を経て，実際に臨床の現場で診断に利用されるのはもう少し先と思われる．ICD-11 では，持続性の妄想，持続性の幻覚，思考障害，被影響体験・させられ体験・作為体験が中核症状とされている．診断するには，診断基準で必要とされる症状が少なくとも 1 カ月以上持続している必要がある．

## 3 検査

　統合失調症に特異的な検査はない．ただ，統合失調症の症状は，器質性精神障害（脳が直接傷つき出現する精神障害，たとえば，脳炎）や症状性精神障害（身体の異常から，二次的に脳が影響を受けることで出現する精神障害，たとえば，内分泌異常）でもみられることがある．これらの身体の病気を否定することは，統合失調症の診断基準の一つともなっている．

　失見当識や注意の障害，せん妄などの意識障害があれば，統合失調症を否定できる．

## 4 病因

　各神経間の情報伝達は電気的なものではなく，化学物質（神経伝達物質）を介して行われ，ドーパミン，ノルアドレナリン，セロトニンなどのモノアミンは，その代表である．統合失調症では，中枢神経系に存在するドーパミンとの関係が，まず注目された．なぜなら，治療に用いられる抗精神病薬がドーパミン系を遮断し，ドーパミン系を刺激する薬物が幻覚，妄想，興奮などの統合失調症類似の症状を起こすからである（ドーパミン仮説）．

　しかしながら，陰性症状には抗精神病薬の効果が乏しいこと，ドーパミン系以外を刺激する薬物が陰性症状を示すことや動物モデルを使った研究などから，ドーパミン系以外の神経伝達物質や神経成長因子などの関与が想定され，統合失調症は，中枢神経のさまざまな因子がかかわる複雑な病気であるらしいことがわかってきた．

　家系や双子を使った遺伝的研究から，ある程度の体質（遺伝）の関与はあるものの，環境因の関与も大きいことが示された．最近の医学の進歩に伴い，頭部 CT（computed tomography）や MRI（magnetic resonance image），神経

伝達物質や脳血流・酸素使用量を直接調べ，統合失調症の病因にかかわる状態，因子の解析も進んでいる．しかし，まだ直接の病因は不明である．

　また，10歳代から20歳代にかけて発症するということは，成長における身体的・精神的ストレスが関与していると思われる．現在は，体質や母胎内での環境などにより，発達のごく初期に起こった脳の形成不全を基盤として，成長における脳への刺激が加わったことが，発症にかかわっているとされている．

　以上から，決して心因のみで起こってくる病気ではない．

## 5　治療

　統合失調症の治療では，薬物療法，精神療法を組み合わせて行う．その他，薬物の効果が乏しい場合などに，身体療法として修正型電気けいれん療法（mECT）が行われることがある．

### ■薬物療法と精神療法
#### ① 薬物療法

　統合失調症の治療には，神経遮断薬（抗精神病薬）を用いる．この薬物は，中枢神経系（中脳−大脳辺縁系）でのドーパミン系を遮断することで，幻覚，妄想を減らし，精神運動興奮，攻撃行動，衝動行為を抑える．この薬物は，意識障害や知能障害を起こさない．ただ，同時に運動に関与する錐体外路系やプロラクチンの分泌に関与するドーパミン系も抑えるため，パーキンソン症候群[*1]などの運動障害や乳汁分泌などの副作用を起こすことがある．また，神経遮断薬は，ドーパミンの遮断作用のみならず，抗コリン作用や抗ヒスタミン作用，抗アドレナリン作用などがあり，便秘や口渇，眠気，ふらつき，起立性低血圧などの副作用がみられることがある．

　*1　パーキンソン病とパーキンソン症候群：特発性パーキンソン病は，筋固縮，安静時振戦，無動を中心とした錐体外路系の運動障害で，中脳黒質のドーパミン系が原因不明に障害されたため起こる．抗精神病薬は，その薬理作用から黒質−線条体のドーパミン系を遮断する．それによって起こったものを薬剤性パーキンソン症候群とよぶ．

　最近，従来からある定型（古典的という意味）抗精神病薬（第一世代抗精神

病薬）に加え，非定型抗精神病薬（第二世代抗精神病薬）とよばれる新規抗精神病薬が用いられるようになってきた．これらの薬物の特徴は，作用機序に抗ドーパミン作用以外に抗セロトニン作用をもっている点で，副作用が比較的少なく，意欲の低下や情意鈍麻など陰性症状にも効果的とされる．また，陰性症状や認知機能障害にかかわる中脳−大脳皮質ドーパミン系の低下を改善するともいわれ，第一選択薬として使用されるようになった．ただし，薬物によっては，体重増加，耐糖能異常などの別の副作用もあり，注意しながら用いることが望ましい*2.

＊2　統合失調症の薬物療法：統合失調症の薬物療法では，陽性症状を中心とした精神症状が治まった後に，再発予防のため薬物を継続的に使用することが必要である．もし，抗精神病薬を中断すると，1カ月につき10%が悪化するとされ，6カ月以内に約半数が再発する．

以上から，統合失調症の治療において継続的な服薬は非常に重要であり，病識に乏しく服薬が十分できない場合や毎日の服薬から解放されることなどを理由に患者が希望する場合は，2週間から1カ月効果が持続する持効性注射剤の筋肉注射を使用することもある．副作用の緩和のため，抗パーキンソン病薬や緩下剤，不眠や不安に対してベンゾジアゼピン系を中心とする睡眠導入薬を使用することも多い．

## ② 精神療法

定期的な服薬や日常生活の指導が最も重要な精神療法的アプローチである．これまでの臨床的な検討から服薬により幻覚妄想が改善すること，服薬により再発予防ができることが確認されている．したがって，服薬の重要性をいくら強調しても強調しすぎることはない．そのうえで，患者の能力を高め，適応のための助言をする支持療法を行う．

多くの統合失調症の患者は，社会的な経験が乏しく，また被害的であり，ちょっとした失敗に挫折することが多い．この悪い刺激によって，再燃，再発することもあり得るし，服薬を中断してしまうことにもなりやすい．医療従事者は統合失調症患者の精神的なストレスを避けるために，さまざまな体験学習を通して自分の得意なやり方をみつけることを手伝うこと，破綻を起こしやすい生活上の体験に対して，患者を励まし抵抗力を身につけるようにする．このことで，心が傷つくことを和らげることができる．さらに，より具体的な生活手段を身につけさせるための生活療法も行われている．

社会生活技能訓練（Social Skills Training: SST）は，社会生活上の実場面を想定してロールプレイを行い，患者のストレス抵抗性を高める技能を獲得する訓練法の一つである.

## ■ 入院治療と外来治療

現在，統合失調症の治療は，外来での治療が中心である. しかしながら，患者の状態によっては，入院して治療することが必要となる場合もありうる. それぞれの利点は 表1 のようになる.

患者の病態を検討しながら，治療の方向性を決めていくことが非常に重要である. もし入院になっても，入院初期から退院支援を行い，将来の外来通院の手段を考えておく必要がある. 最近では，統合失調症においてもクリニカルパス（典型的な治療パターンの作成）が望まれており，近い将来，個々の病態に応じた治療法に加え，状態像から望まれる最短の期間で最良の入院治療体制がつくられるかもしれない.

表1　外来治療および入院治療の各利点

| 外来治療の利点 |
| --- |
| 1) 日常生活について具体的，個別に指導助言ができる. |
| 2) 患者や家族が自発的に通院するため，自ら治療に関与し，疾患の理解を深めることができる. |
| 3) 社会生活で経験を積むため，学習効果を期待でき生活療法の特徴を生かせる. |
| 4) 医療者以外の治療協力者を得て，自宅での治療的体制を作り上げることができる. |
| 5) 精神科入院といった負い目をなくすことができる（精神障害者と烙印を押されない）. |
| 6) 人権を守りうる. |
| 7) 医療費が安い. |

| 入院治療の利点 |
| --- |
| 1) 家族や生活環境が患者の負担となっている場合，環境を調整できる. |
| 2) 十分な鎮静休養ができる. |
| 3) 医学的検査が十分に行える. |
| 4) 十分な薬物療法が行える. 服薬や副作用の確認，効果判定ができる. |
| 5) 自殺企図など自傷や他害を抑制できる. |
| 6) 患者の行動化を許し，そのうえで治療に生かすことができる. |
| 7) 新しい人間関係をつくることができる. |
| 8) 家族の負担がいったん除かれる. |

## ■対応の仕方の要点

　統合失調症の対応で重要なことは，まず，十分な患者‐治療者関係を形成することである．そのためには，統合失調症患者が納得できるような説明や信頼できる対応をすることが重要で，以下に項目を絞って説明する．

### ① 妄想に対して

　妄想は誤った考えを信じ込んでいるものであるから，会話で変更，納得させることは不可能である．妄想を否定することは，かえって反発を招く．まず，訴えをじっくりと傾聴し，そのうえで，患者の心配や不安に共感するように接するのがよい．妄想に関しては，認めるでもなく否定するでもなく，「そのように思われているのですね，そうであれば大変ですね」としんどさ，つらさを受け入れることが大事である．

### ② あいまいな受け答えはしない

　思路の障害などの精神症状や社会経験不足のため，コミュニケーション時に，十分な理解ができず，誤解を生じやすい．接近・対応の仕方を間違えると，妄想の中に治療者が組み込まれることも見受けられる．統合失調症の患者に接する場合，会話の中の質問に対して，あいまいに答えず，きちんと「はい」または「いいえ」で答えることが大事である．

　患者は，医療者に対して興味があるため，個人的なことについても聞いてくることも多いが，うそをつくことは極力しないほうがよい．医療者が個人的な質問に答えたくない場合，「プライベートなことだから…」と話し，「なぜ聞きたいのですか？」と話題を変えるのも一つの方法である．そのうえで，相手を思いやる気持ちや病気に対する共感を伝えるとともに，十分な精神科的知識に基づいた情報を伝えることが重要である．薬物の効果や必要性についてもある程度説明できねばならない．

### ③ 患者の健康な点に目を向けて

　統合失調症のどの患者も，健康な部分を残している．そのため，その健康な部分に働きかけていくことは，人間関係をつくっていくうえでも，リハビリテーションとしての治療のうえでも重要なこととなる．たとえば，スポーツや歌，料理など患者の得意分野や興味のあるものを通して働きかけをしていくことが望ましい．そのなかから，患者の意外な面が発見され，患者の特徴に応じた対応や今後の方針が決まってくることがある．

#### ④ 家族への十分な配慮

　家族は，不幸にも病気になってしまった患者をどう扱っていいかわからず苦労してきた場合が多い．これまでの苦労に加え，家族が病気の原因だと医療者から責められた経験があるかもしれないし，病気の原因をつくったのは自分たちではないかと罪責感をもっていることもよくある．

　診断がついたあとでも，家族の一員である患者にどのように接していいのか，これから患者はどうなっていくのかわからず，不安を感じていることも多い．また，疾病認識，希望，治療および今後の方針が，患者と家族の間でずれていることがしばしばあり，それらの調整，方針の決定は大変難しい．

　とくに統合失調症は慢性疾患であるので，情報が医療者から患者・家族へと一方向のみにならないように，また，患者か家族の一方の考えに医療者が偏らないように配慮しながら，最終的に家族が協力し，患者を受け入れてもらえるよう，十分な情報を交換しておくことが大事だと思われる．

#### ⑤ スタッフの連携が重要

　治療においては，医師・看護師・作業療法士・ソーシャルワーカー（精神保健福祉士や社会福祉士），臨床心理士など各職種が，専門知識を総動員して治療に当たる必要がある．

　とくに入院治療においては，疾病の重篤さのみならず，家族背景の複雑さや病的体験に基づく衝動行為などの言動異常が問題である場合もあり，職種間で情報によどみがないように，できるだけ詳細に診療録に記載し，定期的に打ち合わせをすることが重要である．

　多職種が連携して治療にかかわることから，患者の状態像の把握や新たな情報の入手ができるだけでなく，間違った治療方向の転換ができ，患者の治療が促進される．

#### ⑥ 社会復帰に向けて

　最初に精神科の入院患者約28万人のうち約半数が統合失調症であると推定されると書いた．精神科病床の平均在院日数は短縮してきているものの，現在でも環境さえ整えば退院できる統合失調症の長期入院患者（社会的入院）がかなりの割合で存在すると推定される．しかしながら，退院し，人間としてあたり前の社会生活を送る（ノーマライゼーション）ためには，家族にまかせるだけでなく，社会資源の利用や地域住民の温かい支援が必要である．

### ⑦ 発症予防と経過：薬物による予後の改善

経過は，前駆期，病相期，残遺期に分かれる．前駆期では前述したように，非特異的な症状が目立ち，病相期では妄想や幻覚など陽性症状を中心とした特徴的な症状，残遺期では陰性症状が中心となる．統合失調症は，100人患者がいれば100の病気があるといわれるぐらい，種々雑多な疾患の集まり（症候群）である．

しかしながら，統合失調症の一般的な経過，予後について知っておくことは，患者や家族に対して説明するうえで大事である．

予後は，これまでの研究から波状経過をたどるものが多いものの，1/3はほぼ障害を残さずに回復し，1/3は寛解増悪を繰り返し，残りの1/3は徐々に陰性症状のために社会生活機能が低下するとされてきた．

近年，非定型抗精神病薬など薬物療法の進歩により，その予後は改善してきており，重度の障害が続くものも1/5程度とされている．とくに初発患者については，その1/2は完全かつ長期的な回復を期待できるとされる．

最近になり，典型的症状をもつ統合失調症患者が少なくなり，軽症化していることが注目されている．早期の治療導入や精神医学的啓発の進展がその要素の一つかもしれない．一方で，「ひきこもり」「不登校」といった症例の中に統合失調症と診断される者が含まれていることも事実で，統合失調症に関する幅広い啓発と同時に，症例ごとに時間をかけた粘り強い対応が求められることも多い．

発症の予防については，いまだ決め手はない．今後，遺伝的研究や薬物反応性研究などから病因にかかわる因子を明らかにしていくことを積み重ねながら，発症に影響を与える因子を一つずつ整理していくことが望まれる．そのうえで，発症にかかわる環境因も整理していくことができる可能性がある．一般内科疾患と同様，精神障害においてもプライバシーに十分な配慮を行いながら研究を進めていくことが，長期的な患者の治療の進展に重要であろう．

### ⑧ 犯罪と統合失調症（「第Ⅶ章　司法精神医学」を参照）

一般通念と比べ，精神障害者が刑法に触れる行為を行う比率は1%程度と決して高くない．ただ，殺人，放火など重大な犯罪については，一般よりも明らかに高い傾向がある．統合失調症で犯罪を起こした者の犯罪動機を調べると，妄想や幻覚など病的体験に直接動機づけられており，患者本人も自殺

の意図を伴うものが多い.

　これらの犯罪に対して刑法では,「自らの意思で犯罪を行ったと思えないものに対しては,罪を問えない」と考え,精神障害のため善悪がわからず,自分の行動をコントロールできない状態にある人(心神喪失者)の行為は罰せず,中等度程度の精神障害のため,同様の状態にある人(心神耗弱者)は,罪を軽くすると定めている(刑法39条).

　しかしながら,精神障害に対する十分な治療が行われず,また,さまざまな葛藤,孤立から事件を再び起こしてしまう場合もある. このようなことを避けるためには,継続的な医療を受け,仲間と一緒に地域で暮らせる福祉が行き届いていることが必要である. そのため,重大な他害行為を行ったが精神障害を理由として不起訴処分や無罪となった者に対して,医療および観察の要否とその内容の審判が行われ,その結果に応じて,強制入院や精神保健観察下での強制通院を科す「心神喪失者等医療観察法」が2005(平成17)年7月に施行された. この法律は,基本的人権に反するなどの意見はあるものの,ある程度再犯を予防し,患者に治療導入をできるのではないかと考えられている.

### ⑨ 障害者の支援に関する法律と統合失調症

　これまで統合失調症など精神障害は他の障害(身体障害および知的障害)者に比べて制度整備が遅れ,社会資源に乏しく自立のためのサービスも不十分な状況が続いていた. 2005(平成17)年10月31日に障害者自立支援法が成立し,2006(平成18)年4月1日から施行された. この法律によって,3障害(精神障害,身体障害,知的障害)は統一され,障害の種別に関係なく,障害者が地域で安心して暮らしていけるために,市町村を中心としてサービス提供していくことになった.

　効率的で公平な透明性の高いサービスを確保するためには,サービスを利用する障害者本人にも利用量に応じて自己負担を求めることとなり,精神保健福祉法の通院医療費公費負担制度で一律5%だった自己負担額は,自立支援医療費支給認定となり,原則10%となった. また,福祉体系や事業体系は再編され,いずれの障害者でも自立できるように地域生活への移行や就労支援といった事業が創設され,雇用施策との連携も強化された. 障害者自立支援法は2013(平成25)年に障害者総合支援法へ名称が変更された.

　一方で，精神障害者保健福祉手帳に写真が貼付されることとなり，他の障害と同等の公共交通機関の運賃割引や各種公共施設利用料の割引などのサービスが受けられるようになった．

　しかし，今日でも，上記のような障害者の自己負担，社会復帰施設・サービス体系の再編など多くの問題を抱えている．長期入院中の統合失調症患者では，精神状態が落ち着いていても，社会生活を送る能力に欠けるため，退院したとしても自活できる社会的なサポート体制がほとんどないため退院できず（社会的入院），また，退院したとしても再発し再入院する者が多かった．

　これらの法整備により，統合失調症患者が，ただ退院して地域で生活するというだけでなく，自立し豊かな生活を送れるかについては，今後の動向をうかがう必要がある．

　2013（平成 25）年の障害者雇用促進法の改正で，法定雇用率に精神障害が組み入れられた．今後，精神障害者の雇用がさらに拡大していくと思われる．

## 2　妄想性障害

　幻覚や思路障害，緊張病性の異常などの症状が乏しいため，統合失調症とは診断できないが，明らかな妄想が存在するものをいう．妄想は，比較的固定・体系化された妄想が多く，その妄想にとらわれた異常行動を示すことはあっても，その他の行動はとくに問題がみられないことが多い．

　急性に起こってきた妄想については，比較的薬物によく反応し予後が良いものもあるが，多くは慢性的で，薬物の反応性に乏しく，妄想を消失させることは難しい．ただし，薬物の使用により感情を安定させ攻撃性を抑えることは可能であり，また，患者との十分な信頼関係により異常行動を起こさないようにすることができる．時間をかけて患者−治療者関係を形成することが治療上重要である．ICD-11 では，うつ病，躁病または混合性の気分のエピソードがない場合に発生する単一の妄想あるいは相互に関連した一連の妄想が，最低 3 カ月以上（通常はもっと長く）持続的に発展することが特徴とされている．

〈富永武男〉

## D　気分障害

　気分障害とは、かつてうつ病・躁うつ病とよばれていた疾患であり、気分・感情の障害を主としてそれに意欲や思考、種々の身体症状を伴う疾患群である。重症になると、一時的に妄想や幻聴などの精神病症状を伴うことがある。回復すれば機能障害を残さず、病前の状態に戻ることが多い。

## 1　病型

　気分障害はうつ状態のみの抑うつ障害（うつ病）と、うつ状態と躁状態あるいは軽躁状態の両方のエピソードを併せ持つ双極性障害（躁うつ病）とに大別される。

### ■抑うつ障害（うつ病）

　好発年齢は 20 ～ 30 歳代の他、50 ～ 60 歳代の壮年期での発病も多い。12 カ月有病率は 1 ～ 8％、生涯有病率は 3 ～ 16％と高い。男性に比べて女性に多い。

　抑うつ障害は有病率の高いごく身近な精神疾患であり、それだけに抑うつ障害によってもたらされる社会経済的な損失は大変大きい。

### ■双極性障害（躁うつ病）

　初発年齢は 20 歳代が最も多く、一般に抑うつ障害よりも若く発症する。日本での 12 カ月有病率は、およそ 0.7％程度とされ抑うつ障害よりも少ない。男女差はない。

　とくに若年で発症した抑うつ障害患者が経過中、躁状態や軽躁状態となり双極性障害であったと判明する例がしばしばある。

## 2　症状

　表1に示すように、うつ状態とは気分、感情、意欲、思考が低下した状態で、躁状態・軽躁状態ではそれらが高揚した状態である。

**表1** うつ状態およびそう状態における気分，感情・意欲・思考

|  | うつ状態 | 躁状態 |
|---|---|---|
| 気分，感情 | ↓ | ↑ |
| 意欲 | ↓ | ↑ |
| 思考 | ↓ | ↑ |

## ■うつ状態

### ① 気分，感情の障害

抑うつ気分：1日中いやな気分が続き，どんなに好きなことをしても全く気が晴れない．朝起きた時が一番ひどく，憂うつ感，悲哀感，厭世観，絶望感などで表現される．患者は「落ち込んでいる」「滅入っている」「無性に寂しい」などと訴える．

### ② 意欲の障害

精神運動制止：気力のない状態で，動作がいつもよりゆっくりになる．患者は「気力が出ない」「何をするにもおっくう」などと訴える．仕事も，家事も，趣味さえもおっくうになる．いつも楽しみにしていたテレビや，毎朝読んでいた新聞にも興味や関心を失う．人に会うのもわずらわしく感じ，閉じこもりがちになる．

### ③ 思考の障害

a) 思考制止：頭の働きがいつもよりゆっくりになり，考えが前に進まない．患者は「考えがまとまらない，進まない」と訴える．判断力が低下し，いつもならすぐ決断できることでも迷ってしまい，なかなか決められない．会話においてもなかなか言葉が出てこずに返答が遅くなる．この症状のために，高齢者のうつ状態が認知症と間違われることがある．

b) 微小妄想：物事を現実よりも悪くとらえて信じ込み訂正が利かない．何か罪深いことをしてまった（罪業妄想），お金がない，破産してしまう（貧困妄想），重大な体の病気にかかっている（心気妄想）がある．

c) 希死念慮：死にたいと考える．自殺は，病初期と回復期に多く，とくに病状が少し良くなってきたときに注意が必要である．

### ④ 身体症状

身体症状のみを強く訴え，精神症状が目立たないこともしばしばある．原

因不明の体の不調が続いている場合は，うつ状態の可能性がある．

a) 睡眠障害：夜間に何回も目が覚めたり（中途覚醒），暗いうちから目が覚める（早朝覚醒），朝起きた時にぐっすり寝た感じがしない（熟眠感の欠如）．

b) 疲労・倦怠感：ちょっとしたことをするだけで非常に疲れる．「体がだるい」と訴える．単なる疲労でないため，少し体を休めるだけでは回復しない．

c) 食欲不振：食欲がなくなり，体重が減る．患者は，好きなものを食べても，「おいしくない」「砂をかむような」などと表現する．

d) 痛み：頭痛，歯痛，胸痛，腹痛，背部痛，腰痛，四肢痛，関節痛，筋肉痛などを訴える．この場合，器質的異常がないが，器質的所見から推定される以上に痛みが強い．鎮痛薬があまり効かないことも多い．

e) その他：肩こり，口渇，便秘，下痢，悪心，嘔吐，呼吸困難感，心悸亢進，性欲減退，月経異常，頻尿，かすみ目，めまい，耳鳴り，頭重感，発汗，振戦などあらゆる身体症状が出る可能性がある．

## ⑤ 日内変動

症状の強さが1日のうちで変動する．朝が最も悪く，夕方には少し改善することが特徴的である．

## ■ 躁状態，軽躁状態

### ① 気分・感情の障害

a) 爽快気分・気分高揚：理由もなく，爽快で高揚した気分が出現する．楽しくてたまらず，自信に満ち，楽観的で，万能感を感じる．無遠慮，尊大，傲慢好訴的な態度を示す．

b) 易刺激性：ささいなことに激怒し，周囲の人に攻撃的で感情の起伏が激しくなる．

### ② 意欲の障害

a) 多弁：大きな声で早口に絶え間なく喋り，話を止めることができない．

b) 過活動・多動：じっとしていられず，絶えず動き回り，手当たり次第に何かしようとするが，一つのことを集中することができない．対人交流も増加するが他人に過干渉になり，トラブルが生じる．過度な浪費や無

謀な運転，無分別な性的逸脱行為がみられる．

### ③ 思考の障害

a) 観念奔逸：思考の回転がよくなり，いろいろな考えが湧き出す．しかし，考えがあちこちへ飛ぶので，会話の話題が次々と変わり，話は飛躍する．

b) 誇大妄想：思考内容は，誇大的，楽観的で，自分を過大評価し，現実離れしたことをいう．血統妄想，宗教妄想，発明妄想などがある．

### ④ 身体症状

a) 睡眠障害：疲れを感じず，夜も眠らず動き続け，「眠らなくても平気」などと話す．睡眠欲求が減少する．

b) 食欲亢進：食欲旺盛だが，活動量が多く休息をとらないため，体重はむしろ減少することがある．

c) 性欲亢進：常時に比べ性欲が高ぶる．性的逸脱行為に及ぶことがある．

軽躁状態では躁状態と同じような症状がみられるが，持続期間が短く，程度も軽い．

## 3 病因

病因は不明であるが，脳内の神経伝達物質であるセロトニンやノルアドレナリンの異常が関係していると考えられている．遺伝素因，病前性格との関わりも指摘されている．

### ■ 遺伝とのかかわり

抑うつ障害についての双生児研究で二卵性では12〜42%，一卵性では23〜53%の一致率があると報告されている．家系研究からも抑うつ障害の第一親族発症率は一般人口よりも高いとされている．双極性障害では双生児研究で二卵性の一致率が10〜30%程度であるのに対し，一卵性では70%以上の一致率が報告されており，一般に双極性障害のほうが抑うつ障害よりも発症に遺伝素因のかかわりが大きいと考えられている．

## ■病前性格との関連

### ① 循環気質

双極性障害に罹患しやすいと言われている性格傾向で，以下の３つの特徴からなる．

　a) 人づきあいが良い，親切である，親しみやすい

　b) 朗らかである，ユーモアに富む，激しく興奮しやすい

　c) 物静かである，落ち着きがある，物事を苦にする，柔和

### ② 執着性格

抑うつ障害に罹患しやすいと言われている性格．

一度起こった感情が長く持続し，かつ増強する傾向を有する．仕事熱心，凝り性，徹底的，正直，几帳面，強い正義感，ごまかしやずぼらができないなどの特徴がある．

### ③ メランコリー親和型性格

抑うつ障害に罹患しやすいと言われている性格で，執着性格と類似する部分あり．

秩序を重んじ几帳面で要求水準が高く，過度に良心的で他人に配慮しすぎる性格である．過剰適応になりやすく，既存の体制やルールが変化したり，依存対象を喪失した場合，悲哀や罪責感を抱きやすい．

## 4 診断

診断は国際的な診断基準に基づいて行われる．ここでは2019年に改定され，近年中に邦訳されるICD-11における気分障害の診断基準について概説する．

気分障害は，特定の種類の気分エピソードと，その経時パターンによって定義づけられる．気分エピソードの主なタイプは，1) 抑うつエピソード，2) 躁病エピソード，3) 混合性エピソード，4) 軽躁病エピソードである．

抑うつエピソードは感情クラスター，認知行動クラスター，自律神経クラスターに分類される特徴的な症状のうち少なくとも５つが，２週間以上出現していること，このうち少なくともひとつの症状は，感情クラスターに属するものであることが診断の基準になる．

躁病エピソードは多幸感，易刺激性などの気分の高揚と活動性の増大が少なくとも1週間持続することに加え，多弁さや観念奔逸などの特徴的な症状がいくつかみられることが診断の基準となる．

混合エピソードは躁症状とうつ症状が同時，あるいは急速に後退する形で出現する場合に診断される．また，軽躁病エピソードでは躁病エピソードでみられるのと同じではあるが，程度が軽く（入院を必要としない），数日間持続する場合に診断される．

### 抑うつ障害群

a) 単一エピソード抑うつ障害：単一の抑うつエピソードがみられているか，またはその既往がある．

b) 反復性抑うつ障害：現在のエピソードを含めて，少なくとも2回の抑うつエピソードの既往がある．

c) 気分変調性障害：抑うつエピソードの基準を満たさない軽いうつ状態が2年以上持続する．

d) 混合性抑うつ不安障害：抑うつ障害または不安障害の診断を満たさない程度の軽い抑うつ症状と不安症状が2週間以上持続する．

### 双極性障害および関連障害群

a) 双極 I 型障害：少なくとも1回の躁病または混合性エピソードの既往がある．通常は抑うつおよび躁病または混合性エピソードを反復する．

b) 双極 II 型障害：少なくとも1回の軽躁病エピソードに加えて，少なくとも1回の抑うつエピソードの既往がある．躁病や混合性エピソードの既往がない．

c) 気分循環性障害：少なくとも2年以上の期間にわたり，抑うつエピソードや軽躁病エピソードの基準を満たさない程度の気分の不安定な時期が多数存在する．

## 5  治療

### ■抑うつ障害の治療

#### ① 心理教育と休養

患者が納得しやすいように工夫して「うつ病とは何か」を伝え，現在の状

態は病気によってもたらされていることを説明する．治療にはまず休養が必要であることを説明し，会社や学校などを休ませることも検討する．療養中は重大な決断をせず，先延ばしにするように指導する．家族や周囲の人にはうつ病の急性期には「励まし」や「気晴らしの誘い」が逆効果になることを理解してもらう．

　希死念慮があって自殺のリスクが高いと考えられる場合のほか，自宅では休養がとれない場合にも入院による療養を検討する．

## ② 薬物療法

　中等症・重症の抑うつ障害については薬物療法が有効である．近年では副作用が少ないという観点から新規抗うつ薬である選択的セロトニン再取り込み阻害薬（SSRI），セロトニン・ノルアドレナリン再取り込み阻害薬（SNRI），ノルアドレナリン作動性・特異的セロトニン作動性抗うつ薬（NaSSA）が第一選択となることが多い．いずれも十分な量を十分な期間（4〜6週間）使用した上で効果を判定する．効果がなければ薬を変更するが，その際に古典的な三環系抗うつ薬が用いられることがある．抗うつ薬の効果が多少はみられるが十分ではない場合には，非定型抗精神病薬や炭酸リチウム，甲状腺ホルモン剤などを抗うつ薬と併用する増強療法を行うことがある．妄想など精神病症状を伴ううつ状態の場合は，抗うつ薬と抗精神病薬を併用して治療する．

　改善した後も再発を予防するためにしばらくは内服を継続し，減量や中止は慎重に行う必要がある．

## ③ 電気けいれん療法

　自殺の危機が切迫している場合など生命の危機が差し迫った例や薬物療法が無効な例には修正型電気けいれん療法（m-ECT）の実施を検討する．頭痛や一過性の健忘などの副作用はあるが比較的安全に実施できる治療である．ECT後にしばしば再発を繰り返す例もあり，改善した状態を保つために維持電気けいれん療法を継続的に実施することもある．

## ■ 双極性障害の治療

　双極性障害の治療は薬物療法が中心となる．とくに躁状態においては周囲への影響や社会的損失の大きさを考慮して入院治療を要することが多い．

　薬物療法には主に気分安定薬と非定型抗精神病薬を使用する．改善後も再

発の予防のため長期間にわたって内服を継続する必要がある．うつ状態であっても躁転や1年間に4回以上の再発を繰り返すラピッドサイクラー化のリスクがあるため，三環系抗うつ薬での治療や抗うつ薬単独での治療はしない．

## 6 経過・予後

　躁状態，うつ状態ともに病前の状態まで回復することが多く，病相予後は一般に良好である．経過はさまざまであり，生涯一度だけのエピソードで終わる人もいれば，何度も繰り返す人もいる．抑うつ障害の50〜80%は再発を繰り返すとされており，5年間の再発率は40%程度といわれている．また，抑うつ障害の5〜10%は経過中に双極性障害になる．双極性障害は慢性再発性の経過をたどり，治療しなければエピソードを繰り返すごとに，次のエピソードまでの間隔が短くなる傾向がある．

　ラピッドサイクラーは，治療が効きにくい．双極性障害の人でも躁状態よりもうつ状態のエピソードのほうが多く，躁状態だけの人はきわめてまれである．

　抑うつ障害，双極性障害いずれも自殺による死亡が問題になる．とくに双極性障害患者は抑うつ障害患者よりも自殺による死亡の割合が高く，死亡原因の約20%が自殺である．

■文献
1) 石元康仁. D. 気分障害. In: 上野修一, 他編. コメディカルのための専門基礎分野テキスト 精神医学. 3版. 東京: 中外医学社; 2004. p.173-83.
2) 神庭重信, 上島国利, 野村総一郎, 他. ⑨気分（感情）障害. In: 山内俊雄, 他編. 専門医をめざす人の精神医学. 第3版. 東京: 医学書院; 2011. p.446-63.

〈渡部真也〉

# E 神経症性障害

　ここでは，従来「神経症」とよばれていた疾患群について解説する．神経症は古典的な用語で，心理的要因によって発症する疾患を指す．診断学の変遷に伴い，近年の ICD（世界保健機関による国際疾病分類）や DSM（アメリカ精神医学会による分類）では神経症という診断名は用いられず，より細かい分類がなされている．神経症の流れを汲む疾患（以下，神経症性障害という）を，ICD-11 に基づき 表1 に示した．

## 1 疾患概念

　神経症性障害は，基本的にはその発症に心理的要因（心理的負荷 / 心的ストレス）が大きく関与する．心理的負荷は，さまざまな精神症状や身体症状を引き起こす可能性がある．「震災にあってから眠れなくなった」「失恋してから食欲がない」などがその例である．多くの場合は軽度かつ一過性の反応で治まる．しかし，日常生活に支障をきたすほどの症状が長期間持続する場合は疾患とみなし，治療の対象となりうる．

## 2 発症機序

　神経症性障害の発症には，外的要因と内的要因の双方が関連する．

　外的要因とは，心理的負荷や環境による刺激などを指す．

　内的要因には，ストレス対処能力や生物学的素因が含まれる．同じような心理的負荷がかかった場合でも，発症する人としない人がいるのは，この内的要因の差によるものである．

　ストレス対処能力は性格や知的能力に左右される．精神分析理論によると，防衛機制（後述）がうまく働かなかったり，あるいは過剰に働きすぎたりした結果，神経症性障害が発症するとされている．また，生物学的素因として，脳内神経伝達物質のバランスの乱れが発症に関与することが知られてきている．なかでもセロトニンは不安や恐怖などの情動と密接に関連すると考えられている．

**表1** ICD-11 の神経症性障害 (一部省略)

不安または恐怖関連症候群
　6B00　全般性不安症
　6B01　パニック症
　6B02　広場恐怖症
　6B03　限局性恐怖症
　6B04　社交不安症
　6B05　分離不安症
　6B06　場面緘黙
強迫症または関連症群
　6B20　強迫症
　6B21　醜形恐怖症
　6B22　自己臭症
　6B23　心気症
　6B24　ため込み症
　6B25　身体への反復行動症群 (抜毛症, 皮膚むしり症)
　8A05　トゥレット症候群
ストレス関連症群
　6B40　心的外傷後ストレス症
　6B41　複雑性心的外傷後ストレス症
　6B42　遷延性悲嘆症
　6B43　適応反応症
　6B44　反応性アタッチメント症
　6B45　脱抑制性対人交流症
解離症群
　6B60　解離性神経症状症
　6B61　解離性健忘
　6B62　トランス症
　6B63　憑依トランス症
　6B64　解離性同一性症
　6B65　部分的解離性同一性症
　6B66　離人感・現実感喪失症

(http://icd.who.int/en　著者による和訳)

## 3　防衛機制

　防衛機制とは，心理的負荷がかかった時に，自分を守り精神を安定させようとする心のメカニズムのことである．代表的な防衛機制とその例を示す．

　① 抑圧：不快な記憶や体験などを無意識に閉じ込めたり忘れたりしようとする機制．

　　→例) 虐待を受けていたころの出来事を思い出せない．

② **合理化**：欲求が満たされない時，理由をつけて自分を正当化する機制．
　　→例）どうせあのブドウはすっぱいから，手に入らなくてもかまわない．

③ **補償**：劣等感を別の面で補おうとする機制．
　　→例）スポーツが苦手なので勉強を頑張る．

④ **代償**：欲求が満たされない時，獲得しやすい別の対象で満足させる機制．
　　→例）ペットが飼えないので動物の動画を見る．

⑤ **昇華**：社会的に認められない欲求を，認められることに置き換える機制．
　　→例）相手を殴りたい気持ちをスポーツで発散させる．

⑥ **反動形成**：抑圧された感情と正反対の態度や行動をとる機制．
　　→例）好きな子にいじわるする．

⑦ **投射（投影）**：自分が認めたくない感情を，他人の感情にする機制．
　　→例）私が彼を嫌いなのではなく，彼が私を嫌っているのだ．

⑧ **取り入れ**：他人の特徴を無意識に取り入れ，自分のことのように振る舞う機制．
　　→例）父親が社長であることを理由に，自分が重要な人物であるかのように振る舞う．

⑨ **同一化**：理想とする人の特徴を自分に取り入れて欲求を満たそうとする機制．
　　→例）憧れのモデルのファッションを真似る．

⑩ **退行**：より以前の発達段階に戻った反応を示す機制．
　　→例）妹が生まれてから，また指しゃぶりをするようになった．

⑪ **逃避**：困難から目を背ける．
　　→例）試験勉強をしなくてはいけないのに，部屋の掃除を始める．

## 4　各論

### 1　不安または恐怖関連症候群

　この群の疾患は，過度の恐怖や不安，あるいは行動上の障害によって特徴づけられる．疾患を区別する主なポイントは，何が不安の焦点になっている

かということである.

## ① 全般性不安症

　勝手に不安が浮かんできたり，日常的に起こる出来事に対して過剰な心配をしたりする疾患である．たとえば「家が火事になったらどうしよう」「急に親が倒れたらどうしよう」など，あらゆるものが不安の対象となり，少なくとも数カ月症状が持続する．筋緊張，落ち着きのなさ，自律神経症状（たとえば発汗や手の震え），集中力の低下，睡眠障害などの症状を伴いやすい．

## ② パニック症

　状況や刺激によらずパニック発作が繰り返し出現する疾患である．パニック発作とは，身体的には問題がないのに動悸や発汗，過呼吸，震えなどの自律神経症状が生じる不安発作を指す．加えて，パニック発作では「このまま苦しいのが続くと死んでしまうのではないか」という恐怖を伴うことも多い．患者は「また発作が起こったらどうしよう」という不安（予期不安）のため外出などを避けがちとなり，しばしば社会生活に支障をきたす．

## ③ 広場恐怖症

　ここでの「広場」とは，すぐに逃げ出すことのできない場所や，助けを求めにくい状況のことを指す．たとえば，飛行機や電車，渋滞の車中，混みあった映画館などがあげられる．そのような場面で強い恐怖や不安，あるいはパニック発作が生じるのが，広場恐怖症である．外出先が限られる，一人で行動するのが難しくなるなどの困難が生じやすい．

## ④ 限局性恐怖症

　特定の（1つ，または複数の）物体や状況にさらされた時に，強い恐怖や不安が生じる．クモ恐怖症，先端恐怖症，高所恐怖症，閉所恐怖症などがその例である．

## ⑤ 社交不安症

　社会的な場面（主に他人から注目される可能性がある場面）での強い恐怖，不安を特徴とする．たとえば，人前でスピーチをしたり，大勢いるところで食事をしたりする状況で「悪い評価を受けたらどうしよう」「変に思われたらどうしよう」など，著しい不安や緊張が生じる．これにより会議に出席できなくなる，給食の時間が嫌で学校に行けなくなるなど，社会生活に困難が生じうる．

## ⑥ 分離不安症

その人が愛着を持っている特定の人に関する強い恐怖，不安を感じる疾患である．通常，子どもの場合は両親や他の家族，大人では恋人や配偶者，自分の子どもが対象となる．「大切な人が事故に遭って，いなくなるのではないか」「自分が誘拐されて会えなくなるのではないか」といった不安が生じ，その人と離れることを過剰に嫌がったり，悪夢を見たりする．これらの症状が少なくとも数カ月持続する．

## ⑦ 場面緘黙

適切な言語能力を備えているにもかかわらず，特定の場面でのみ，いつも話すことができなくなってしまう疾患である．症状は 1 カ月以上続き，社会的コミュニケーションは妨げられてしまう．たとえば，家の中ではまったく問題なく話せる子どもが，学校では一貫して話せないようなケースが考えられる．

## 2 強迫症または関連症群

この群には，ある思考や行動が反復してしまい，社会生活に支障をきたす疾患が含まれている．

## ① 強迫症

持続的な強迫観念と強迫行為を特徴とする．

強迫観念は，反復的・持続的な不安を引き起こす思考やイメージのことをいう．強迫観念を中和しようとして行われるのが強迫行為である．強迫症にはいくつかのパターンがあり，確認行為が中心となるもの，清潔を保つ行為が中心となるものなどがある．たとえば，外出時に「鍵をかけ忘れたのではないか」と不安になり（強迫観念），10 回以上玄関とバス停を往復する（強迫行為）というのは前者にあてはまる．また，「家の中に何かばい菌を持ち込んでしまうのではないか」と不安になり（強迫観念），2 時間以上，手を洗い続ける（強迫行為）は後者の例である．これらの症状に時間がとられると日常生活が立ち行かなくなり，外出が困難となったり，時には家庭内での行動範囲が限定されたりすることもある．

## ② 醜形恐怖症

他人から見てもまったく気にならないような外見上の欠点を，過剰に意識

し続けてしまう疾患である．周囲の人がその欠点のことについて話したり笑ったりしているように感じることも少なくない．その結果，欠点を隠したり変えたりしようとする過剰な行動（たとえば，美容整形を繰り返す）や，苦痛を回避するための行動（たとえば，自宅にこもってしまう）に至ることもある．

### ③ 自己臭症

他人がほとんど（あるいはまったく）気づかない悪臭を自分が放っているに違いないという思考を特徴とする．「自分の口臭はひどい」「おならが常に漏れている」などと感じ，たまたま他人が鼻をすすったのを見て「やはり自分は臭うのだ」と確信してしまうことさえある．このため，体臭を何度もチェックしたり，洗浄を繰り返したりするような過剰な対処行動をとることも少なくない．

### ④ 心気症

1つまたは複数の，重篤な，進行性の病気にかかることへの持続的な恐怖を特徴とする．通常であれば気にしなくてよいような体の感覚であっても，重大な病気の前ぶれに違いないと確信し，過剰な行動をとる．たとえば，ごく軽いめまいが生じただけで「脳出血を起こしたのではないか」と不安になり，方々の医療機関を受診してしまう．複数の医師から身体的には問題ないと保証されても「何か見落とされているのではないか」と安心できないことが多く，ドクターショッピングに陥るケースもある．

### ⑤ ため込み症

価値に関係なく物品を過剰に集めたり，物を捨てるのが難しかったりするために，自分の所有物がどんどん蓄積してしまう疾患である．通常の趣味的なコレクションとは異なり，集めた物品のせいで足の踏み場がなくなったり，積み上げた物が崩れる危険性があったりしてもため込み行動が持続するのがこの疾患である．

### ⑥ 身体への反復行動症群（抜毛症，皮膚むしり症）

自分の皮膚に対する反復的・習慣的な行動を特徴とする．たとえば毛髪などの体毛を抜き続ける，治りかけの傷や唇の皮を剥き続けるなどの行動がみられる．短い時間であっても1日に数回行ったり，長期間にわたり反復したりすることも多く，皮膚トラブルや外傷の元となる．

#### ⑦ トゥレット症候群

チック症のうち，多彩な運動チックと音声チックの両方が存在するものを指す．チックとは，突発的に生じる，急速かつ不規則な，反復性の不随意運動（意図しない運動）のことをいう．

運動チックは，瞬きやうなずき，顔をしかめるなどの動きが代表的である．音声チックは，鼻すすりや咳払い，あるいは汚言（通常人前で言わないほうがよい単語を言ってしまう）を含む．心理的要因が症状悪化に関与するため精神科の受診に至ることもあるが，ストレスや養育の問題で生じる疾患ではない．根本は神経学的疾患であり，薬物療法の対象となる．

### 3　ストレス関連症群

ここでは，神経症性疾患のなかでも，発症と心的ストレスとの関連がとくに深いものを取り扱う．診断には発症に関わるストレスイベントの存在が必須である．つまり，そのストレスを経験しなければ発症しなかったと考えられることが診断の基本条件となる．

#### ① 心的外傷後ストレス症

PTSD（post-traumatic stress disorder）と略されることも多い．非常に脅威的な出来事（トラウマイベント）を経験したり目撃したりした後に発症する可能性がある．

主要な3つの特徴として，1) 再体験，2) 回避，3) 過覚醒があげられる．再体験にはフラッシュバック（突然，原因となった出来事が頭に浮かぶ）や悪夢がある．回避は，トラウマイベントを連想させる場所や行動などを避けることを指す．過覚醒には，予期しない音への過剰な驚きや睡眠障害などが含まれる．これらの症状が数週間にわたり持続すると，この疾患の可能性を考える．

#### ② 複雑性心的外傷後ストレス症

トラウマイベントが長期的・反復的に繰り返された場合に発症する可能性がある．代表的なものは，長期的な家庭内暴力や子どもへの虐待である．心的外傷後ストレス症の症状に加え，感情コントロールの難しさ，自責感（「自分には価値がない」「暴力を振るわれたのは自分が悪かったからだ」など自分を責める気持ち），対人関係の困難さ（たとえば，他人と親密になれないなど）

も生じる.

### ③ 遷延性悲嘆症

　配偶者やパートナー, 親, 子どもなどが死亡した後, 強烈な心の痛みが長期間続く状態を指す. 多くの場合, 人は近親者の死に直面しても, 時間の経過とともに悲しみは薄まり元の生活を取り戻していく. しかし, 6カ月以上にわたって強い悲しみや怒り, 喪失感, 罪悪感が持続したり, あるいは死を受け入れられないままであったりする場合にはこの疾患に該当すると考えられる.

### ④ 適応反応症

　心的ストレスがかかれば誰しも不快になるが, 通常考えられるよりも強い苦痛を生じ, 社会生活に支障をきたしている（不適応反応）場合に診断する. 症状は多彩で, 気分の落ち込みや不安, あるいは素行の障害（暴力や不適切な飲酒など）が生じうる. 通常, ストレスイベントから1カ月以内に症状は出現し, そのストレスの原因から離れることができれば, 6カ月以内に症状は改善する.

### ⑤ 反応性アタッチメント症

　小児のみに適用される疾患である. 著しく不適切な育児（虐待など）を受けていた子どもが, 安全で適切な養育が受けられるようになってからも, 養育者や他の大人に対して頼ったり甘えたりできない（愛着の障害がある）のが特徴である. イライラ, 過敏性, 自己評価の低さなどを伴うこともある. 通常は5歳以前に症状がみられ始める.

### ⑥ 脱抑制性対人交流症

　反応性アタッチメント症と同様に, 著しく不適切な育児を受けた小児にみられる可能性がある. 反応性アタッチメント症は大人との距離が開きすぎるのに対し, 脱抑制性対人交流症では大人に接近しすぎるのが特徴である. まったく知らない大人でも警戒せず付いていったり, べったり甘えたりといった行動がみられる. ⑤と⑥は一見真逆のようにみえるが, 適切な愛着行動がみられないという点で共通している.

## 4 　解離症群

　たとえば, あなたが「昨日は寒かったからコートを着た」とする. 寒いと

感じたこと，コートを着たという動作，それらの記憶，あるいはそこにいた昨日のあなた自身，これらはすべて「今日ここにいるあなた」とつながっている．通常，1人の人間においては，知覚や運動，記憶，自己同一性（時間や場所によらず，自分は自分であるという感覚）は「つながった1つのまとまり」と認識される．

　解離とは，このまとまりが一部途切れたり，乱れたりする状態を指す．ICD-11では一部を除き明記されていないが，一般には，解決できないような心理的負荷や葛藤が生じた際に，解離症状が出現するとされる．強いストレスから精神を守るための，一種の防衛機制ともいえる．この状態は無意識に作り出されるものであり，詐病とは異なる．

　まとまりの途切れ方，乱れ方により，いくつかの下位分類がある．いずれの場合も，症状を説明できるような身体的な原因が存在しないことが前提となる．

### ① 解離性神経症状症

　自分というまとまりから，運動や感覚のつながりが途切れている状態を指す．たとえば，ショックな出来事があってから足が動かなくなった，手の感覚がなくなった，といった状態である．

### ② 解離性健忘

　嫌な出来事や思い出は記憶に残りやすく，「忘れたいのに思い出してしまう」という経験をする人は少なくない．解離性健忘はそれとは逆に，ストレスの多い出来事に関しての記憶が思い出せない状態である．たとえば，交通事故を目撃した時の記憶がない，虐待を受けていた時期の記憶がない，などがあげられる．

### ③ トランス症

　周囲の状況を認識できる範囲が異常に狭くなったり，感情を喪失したような状態に陥ったりすることである．また，本人は意図しないままに，ある運動や姿勢，なんらかの発語を繰り返すこともある．

### ④ 憑依トランス症

　周囲の状況を認識できる範囲が狭まった状態で，外部のもの（たとえば，霊や神など）に人格が置き換わっているように見えるものである．俗にいう「取り憑かれた」という状況はこれに当てはまることがあるが，文化的・宗教的

な慣行では説明できないものを憑依トランス症という.

## ⑤ 解離性同一性症/部分的解離性同一性症

いわゆる「多重人格」である. 連続しない，2つ以上の異なるパーソナリティ状態が存在し，自己同一性が混乱した状態を指す.

パーソナリティ状態が変化すると，知覚や情動，認知，記憶，行動なども変化し，あたかも別人と入れ替わったような印象を周囲に与える. パーソナリティ状態が変化している間の記憶は別のパーソナリティ状態と共有されず，健忘を呈することも少なくない. これにより，記憶が途切れたり，学校や社会の中で一貫した対応をとれなかったりするため，生活全般に支障をきたしうる.

主となるパーソナリティ状態が通常の日常生活を送っており，時に他のパーソナリティ状態の侵入があるものを，部分的解離性同一性症という.

## ⑥ 離人感・現実感喪失症

現実のことだと認識しつつも，離人感や現実感喪失を経験することを指す. 離人感とは，自分自身の思考や感情，感覚，身体，行動を，自分の外部から観察しているかのように感じることをいう. 患者はしばしば，「もう1人の自分が，遠くから自分自身を見ているようだ」と表現する. 現実感喪失は，知覚していることを夢のようである・色褪せて見えると感じたり，生き生きと感じられなかったりするような感覚である.

## 5 治療

治療には大きく分けて，薬物療法と精神療法とがある. 通常はこの2つを併用するが，疾患の種類や重症度，原因や誘因によって，その比率は変化する.

### 1 薬物療法

神経症性障害のなかには，薬物療法によく反応するものがある. パニック症や社交不安症，強迫症，心的外傷後ストレス症などが薬物療法の対象となりうる. これらの疾患に共通するのは脳内神経伝達物質であるセロトニンのバランスの乱れが関与していると考えられる点であり，選択的セロトニン再

取り込み阻害薬 (selective serotonin reuptake inhibitors: SSRI) が治療に用いられる. 本邦で処方可能な SSRI には, フルボキサミン, パロキセチン, セルトラリン, エスシタロプラムがある. 適応疾患はそれぞれ多少異なるが, どの薬剤を使用する場合も, その患者に合った薬剤を, 十分量, 適切な期間用いることが重要である.

　症状が軽度であったり, 薬物療法への抵抗が強かったりする場合には精神療法のみで治療を進めることもあるが, 薬物療法と精神療法をうまく組み合わせることで, より早期の改善や安定が見込める可能性がある.

## 2　精神療法

　これまでに述べてきた通り, 神経症性障害はその発症に心理的負荷やストレス対処能力が関与することが多い. このため, 心理面にアプローチする治療, つまり精神療法はより重要な意味を持つ. 精神療法の詳細については別章を参照されたい.

　他の精神疾患にも共通するが, 基本となるのは支持的精神療法である. 神経症性障害の患者は不安や恐怖の苦しみに加え, 疾患が周囲に理解されにくいというストレスや悲しみを抱えていることも少なくない. 「ただの考えすぎ」「気にしなければいいだけなのに」「心が弱い」といった周囲の反応に傷ついていることさえある. 患者の訴えを支持, 受容し, 安心感をもって治療に臨めるよう働きかけることが重要である.

　その上で, より専門的な精神療法の実施を検討する. たとえば, 強迫症では曝露反応妨害法という行動療法, パニック症では認知行動療法などが選択肢となる.

〈亀岡尚美〉

## F 生理的障害および身体要因に関連した行動症候群

### 1 摂食障害

世界保健機関（WHO）の国際疾病分類（ICD-11[1]）のなかの「食行動症または摂食症群（feeding or eating disorders）」には，神経性やせ症，神経性過食症，むちゃ食い症（過食性障害），回避・制限性食物摂取症，異食症，反芻・吐き戻し症が含まれている．

本稿では，実際の臨床場面で治療する機会の多い神経性やせ症と神経性過食症を中心に解説する．

#### 1 神経性やせ症

本症は，意図的な食事制限とそれによる体重減少によって特徴づけられる．思春期青年期の女性に最もよくみられるが，まれに男性にも認められる．女性の有病率は1％弱程度と考えられている．本症の原因は未だ不明であるが，何らかの生物学的要因と心理社会的要因が合わさって発症すると考えられている[2,3]．診断は以下の項目によってなされる．

- カロリー摂取を制限し，その結果，有意に低い体重に至る．
- 低い体重であるにもかかわらず，体重が増えることに対する強い恐怖が存在し，体重増加を防ぐためのさまざまな行動が認められる．
- 体重や体型についての体験の仕方に障害がみられ，自己評価に対する体重や体型の過剰な影響や低体重の深刻さに対する認識の欠如が認められる．

神経性やせ症は，過食や排出行動（自己誘発性嘔吐など）の有無によって，摂食制限型と過食／排出型の2つに分類される．

本症のアセスメントでは，身体医学的アセスメントと精神医学的アセスメントの両方を行う必要がある．

身体医学的アセスメントとしては，下記の項目の評価が最低限必要である[4]．

- 体重／BMI（body mass index）
- 低血糖，電解質異常，心電図異常の有無
- 内分泌異常の有無
- 脳画像検査による脳器質性疾患の有無

また，精神医学的アセスメントでは，下記の項目を中心に評価を行う[4]．

- 食事制限や過食・嘔吐などの食行動異常の内容と程度
- 他の精神障害（気分障害，強迫性障害，社交不安障害など）の合併の有無
- パーソナリティの特徴（完璧主義傾向，強迫傾向，過剰適応傾向など）
- 問題認識の程度と治療意欲

　治療は，心理社会的治療が中心になるが，経過中に不眠，不安，抑うつ，強迫症状などがみられた場合は，それらの症状に対して適宜薬物療法が行われる．また，低栄養状態の患者に再栄養を行う場合は，再栄養症候群に注意する必要がある．

　海外の治療ガイドライン[5]では，本症の治療に推奨される心理的アプローチとして，認知行動療法（individual eating-disorder-focused cognitive behavioural therapy：CBT-ED），モーズレイ・モデルによる神経性やせ症治療（maudsley anorexia nervosa treatment for adults：MANTRA），専門家による支持的な臨床マネージメント（specialist supportive clinical management：SSCM）の3つがあげられている．そして，それらが患者に受け入れられないか無効である場合に，摂食障害に焦点づけられた精神力動的精神療法（eating-disorder-focused focal psychodynamic therapy：FPT）が勧められている．

　実際の臨床現場では，患者は自分の問題を十分に認識できておらず，治療意欲が低いことも多い．このような場合は，まず患者が自分自身の問題を直視して，治療を受けてみようと思えるように働きかけることから始める必要がある．

　患者の治療意欲を高めるための介入としては，極度にやせた状態の医学的なリスクについて共感的な態度で説明することや，現在の異常な食行動を続けることで将来起こりうることと患者が思い描く将来像とのギャップに目を

向けさせるようにすること，食行動の問題が維持されているメカニズムについていっしょに考えてみること，さまざまな不安に対する患者なりの対処行動が長期的にみると不利益をもたらしていることを自覚できるように働きかけること，といった方法があげられる[4]．そして，治療意欲が高まった段階では，認知行動療法などの専門的な精神療法を行うことが可能となる．

　治療は一進一退の経過をたどり，長期にわたることも多い．そして，治療意欲も経過中に変動するため，その都度，治療意欲を高める働きかけが必要となる．また，治療者は，神経性やせ症の患者が実際に食事量を増やして病気に立ち向かおうとする際に体験する強烈な不安やそれに付随するさまざまな思いを理解しようと努める必要がある．心理的アプローチを続ける際の重要なポイントは，安定した治療関係が維持できることである．なぜなら，ある程度の安定した治療関係の土台がない状態では，有効な心理的介入を行うことは難しいからである．

　そのため，患者の行動の背後にある不安を理解するとともに，患者が治療者（治療）をどのようにみているのかといったことにも目を向けながら，共感的なかかわりを続けることが大切である．

## 2 神経性過食症

　本症は，エピソード的に繰り返される過食と体重増加を避けるための継続的な努力によって特徴づけられる．女性の有病率は1〜3％程度と考えられている[2,3]．以下のような項目によって診断がなされる．

- 過食のエピソードを繰り返す．過食している時は，食べることを制御できないという感覚が存在する．
- 体重増加を防ぐために不適切な行動を繰り返す（例：自己誘発性嘔吐，下剤，利尿剤，浣腸などの誤使用，過剰な運動）．
- 自己評価が体型や体重の影響を過剰に受けている．

　神経性やせ症の過食／排出型との区別は，体重の減少の程度によってなされる．神経性過食症のアセスメントも，神経性やせ症のアセスメントに準じたやり方で行われる．

　神経性過食症の場合も，治療の中心は心理社会的治療になる．神経性過食症に対して有効性が実証されている専門的な精神療法がいくつかあり，認知行動療法はそのなかの代表的なものである．海外の治療ガイドラインでは，セルフヘルプ治療と認知行動療法が推奨されている[5]．

　セルフヘルプ治療では，認知行動理論に基づいたセルフヘルプ・プログラムを用いることと，短い面接によってそのプログラムを補完することが勧められている．そして，セルフヘルプ治療が受け入れられない場合や無効な場合は，摂食障害に焦点化された認知行動療法が勧められている．

　認知行動療法を行う場合は，初期段階では治療契約と教育的介入，規則正しい食習慣の確立，患者がそれに取り組む際に励ましや助言，支持を提供することを重視し，その後，摂食障害の精神病理（たとえば，極端すぎる食事制限，体型や体重についての過剰な関心，ネガティブな思考や感情への反応としての過食）に取り組むことになる[5]．

　その他の治療としては，海外の研究では神経性過食症に抗うつ薬がある程度有効であることが実証されており，過食と嘔吐の頻度を減少させる効果があることが報告されている．そして，抗うつ薬の中では，安全性の面からSSRI（selective serotonin reuptake inhibitor）が薦められている．また，神経性過食症の経過中にみられる不安，抑うつ，不眠などの症状に対しても適宜，薬物療法が行われる．

## 3　むちゃ食い症（過食性障害）

　本症では，神経性過食症と同じような過食が認められるが，体重増加を防ぐための行動は目立たない．したがって，患者の体重は標準体重を超えていることもある[2]．

## 4　その他

　回避・制限性食物摂取症は，ごく少量しか食べなかったり，特定の食物の摂取を避けることで特徴づけられ，食事摂取量が少ないために体重が極端に減少することがある．異食症は，食べ物以外のものを食べることが特徴である．反芻・吐き戻し症では，一度飲み込んだものを再び口の中に戻し，そこから吐き出したり，再度飲み込んだりする行動がみられる[2]．

## ■文献

1) World Health Organization. Feeding or eating disorders. ICD-11 (International Classification of Diseases 11th Revision), 2018.
2) 西園マーハ文. 摂食障害. In: 尾崎紀夫, 三村 將, 水野雅文, 他編. 標準精神医学. 7 版. 東京: 医学書院; 2018. p.393-402.
3) 友竹正人. 生理的障害および身体要因に関連した行動症候群. In: 上野修一, 編. 精神医学. 3 版. 東京: 中外医学社; 2014. p.196-203.
4) 友竹正人. 摂食障害. In: 大森哲郎, 編著. よくわかる精神科治療薬の考え方, 使い方. 3 版. 東京: 中外医学社; 2015. p.133-40.
5) National Institute for Health and Care Excellence. Eating disorders: recognition and treatment. NICE guidance, 2017. https://www.nice.org.uk/guidance

〈友竹正人〉

## 2 睡眠覚醒障害

### ■不眠症

長期間にわたり，睡眠の質と量の不十分な状態が持続するものである．ただし，総睡眠時間には個人差があり，短時間の睡眠で十分な人もいるため，単に睡眠時間を問診するだけでは診断の参考になりにくい．

睡眠障害の型は，以下のように分けられる．

① ベッドに入ってもなかなか寝つけないという入眠困難型
② 途中で何度も目が覚めるという中途覚醒型
③ ぐっすり眠った感じがしないという熟眠感欠如型
④ 朝早く目が覚めてしまうという早朝覚醒型

入眠困難型が最も多いが，実際の臨床現場では，いくつかの型が混在していることも多い．

何らかのストレスが加わったときに不眠が生じることが多く，不眠が続くことによって，さらに過剰に睡眠状態を気にするようになり，その結果，ますます不眠を長引かせることがある．

精神医学的な診断には，通常は少なくとも 1 カ月以上にわたり週 3 日以上の頻度で不眠が起こることが基準となる．うつ病や統合失調症などの他の精神疾患の部分症状や併存症状としても頻度は高い．

## ■ 過眠症

　日中の過度な眠気が過去3カ月以上にわたって，週3回以上起こっているものである．日中の過度の眠気が夜間の睡眠不足によるものではないこと，他の精神障害の部分症状として起こっているものではないことを確認しなければいけない．また，閉塞性睡眠時無呼吸などの呼吸障害が日中の眠気に影響していることもあるので注意が必要である．

## ■ 概日リズム睡眠覚醒障害

　睡眠・覚醒パターンが一般の大部分の人と異なり，睡眠時間帯には不眠に，覚醒時間帯には眠気に悩まされることになる．

　原因としては，生体内の睡眠・覚醒リズムのずれによって生じる内因性のものと外部環境の変化による外因性のものとがある．

　内因性のものとしては，入眠と覚醒時刻が，社会的に望ましい時間帯より遅くなる「睡眠・覚醒相後退障害」や睡眠の時間帯が毎日30～60分ずつ遅れていく「非24時間睡眠・覚醒リズム障害」などがある．外因性のものとしては，時差の大きい外国に行った際に起こる「時差障害」や不規則な勤務を強いられる職業従事者で起こる「交代勤務障害」などがある．

## ■ 睡眠関連運動障害

　睡眠中に起こる運動や感覚異常である．有名なものには，睡眠時に足に異常感覚が起こることで睡眠が妨げられる「むずむず脚症候群（restless legs syndrome）」，睡眠中に周期的に短時間で何度も繰り返し起こる手足の異常運動「周期性四肢運動障害」，歯をくいしばったり擦り合わせたりする「睡眠関連歯ぎしり」などがある．

## ■ 睡眠時随伴症

　入眠直前，睡眠中，または睡眠からの覚醒時に起こる異常行動で，ノンレム睡眠時に起こるものとレム睡眠時に起こるものとがある．

　ノンレム睡眠時に起こるものとしては，睡眠中に叫び声をあげて起き上がる睡眠時驚愕症や，睡眠中に歩きまわったりする睡眠時遊行症などがある．睡眠時遊行症は，周囲からの呼びかけなどで覚醒させることは困難で，翌朝

に覚醒した際に夜間の遊行を思い出せないという特徴がある．小児期に多い．

レム睡眠時に起こるものとしては，生存や安全を脅かすような恐ろしい夢を鮮明かつ詳細に思い出し，生活に支障をきたすほどの「悪夢」や，寝ながら夢の通りに行動してしまう「レム睡眠行動障害」などがある．レム睡眠行動障害は，通常は筋肉が脱力しているはずのレム睡眠期に筋緊張の消失がみられず，見ている夢に合わせて，身体を動かしてしまう．周囲からの呼びかけに覚醒しやすく，覚醒後みていた夢の内容を覚えているという特徴がある．高齢者に多い．

〈梅原英裕〉

## 3 産褥に関連した精神障害

産褥期とは，出産後の母体や生殖器の変化が妊娠前の状態に戻るまでの期間のことであり，通常分娩後 6 ～ 8 週である．この期間は一過性のものから重篤なものまで，さまざまな精神疾患の発症や再発のリスクが高まる．

もっとも多いものとしては，分娩後 1 週間頃までに出現する，一過性の気分の低下，涙もろさ，不安，不眠などの症状を呈する状態で，マタニティブルーズといわれる．日本では約30％の褥婦が経験する．多くは自然軽快するが，一部はうつ病に移行する．

産褥期にみられるうつ病は，分娩後 1 カ月くらいをピークに発症する．症状は一般的なうつ病と同様で，抑うつ気分や意欲低下などになり，訴えの内容としては赤ちゃんに関連するものが多くなる．治療を受けると 2 ～ 6 カ月くらいで改善してくるが，長期化，重症化するケースもある．日本では約10～ 15％の褥婦が経験するといわれている．

1000 人の出産に対して 0.86 ～ 2.6 と頻度は少ないが，分娩後数週間以内の早期に急激に幻覚，妄想，興奮，錯乱などの精神病症状が出現することがある．感情も不安定で抑うつや躁状態もみられる．産褥期に関連した時期のみに出現して改善するケースも一部あるが，多くは双極性感情障害，妄想を伴う大うつ病，統合失調症などの精神疾患の既往や発症と関連する．

〈梅原英裕〉

# G 成人のパーソナリティおよび行動の障害

## 1 特定のパーソナリティ障害

　パーソナリティの特徴が，その人が属する文化で期待される水準から著しく偏っているために，自分自身が悩んだり，社会生活を送る上で重大な障害が生じている場合に，パーソナリティ障害の診断がなされる[1]．

　具体的な特徴は，認知（自分や他者，出来事を知覚して解釈する仕方），感情（情動反応の範囲や不安定さ），対人関係，衝動制御の領域において持続的な様式として認められる[2]．

### 1 診断

診断のための全般的なガイドラインには，以下の項目があげられている[1,3]

- 感情面，興奮喚起性，衝動統制，認知面，対人関係においてきわめて調和を欠いた態度と行動を示す．
- 異常行動のパターンは長く持続する．
- 個人的，社会的状況の広い範囲で適応がうまくいかない．
- その特徴は，小児期あるいは青年期に始まり，成人期にも持続する．
- かなり経過した後で，個人的な苦痛が明らかになる．
- 職業的および社会的行動能力の重大な障害を伴う．

### 2 主なパーソナリティ障害

　パーソナリティ障害については，新しく改訂されたWHOの国際疾病分類（ICD-11）の診断分類ではディメンジョナル・アプローチが採用されている[4]が，本稿では，従来のカテゴリカル・アプローチに基づいて，主なパーソナリティ障害の特徴について以下に解説する[1,2,5]．

#### ①妄想性（猜疑性）パーソナリティ障害

　他者の動機を悪意のあるものとして捉え，不信や疑い深さを示すことによって特徴づけられる．十分な根拠がないにもかかわらず，他者に利用される，

危害を加えられる，だまされる，などと考える．

## ② 統合失調質（シゾイド）パーソナリティ障害

社会的関係から離脱し，感情表出の範囲が限定されるといった特徴が認められる．親しい友人を持たず，孤立して行動する．他者に対して喜怒哀楽の感情をあらわすことがなく，超然とした態度を示す．

## ③ 統合失調型パーソナリティ障害

親密な関係において不快を感じたり，認知的／知覚的な歪曲や行動の風変りさを示すことが特徴である．しばしば関係念慮が認められる．

## ④ 反社会性（非社会性）パーソナリティ障害

他者の権利を無視し，侵害する様式によって特徴づけられる．社会的規範，規則を無視し，社会的に無責任な態度を示す．犯罪との関連が深いことが知られている．

## ⑤ 境界性（情緒不安定性）パーソナリティ障害

対人関係や自己像，感情の不安定さと著しい衝動性を示すことが特徴である．見捨てられることを避けようとする努力や，理想化と価値の切り下げといった両極端な対人関係様式，慢性的な空虚感，自己破壊的な衝動的行為が認められる．

気分障害や薬物依存，摂食障害，解離性障害，不安障害などが併存することも多い．

## ⑥ 演技性パーソナリティ障害

過度な衝動性を示し，他者の注意を引こうとする特徴がみられる．感情表現は演技的，表面的であり変化しやすい．また他者に影響を受けやすく，被暗示性が高い．

## ⑦ 自己愛性パーソナリティ障害

誇大性や賞賛されたいという欲求，共感の欠如を示す様式によって特徴づけられる．自分自身を特別視し，他者が自分を称賛し自分に従うことを期待しており，その通りにならないと激しい怒りを表出することがある．

## ⑧ 回避性（不安性）パーソナリティ障害

対人交流における抑制や不全感，否定的評価に対する過敏性が特徴である．自分が社会的に不適格な存在であると思っているため，他者との交流に消極的である．他者からの批判や拒否を恐れて，社会生活上必要な対人接触をも

回避してしまう．

#### ⑨ 依存性パーソナリティ障害

世話をされたいという過剰な欲求とそれに基づいた従属的でしがみつくような行動が特徴である．ひとりでいると不安感や無力感を感じたり，他者に重要な決定をしてもらおうとする．

#### ⑩ 強迫性パーソナリティ障害

秩序や完全主義，統制にとらわれた様式が特徴である．社会的慣習に対しても杓子定規な態度をとり融通がきかない．他者に対しても自分の強迫的なやり方を押しつけようとする．

### 3 治療

パーソナリティ障害の治療を行う場合は，まず臨床的なマネージメントの設定をしっかりと行った上で，より特異的な精神療法や薬物療法などの治療的介入が行われる．

治療の際には，治療者ができることとできないことを初期の治療契約のなかではっきりと示しておく必要がある．具体的には，治療には守られるべきルールがあること，患者と治療者はそれぞれの立場で治療に対して責任を持つこと，などを確認しておくことが重要である．このような下準備を行った上で，精神療法的アプローチが治療の中心となるが，不安や不眠などの精神症状が目立つ場合は，適宜，必要に応じて薬物療法を併用することが多い．

パーソナリティ障害の治療に用いられる精神療法としては，支持的精神療法，認知療法/認知行動療法，対人関係療法，精神分析的精神療法（精神力動的精神療法），弁証法的行動療法などがある[5]．しかし，実際の治療は一進一退を繰り返しながら長期にわたることが多い．

■文献
1) 永峰 勲, 上野修一. 成人のパーソナリティおよび行動の障害. 精神医学. 3 版. 東京: 中外医学社; 2014. p.204-8.
2) American Psychiatric Association. パーソナリティ障害群. DSM-5 精神疾患の診断・統計マニュアル. 東京: 医学書院; 2014. p.635-76.
3) World Health Organization. 特定の人格障害. ICD-10 精神および行動の障害−臨床記述と診断ガイドライン. 東京: 医学書院; 1993. p.209-15.

4) 松本ちひろ. パーソナリティ障害. 精神医学. 2019; 61: 293-300.
5) 林 直樹. パーソナリティ障害と行動異常. In: 尾崎紀夫, 三村 將, 水野雅文, 他編. 標準精神医学. 7 版. 東京: 医学書院; 2018. p.279-302.

〈友竹正人〉

## 2 性同一性障害

### 1 概念と対応の一般的原則

　性同一性障害 (gender identity disorder: GID) や同性愛をめぐる概念については, 用語も含め, めまぐるしく変化しており, 今後もさまざまな変遷をたどる可能性がある. 診断名も訳語が確定していないが, GID に対しては, 性別違和, 性別不合という診断基準がそれぞれ DSM, ICD によって提案されている. 同性愛については, 精神疾患のカテゴリーからはずれ, 婚姻関係が認められている国もあるなど, 人権や法的分野での検討の段階になっている.

　日本においては, GID を精神疾患として扱うかどうかの意見も分かれている. ホルモン療法や性別再指定手術などの身体的治療が必要な場合, 性同一性障害に十分な理解と経験をもつ精神科医が診断にあたることが望ましい. 2 人の精神科医が一致して性同一性障害と診断することで診断は確定する. 2 人の精神科医の意見が一致しない場合は, さらに経験豊富な精神科医の診察を受けその結果を改めて検討する. なお, 2 人の精神科医の診断を一致を求めているのは, 性同一性障害の治療に関して, ホルモン療法や手術療法など不可逆的治療を前提としているため, 診断が確実であることを要求されるからである[1].

　一般医療機関, 精神科医療機関での対応の原則について必要な対応を述べる. GID を含めた性的マイノリティーの当事者は, 外部から性別をあてはめられること, 望ましい外見や行動を求められることに敏感であり, それまでの経験から差別や蔑視をおそれている. そのため, 当事者と関係する可能性がある医療関係者は, 必要な知識を得て, 不適切な言葉, 態度を避ける必要がある. また性自認や性的指向などの性的なカテゴリーのみで先入観を持たず, それぞれ一人の人格, 個性を持った人間として関わることが望ましい.

## 2 児童期の対応

　GID に対する理解が進むにつれ，児童期に GID が疑われるケースがみられるようになっている．性的指向については思春期以降でなければ確認は難しく，児童期には児の好む服装，遊び，仲間関係などの性表現から性自認について周囲が推測することになる．児童期には概念理解や言語化が困難であり，自身の心的葛藤の原因が何かも明確にできず，理由のわからない不安とそれを明かすことができないという二重の負担をおっている場合が多い．学校などでGIDが疑われる児童がいた際には，周囲が積極的に聞き取ることで相談や支援が行える関係につながる可能性が出てくる．

■文献

1）日本精神神経学会，性同一性障害に関する委員会，性同一性障害に関する診断と治療のガイドライン（第3版）の実地診療の手引き．https://www.jspn.or.jp/modules/advocacy/index.php?content_id=26

〈中山 浩〉

JCOPY 498-07698

## H てんかん

### 1 てんかんの概念・定義

　「てんかん (epilepsy)」と「てんかん発作 (epileptic seizure)」という用語は，きちんと区別して用いる必要がある．てんかんは慢性疾患の病名であり，通常は反復するてんかん発作を主症状とする[1]．

### ■ てんかん発作 (epileptic seizure)

　てんかん発作は通常，「脳の同期した過剰な異常神経活動に基づいて生じる一過性の徴候または症状である」と定義されている[2]．

### ■ 急性誘発性発作 (acute provoked seizure)，急性症候性発作 (acute symptomatic seizure)

　急性の脳障害もしくは全身性の疾患に伴ったてんかん発作を，急性誘発性発作あるいは急性症候性発作とよび，慢性疾患のてんかんとは明確に区別されるべきである．原因となる急性の病態としては，脳血管障害，頭部外傷，急性脳炎・脳症，中毒性および代謝性疾患などがあげられる．

### ■ てんかん (epilepsy)

　国際抗てんかん連盟 (International League Against Epilepsy: ILEA)の定義では，「てんかんは，てんかん発作をきたしうる状態が持続している脳疾患であり，神経生物学的，認知的，心理的，および社会的な影響をきたすことで特徴づけられる．てんかんの診断には少なくとも1回のてんかん発作が生じることが必要である」と記載されている[2]．すなわち，てんかんは，反復性のてんかん発作を特徴とする状態で，その発作はなんらかの直近の明らかな原因によって誘発されたものではない．しかし，初回の非誘発発作でも脳波異常を伴うケースは再発する可能性が高く，ILEA の定義ではこのような臨床上の事情も考慮されている．

## 2　てんかんの有病率，生涯有病率，発病率

　てんかんの有病率は先進国では一般人口の 1000 人あたり 4 〜 8 人である．発病する年齢は 3 歳以下が最も多く，成人になると発病者は減少するが，60 歳を超えた高齢者になると脳血管障害などを原因とするてんかんの発病が増加する．生涯有病率は約 3% である．小児てんかんの患者の一部は成人になる前に治ることがあるが，基本的には治療の継続を要することが多い．

## 3　てんかんの分類

　図1 に，てんかん分類の枠組み（ILEA 2017）を示す[3]．

### ■ 発作型

　てんかん分類の最初のステップは，その患者のてんかん発作型を特定することである．発作は，焦点起始発作，全般起始発作，起始不明発作，分類不能発作のいずれかに分類される[4]　図2．焦点起始発作が一側大脳半球の限局した部位のニューロンの過剰発射に由来するのに対し，全般起始発作を起こす脳部位は間脳や脳幹と考えられている．下記にそれぞれの主な発作型を

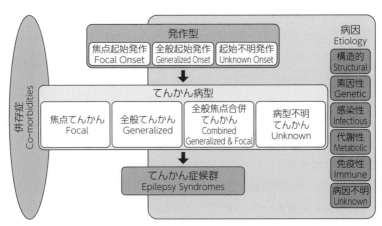

**図1　てんかん分類の枠組み ILEA 2017**

(Scheffer IE, et al. Epilepsia. 2017; 58: 512-21[3])

| 焦点起始発作<br>Focal Onset | 全般起始発作<br>Generalizad Onset | 起始不明発作<br>Unknown Onset |
|---|---|---|

焦点起始発作 Focal Onset の欄:

| 焦点意識<br>保持発作<br>Aware | 焦点意識<br>減損発作<br>Impaired<br>Awareness |
|---|---|

焦点運動起始発作 Motor Onset
　自動症発作 automatisms
　脱力発作 atonic
　間代発作 clonic
　てんかん性スパズム
　epileptic spasms
　運動亢進発作 hyperkinetic
　ミオクロニー発作 myoclonic
　強直発作 tonic

焦点非運動起始発作
Nonmotor Onset
　自律神経発作 autonomic
　動作停止発作 behavior arrest
　認知発作 cognitive
　情動発作 emotional
　感覚発作 sensory

| 焦点起始両側強直間代発作<br>Focal to bilateral tonic-clonic |
|---|

全般起始発作 Generalizad Onset の欄:

全般運動発作 Motor
　強直間代発作 tonic-clonic
　間代発作 clonic
　強直発作 tonic
　ミオクロニー発作 myoclonic
　ミオクロニー強直間代発作
　myoclonic-tonic-clonic
　ミオクロニー脱力発作
　myoclonic-atonic
　脱力発作 atonic
　てんかん性スパズム
　epileptic spasms
全般非運動発作（欠神発作）
Nonmotor (Absences)
　定型欠神発作 typical
　非定型欠神発作 atypical
　ミオクロニー欠神発作 myoclonic
　眼瞼ミオクロニー eyelid myoclonia

起始不明発作 Unknown Onset の欄:

起始不明運動発作 Motor
　強直間代発作 tonic-clonic
　てんかん性スパズム
　epileptic spasms
起始不明非運動発作 Nonmotor
　動作停止発作 behavior arrest

| 分類不能発作<br>Unclassified |
|---|

**図2　発作型分類 ILEA 2017**

(Fisher RS, et al. Epilepsia. 2017; 58: 522-30[4])

記載する.

## ① 焦点起始発作

一側大脳半球の限局した部分から始まる発作.

- 焦点意識保持発作: 体の一部分のけいれん（意識は保たれている）.
- 焦点意識減損発作: 意識の消失・減損を伴った焦点起始発作.
- 焦点起始両側強直間代発作: 体の一部分のけいれんから, 全身けいれん
  に発作が進行する.

## ② 全般起始発作

発作のはじめから, 脳全体が興奮するもの.

- 強直間代発作: 意識喪失とともに全身を硬直させ（強直発作）, 直後にガ
  クガクと全身がけいれんする（間代発作）.
- 欠神発作: 数秒から数十秒間, 突然に意識消失し, すばやく回復する.
- 脱力発作: 全身の力が瞬時になくなって崩れるように倒れる.

### ③ どちらでも起こりうるもの

- てんかん性スパズム：頸部および四肢の2秒以内の短い強直．
- ミオクロニー発作：一瞬の四肢のピクツキ．基本的には全般起始発作に多い．
- 間代発作：四肢などの繰り返す間欠的な収縮．

### ■ てんかん病型

2番目の分類ステップは「てんかん病型」診断である．「全般てんかん」「焦点てんかん」，「全般てんかんと焦点てんかんの合併（全般焦点合併てんかん）」，「病型不明てんかん」の4つに分けられる[3]．多くのてんかんで複数の発作型がみられる．全般てんかんでは，通常は発作間歇時脳波で全般性棘徐波がみられ，焦点てんかんでは，焦点性てんかん性異常波がみられる．全般発作と焦点発作の両方をもつ患者も存在する．次のステップのてんかん症候群の診断ができない場合，てんかん病型が実施可能な最終レベルの診断となることもある．

### ■ てんかん症候群

3番目のステップは「てんかん症候群」診断である[3]．症候群とは，同時に起きる一連の症候のことであり，てんかんにおいても，共通の病態（発作症状，発症年齢，脳波所見，画像所見など）を示す患者群に対し症候群分類がなされている．そこまで特定ができると，最適な治療法に関する示唆や予後予測が得られるため，可能な限り症候群診断を行う．

### ■ 病因

病因は治療に重要な示唆をもたらすという理由から，上記の3つの各ステップで病因を検討する必要性がある[3]．以下の6つのサブグループに分けられる 図1 ．

### ① 構造的病因

構造的病因とは，脳MRI検査など神経画像検査で大脳皮質形成異常，脳血管障害，脳腫瘍などの構造異常があり，脳波や臨床的評価と画像検査所見を合わせ，画像検査の異常所見が患者の発作の原因である可能性が高いと合

理的に推測される場合をいう．内科的治療が無効である場合が多く，てんかん外科による治療を考慮する必要性が高い．

#### ② 素因性病因

素因性てんかんとは，既知の，あるいは推定される遺伝子異常が直接てんかんの原因となるものである．最もよく知られている例は，乳幼児期から発熱や入浴などを契機にけいれん重積発作を繰り返すDravet（ドラベ）症候群であり，患者の80%以上にSCN1A（ナトリウムチャネル遺伝子をコード）の病的変異が認められている．

#### ③ 感染性病因

感染性病因とは，既知の感染症が引き起こす脳障害がてんかんの原因となるものである．髄膜炎や急性脳炎・脳症のように急性症候性発作の範疇で起こる発作は含まない．

#### ④ 代謝性病因

代謝性てんかんとは，ピリドキシン依存症，ミトコンドリア病などの既知の，あるいは推定される代謝異常症が直接てんかんの原因となるものである．代謝疾患に対する特異的治療があるケースもあり，代謝性病因を同定することはきわめて重要である．

#### ⑤ 免疫性病因

免疫性てんかんとは，自己免疫が介在した中枢神経系炎症など，免疫性疾患が直接てんかんの原因となるものである．代表例は抗NMDA受容体抗体脳炎や抗LGI1抗体陽性辺縁系脳炎などである．

#### ⑥ 病因不明

「病因不明」とは，てんかんの原因がまだ明らかになっていないことを意味する．原因が明らかになっていないてんかん患者は数多く存在する．

### ■ てんかんの併存症 図1

併存症は，限局性学習症から知的障害，自閉スペクトラム症やうつ病などの精神症状，心理社会的問題まで，その種類や重症度はさまざまである．重症度の高いてんかんでは，脳性麻痺や歩行障害などの運動障害，胃腸障害などの複雑な併存症がみられる場合がある．病因の場合と同様，早期に発見し，診断および治療ができるように，すべてのてんかん患者に対して分類の各段

階で併存症の存在を考慮することが重要である[3].

## 4　主要なてんかん症候群

### ■ West（ウエスト）症候群（点頭てんかん）

　周産期異常（低酸素性虚血性脳症，頭蓋内出血など），結節性硬化症など種々の原因で起こり，器質的異常が明らかでない原因不明も約20％を占める．乳児期に発症するてんかん性脳症の代表である．てんかん性脳症とは，てんかん性の脳活動そのものが原因疾患（低酸素脳症や頭蓋内出血）で予想される状態よりも重度の認知・行動障害を引き起こす状態と定義されている．

　発症年齢は1歳未満で，ピークは4〜7カ月である．発作はスパズムとよばれる四肢を屈曲あるいは伸展させる数秒以内の短いけいれんで，同時に頭部を胸に向かって前屈させる．このようなスパズムがシリーズを形成して，5〜30秒間隔で数十回ほど反復する．

　脳波では発作間歇期に不規則な高振幅徐波と多焦点性棘波や鋭波が混在したヒプスアリスミアがみられる（図3）．精神運動発達の遅滞・退行が認めら

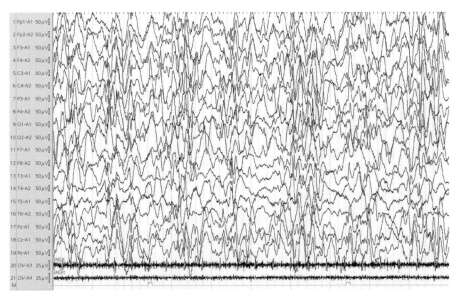

（図3）West 症候群の発作間歇期脳波

 JCOPY 498-07698

れ，高率に知的障害をきたす．抗てんかん薬，ビタミンB6大量療法のいずれか1〜2剤をまず試みて，無効例に対して副腎皮質刺激ホルモン（adrenocorticotropic hormone: ACTH）療法が行われることが多い．難治で予後不良なことが多く，Lennox-Gastaut（レノックス・ガストー）症候群に移行しやすい（約30％）．

## ■ Lennox-Gastaut（レノックス・ガストー）症候群

てんかん性脳症の一つであり，West症候群同様，きわめて多くの病因が関与しているが，病因不明のものも多い．知的障害，脳性麻痺も合併しやすい．発症年齢は1〜8歳であり，3〜5歳がピークである．強直発作が本症候群の中核発作型で，そのほか非定型欠神発作（定型欠神発作と違い起始終了が緩慢であったり筋緊張の顕著な変化があったりする），脱力発作，ミオクロニー発作，強直間代発作がみられる．しばしば非けいれん性てんかん重積状態をきたし，そのため精神運動発達退行をきたすことがあり注意を要する．脳波では発作間歇期に1.5〜2.5Hz全般性遅棘徐波複合を示す．バルプロ酸をはじめ，種々の抗てんかん薬が試みられるが，きわめて難治で発作を完全に抑制することは困難である．発達予後も不良である．

## ■ 素因性全般てんかん（特発性全般てんかん）

小児欠神てんかん，若年欠神てんかん，若年ミオクロニーてんかん，全般強直間代発作のみを示すてんかんという，4つのてんかん症候群が含まれる．これらは病因として遺伝性素因が推定され，年齢に関連して発症する．

### ① 小児欠神てんかん，若年欠神てんかん

主症状は定型欠神発作である特発性全般てんかんであり，定型欠神発作とは，急激に開始終息する意識消失発作で，過呼吸で誘発されやすい．

小児欠神てんかんの発症年齢は，4〜10歳で女児が多い．5〜20秒持続する欠神発作が日単位で頻発する．発作時脳波では3Hz全般性棘徐波複合を認める 図4 ．

若年欠神てんかんの発症年齢は10〜17歳で性差はみられない．欠神発作の頻度は小児欠神てんかんよりは少ないが，全般強直間代発作を高率に合併する．脳波所見では3.5〜4Hz全般性棘徐波複合を認める．

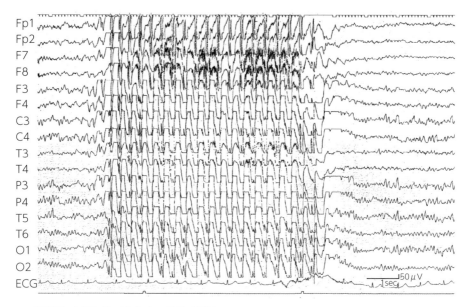

Fp1
Fp2
F7
F8
F3
F4
C3
C4
T3
T4
P3
P4
T5
T6
O1
O2
ECG

50μV
1sec

（図4）　小児欠神てんかんの発作時脳波

　欠神発作にはバルプロ酸またはエトスクシミドが著効するが，催奇形性の点からはラモトリギンがすすめられる．小児欠伸てんかん，若年欠伸てんかんとも精神発達遅滞は伴わない．

### ② 若年ミオクロニーてんかん

　発症年齢は8〜26歳の間であるが，ほとんどは12〜18歳の間に発症する．ミオクロニー発作は寝起きに多く，とくに睡眠不足，精神的ストレスや飲酒で誘発されやすい．

　脳波では，全般性多棘徐波複合を認め，光過敏性を示す例も多い．全般強直間代発作が90％以上の患者で合併し，欠伸発作も約1/3に認められる．若年ミオクロニーてんかん患者の性格は外交的で奔放で，病識が少なく怠薬が多い傾向がある．抗てんかん薬（バルプロ酸，レベチラセタムなど）により発作の抑制は容易であるが，治療を中止すると再発率が高いため，治療は一生必要であるといわれている．また，再発予防のために睡眠不足を避けるように生活指導することが大切である．

### ③ 全般強直間代発作のみを示すてんかん

　思春期後半の発症が多いが，6〜22歳まで発症があり，年齢の幅は広い．多くは覚醒後30分以内に全般強直間代発作が出現することが多い．夕方の気が緩んだ時間にも起こりやすい．

　発作間歇時の脳波では全般性棘徐波または多棘徐波複合が出現する．本症候群においても，欠伸発作やミオクロニー発作を合併するものが認められる．抗てんかん薬（バルプロ酸，フェノバルビタールなど）により発作抑制は容易であるが，断薬によって発作が再発する率は高く，成人しても抗てんかん薬が必要となる例が多い．

### ■ 中心側頭部に棘波を示す自然終息性てんかん

　素因性の焦点てんかんで年齢依存性の良性の経過をたどる．原因として遺伝的素因が考えられている．小児期発症のてんかんのなかでは最も頻度が高い．発症は，3〜14歳で，ピークは5〜8歳である．発作は睡眠時に起こりやすく，片側の口部周囲から顔面の焦点運動起始発作であることが多い．

　脳波所見では中心部・中側頭部に鋭波ないし棘波を認め，Rolando（ローランド）発射とよばれる．脳画像所見では異常なし．発達遅滞のない小児に発症し，特徴的な発作型および脳波所見より診断する．発作および脳波異常は16歳ころまでにはみられなくなり，予後は良好である．発作頻度が多い場合や焦点起始両側強直間代発作をきたす場合などは，薬物治療を行う．カルバマゼピン，バルプロ酸などが有効である．

### ■ 海馬硬化症を伴う内側側頭葉てんかん

　好発年齢は学童期〜思春期前半である．MRI（magnetic resonance image）で海馬の萎縮，T2強調画像における高信号が特徴的である．上腹部不快感などの前兆を認め，間もなく動作停止・凝視があり意識がなくなり，口部自動症や手探り，身振り動作などを呈する．大脳基底核に興奮が及ぶと反対側上肢がジストニー肢位となる．

　脳波では前側頭部に棘波を認める．海馬硬化症の原因として熱性けいれん重積状態の既往を有することが多い．外科治療の成績がよいのが特徴で，抗てんかん薬に対する反応が不良な場合は，早期に外科治療を考慮すべきで

ある.

## 5 てんかんにみられる精神症状

　てんかんの精神症状は発作との関連から，発作周辺期精神症状と発作間歇期精神症状とに分けられる[1]. その他として，抗てんかん薬による精神症状，てんかん外科手術後の精神症状，精神発達の障害をもたらすてんかん性脳症などがある.

### ■ 発作周辺期精神症状

　発作前駆症状として，発作直前に不安，焦燥，易刺激性，抑うつなどの精神症状や頭痛などの自律神経症状を認めることがある. 発作自体が精神症状を呈し，認知発作では言語や他の認知機能が障害される場合や，情動発作では，不安，恐怖，喜びなどの感情が認められる場合がある. 発作直後に出現する精神症状のうち，発作後もうろう状態は，数分〜数十分程度続く意識の回復過程であり自然消失する. 発作後精神病状態は発作後，数日〜数週間持続する情動変化（躁，抑うつ，不安）を伴う急性の幻覚妄想状態である.

### ■ 発作間歇期精神症状

　発作周辺期以外に出現するものを発作間歇期精神症状として一括している.
　てんかんにみられる精神病症状は精神病性障害とよばれ，情動変化を伴う一過性の幻覚妄想状態が多く，統合失調症と比べて接触性は保たれ，陰性症状は目立たない. 抗てんかん薬などで発作が急速に抑制された直後に精神症状が増悪する場合を交代性精神病という.
　脳波上，てんかん性異常が抑制されることに注目した場合，強制正常化とよぶ. てんかんという慢性疾患を抱えたことで起こるさまざまな心理的葛藤や社会的不利益と関連して気分（感情）障害，解離性（転換性）障害なども生じやすい. てんかんすべてに共通するような性格傾向はない. 内側側頭葉てんかんにて，情動の深化（真面目，倫理的，崇高）が比較的共通し，ときに情動の不安定性や粘着性（詳細にこだわる整然とした行動パターン）などが起こることがある.

## 6 てんかんの治療

### ■薬物療法

　初回発作（単一の非誘発発作）では，原則として抗てんかん薬治療は開始しない．しかし，脳形成異常や脳外傷などの遠隔原因を認めたり，脳波異常，てんかん家族歴，高齢者などの再発のリスク因子がある場合は，初回発作においても治療開始することを考慮する．

　抗てんかん薬は発作型によって有効な薬物が異なる．的確な診断のもとで適切な薬物を選択する．全般起始発作の場合は，第一選択がバルプロ酸，第二選択は強直間代発作ではラモトリギン，レベチラセタムなどである．欠神発作ではエトスクシミド，ラモトリギンなど，ミオクロニー発作ではレベチラセタム，クロナゼパムなどである．焦点起始発作の場合はカルバマゼピン，レベチラセタム，ラモトリギン，バルプロ酸などをはじめに選択する．

　抗てんかん薬は一般に有効量と中毒量とが接近しているため，血中濃度を測定しながら治療をすすめる．原則として単剤から始め，効果不十分な場合は，他剤への変更あるいは多剤併用を検討する．2年以上発作が完全に抑制された場合は，患者がおかれた社会的状況，再発の危険因子（てんかん類型，脳波異常，基礎疾患の有無など）を検討し，抗てんかん薬を漸減中止するかについて決定する．また，てんかんの精神症状に対してはバルプロ酸，カルバマゼピン，抗不安薬などを使用するが，幻覚や妄想などに対しては抗精神病薬を付加する．

　抗てんかん薬内服女性の児における先天異常の発生率は，健康女性における発生率に比較して数倍高い．バルプロ酸，カルバマゼピンと二分脊椎の関連が指摘されている．妊娠適齢期てんかん患者においては，抗てんかん薬は単剤投与が原則で，必要最小量が望ましい．また，先天異常の発症予防のために葉酸補充が推奨されている[1]．

### ■外科療法

　2〜3種類の適切な抗てんかん薬を投与しても発作がコントロールできない難治てんかんにおいては，外科治療を考慮する．とくに小児の難治てんかんにおいては，発達遅滞や退行を防ぐために，可及的速やかに手術適応が検

討されるべきである．外科治療が可能なてんかんとして，1) 内側側頭葉てん
かん（選択的扁桃体海馬切除術など），2) 器質病変を有する新皮質てんかん
（病変切除術），3) 器質病変を認めない新皮質てんかん（焦点切除術），4) 半球
性病変を有する新皮質てんかん（大脳半球離断術），5) 脱力発作など転倒する
発作をもつ難治てんかん（脳梁離断術）がある．さらに，6) 開頭手術の対象と
ならない難治てんかんに対して，迷走神経刺激療法が有効なこともある[1]．

## ■ てんかん発作の誘発因子と生活指導

　睡眠不足，疲労の蓄積，怠薬，ストレス，過度の飲酒，月経などが主な誘
発因子となる．また，個々によって，音，光，画像，驚愕など発作の誘因と
思われるものがあればそれを避ける必要がある．テレビ視聴やゲームによっ
て誘発されるてんかんが社会問題になっている．

　入浴時の熱傷，溺水，転倒や交通事故など，てんかん発作による事故や災
害を防ぐための生活指導が重要である．発作症状のほかに，長期服薬による
生活上の困難，運転免許の取得，結婚や妊娠の問題も考えなくてはならない．

　抗ヒスタミン薬，テオフィリン製剤などは，てんかん閾値を下げるため注
意が必要である．併用薬による肝代謝酵素の誘導・抑制作用で，抗てんかん
薬の血中濃度が変動することもあり，注意を要する．ほかの医療機関を受診
する際には，処方内容がわかるものを持参することなどをあらかじめ指導し
ておく．

## ⑦　てんかん重積状態とその治療

　ILAE は「てんかん重積状態とは，発作停止機構の破綻，あるいは異常に
遷延する発作を引き起こす機構が惹起された状態である．また発作型や持続
時間によっては，神経細胞死，神経細胞障害，神経ネットワーク変化を含む
長期的な後遺症をもたらす状態である」と定義している[5]．発作の持続時間
に関しては，てんかん発作は通常 1～2 分で停止することが多いため，発作
が 5 分以上続けばてんかん重積状態と診断し，治療を始めるように推奨され
ている．また，動物実験の結果，てんかん放電が 30 分以上続くと脳に損傷が
起きることから，30 分以上持続すると長期的な後遺障害を残す可能性がある

JCOPY 498-07698

とされている[5].

　発作型はけいれん発作が続く「けいれん性てんかん重積状態」とけいれん発作を伴わない意識障害（てんかん発作による）が持続する「非けいれん性てんかん重積状態」に分類される.

　原因としては，てんかん以外に，熱性けいれん，脳炎・脳症，髄膜炎，脳血管障害，先天代謝性疾患，電解質異常，低血糖症など種々の疾患を念頭におく必要がある. ベンゾジアゼピン系薬（ジアゼパム，ミダゾラム，ロラゼパムなど）を静注して発作を止める治療が優先される. 初期治療と平行して原因検索のための病歴聴取と基礎疾患鑑別のための検索をすすめる. 非けいれん性てんかん重積時には，脳波モニタリングが有用である.

　一方，成人で24時間，小児で12時間以内に，てんかん発作を反復し，発作の起始が明確で，発作間歇期は元の状態に回復するものを急性反復発作という.

## 8　てんかんの予後

　てんかんは，薬物療法で70〜80％の患者で発作制圧が得られる. その反面，20〜30％は治療に抵抗する難治てんかんである. てんかん症候群によって予後は異なり，素因性全般てんかんや中心側頭部に棘波を示す自然終息性てんかん等は発作抑制が容易である. とくに中心側頭部に棘波を示す自然終息性てんかんは，断薬後の再発率もきわめて低く，成人まで持ち越すことはない.

　一方，器質病変を有するてんかん患者においては発作抑制がより困難であり，断薬後再発のリスクも高い. とくに West 症候群や Lennox-Gastaut 症候群のようなてんかん性脳症では，発作抑制は非常に困難で，重度の認知・行動障害をきたしやすい.

　てんかん患者の死亡率は一般集団の2〜5倍で，てんかんの基礎疾患とてんかん自体が死亡率を増加させる[1]. てんかんの突然の予期しない死とは，てんかんと診断されている患者で突然，予測されずに出現し，目撃者の有無と死亡直前のてんかん発作の有無は問わないが，てんかん重積や，外傷や溺水による死亡は除外され，死後の検死，剖検で毒物あるいは解剖学的な死因を

欠くものとされる. 発作時に自律神経機能不全が生じ, 中枢性あるいは閉塞性の無呼吸や気管分泌物の増加, 肺水腫, 低酸素などが生じる可能性, 致死性の不整脈など突発性の心臓機能障害をもたらす遺伝的素因の関与などが推察されている. 服薬コンプライアンスを強調し, 血中濃度を維持し, てんかん発作, とくに全般強直間代発作を抑制することが突然死の回避には重要とされている.

### ■文献

1) 日本てんかん学会, 編. てんかん専門医ガイドブック. 東京: 診断と治療社; 2018.

2) Fisher RS, van Emde Boas W, Blume W, et al. Epileptic seizures and epilepsy: definitions proposed by the International League Against Epilepsy (ILAE) and the International Bureau for Epilepsy (IBE). Epilepsia. 2005; 46: 470-2.

3) Scheffer IE, Berkovic S, Capovilla G, et al. ILAE classification of the epilepsies: Position Paper of the ILAE Commission for Classification and Terminology. Epilepsia. 2017; 58: 512-21.

4) Fisher RS, Cross JH, French JA, et al. Operational classification of seizure types by the International League Against Epilepsy: Position Paper of the ILAE Commission for Classification and Terminology. Epilepsia. 2017; 58: 522-30.

5) Trinka E, Cock H, Hesdorffer D, et al. A definition and classification of status epilepticus-report of the ILAE Task Force on Classification of Status Epilepticus. Epilepsia. 2015; 56: 1515-23.

〈森 健治 森 達夫〉

JCOPY 498-07698

この項では主に小児期児童期にみられる疾患について取り上げる.

子どもの精神障害の診断，評価においては，小児の一般的な身体と精神発達の過程を踏まえた上で，その子どもに固有な生物学的脆弱性や子どもを取り巻く環境因子，環境との相互作用を含めて総合的に行う必要がある.

治療においては，当の子ども本人と並んで，同時進行的に親も指導援助の対象となることが多くなる．また，育ちを支える治療的教育（療育）や，遊戯療法などの非言語的な心理療法を含め，行動療法，認知療法などさまざまな精神療法を行うこと，成人に比べて薬物療法は限定的に用いることなどが特徴であるといえる.

以下の児童期の精神疾患群について説明する.

**児童期の精神疾患群**

- 神経発達障害
  1. 知的発達障害
  2. 発達性言語障害
  3. 自閉症スペクトラム障害
  4. 発達性学習障害
  5. 発達性協調運動障害
  6. 注意欠如多動性障害
  7. 常同運動症
  8. チック障害
- 不安障害，強迫性障害，心的外傷およびストレス因関連障害群に分類されている疾患
  9. 分離不安障害
  10. 選択性緘黙
  11. 抜毛症
  12. 反応性愛着障害
  13. 脱抑制性対人交流障害

## 1　児童期にみられる精神疾患群

### ■ 知的発達障害

- 概念：知的機能に障害があり，かつ適応機能（言語での意思伝達や読み書き，金銭の概念，対人関係を築き規律を守るなどのスキルや日常の実用的生活活動など）にも明らかな能力障害をもち，それが発達期（18 歳まで）の間に生じるものをいう．有病率は 1 〜 3% とされている．
- 評価：幼児期からの言語発達や身辺自立能力などの全般的な発達経過を確認する必要がある．
  知的機能の評価には通常ビネー式かウェクスラー式の知能検査が用いられ，知能指数 (IQ) で 69 以下が該当する．IQ によって，軽度障害 (50 〜 69)，中等度障害 (35 〜 49)，重度障害 (20 〜 34)，最重度障害 (19 以下) と分類され知的機能を評価している．
  今後 ICD-11 では知的機能，適応機能ともに日常生活の行動を指標に用いて診断を行うこととなる．
- 原因：染色体異常（21 トリソミーのダウン症候群など），先天性代謝異常（フェニルケトン尿症，副腎脳白質ジストロフィーなど），妊娠中や周産期の感染（風疹，梅毒など）や低栄養，薬物・毒物の曝露，未熟児，低酸素，髄膜炎・脳炎などの幼児期・小児期の感染症などがあげられるが，軽度の知的発達障害では半数で原因が不明である．
- 合併症：てんかん，運動発達の遅滞，自閉症スペクトラム障害，注意欠如多動性障害，統合失調症，気分障害，行動障害（異食，常同行動，自傷）などを合併しやすい．

- 治療: 対応は，教育と訓練が基本となる．身につけるべき行動に対して段階的に方針を立てて指導し，必要な環境調整を行う．合併する精神疾患や情緒・行動障害については，薬物療法を含む治療的アプローチを行う．中等度以上の知的発達障害においては，成人期以降にわたっても何らかの継続的な支援を必要とすることが多い．

## ■ 発達性言語障害

- 概念: 発達早期のことばの遅れを示すもののうち，ことば以外の知的発達には問題なく，他の発達障害や聴力，その他の感覚障害，運動障害，ことばを話すための器官の異常が明らかでない場合をいう．病因は明らかでない．具体的には主に以下の3つのタイプがある．

### 発達性語音障害

ことばの理解は問題ないが，話しことばの発達が発達年齢より遅れるものをいう．

3歳までに単純な2語文を話さない，会話の量が乏しい，文の流暢さに欠けるなどが話しことばの遅れの目安となる．

- 対応: ことばで言うことを無理強いせず，身振りやサインで子どもが表現していることを受け止める，子どもが体験しているできごとや気持ちを周りが言葉で表現して聞かせるなどの対応をしているうちに発語が増えてくることが多い．一方で就学後も話し言葉の遅れや音韻の問題が残り，学習上の問題が表れてくることもあり，学齢前になっても話しことばの発達が遅い時には言語訓練などの療育指導を開始する．

### 発達性発話流暢障害（吃音）

頭のなかではことばが用意されているにもかかわらず，話す際にことばとしてスムーズに出てこず，音や音節の繰り返し，音の延長，単語が途切れるなどで，会話の流暢さが妨げられる状態．

- 対応: 学齢期に症状が固定する時期には，学校教育のなかでも言語障害学級での通級指導など治療教育の対象となる．話すことの恐怖心や不安感を軽減するなど，心理面の安定をはかることも大切である．

### 発達性言語障害

ことばの理解と表出の両方が障害されている病態で，非言語的な能力は保

たれており，また言語を用いないコミュニケーションでは障害が認められないため，知的障害にも自閉症にも当てはまらない状態．ことばがけに反応しない場合は聴力障害との鑑別が必要となる．

- 対応：幼児期には言語訓練，学童期以降は合併する学習障害や不注意・多動の問題，二次的な不適応状態などについての対応を要する．

## ■ 自閉症スペクトラム障害 (autism spectrum disorder: ASD)

- 概念：対人相互反応と言語・非言語のコミュニケーションが持続的に障害され，行動や興味，活動が偏り，反復的なパターンを示す状態が発達早期から生じるものをいい，これらの症状による機能障害が，生活において明らかにみられる場合に診断される．症状が発達早期から存在しているものの，社会的な要求が能力の限界を超えるまで明らかにならない場合もあるため，思春期や成人になってから初めて診断されることもある．有病率は1980年代には0.08％といわれていたが，その後上昇し1％といわれている．

  この障害は，DSM-4, ICD-10まで小児自閉症，広汎性発達障害，アスペルガー症候群などと分類して診断されてきたが，スペクトラム（連続体）として捉えられるようになり，DSM-5より自閉症スペクトラム障害（ASD）との診断名で診断されるようになっている．

- 病因：遺伝的要因の関与が最も大きいといわれている．他の要因としては，免疫学的要因，胎生期または周産期の要因などがあげられている．

- 症状

〈基本症状〉

① 対人相互反応と意思伝達の質的障害

- 乳幼児期：視線を合わせない，名前を呼んでも振り向かない，他の子どもに興味がない，指差しや行動で興味あるものを伝えない，表情・ジェスチャーが極端に乏しい，ことばの遅れ，オウム返し（反響言語），一方通行で会話が続かないなどがある．

- 学童期以降：年齢相応の友達関係がない，人との対応が場にあっていない，言われたことを場面に応じて理解することが難しい，抑揚の乏しい不自然な話し方などがある．

② 行動や興味，活動の偏りと常同的，反復的なパターン

感覚遊びに没頭する，特定のテーマに関する知識獲得に没頭する，普段通りの状況や手順が急に変わると混乱する，同じ行動をしつこく繰り返す，極端な偏食，感覚が敏感または鈍感などがある．

〈関連症状〉

付随しやすい症状として，パニック，興奮，かんしゃく，緊張過多，情動不安定，易怒性，衝動性，自傷などがある．ここでのパニックとは ASD 児（者）の突然の不穏・興奮をいうが，常同行動の制止や変化への抵抗などに関連して起こりやすい．

- 合併症：脳波異常やてんかんの合併，知的発達障害の合併がみられる．注意欠如多動性障害やチックの併存もみられる．

  また，思春期や青年期に幻覚妄想状態，躁状態，うつ状態，強迫症状などの精神症状が出現することがある．これらは状況に反応して生じた反応性の症状である場合と他の精神疾患を合併している場合がある．

- 治療：年齢や子どもの発達段階に見合った療育と環境への働きかけが重要である．

  行動面での障害の軽減および言語や自己管理能力といった未発達の基本的機能の成長と環境への適応を目指す．薬物療法はあくまで対症療法ではあるが，ASD の知覚過敏性や行動上の問題，精神症状などを軽減することが可能であり，治療を円滑に進めるために重要な役割を果たしうる．

## ■ 発達性学習障害（specific learning disorder: LD）

- 概念：読み，書き，算数での学習において著明で持続的な困難がある状態で，その学力が暦年齢に比して明らかに低く，学業や職業で障害を引き起こしており．また，この障害は知的レベルに相応せず，視力や聴力の障害などによるものではないものをいう．日本では学校教育の中でLD 学級への通級などの特別支援で対応されている．

  障害される学習領域によって主に以下の3つがある．

### 読字障害

単語を間違えて読む，文字や行を飛ばして読む，ゆっくりたどたどしい音読，読んだ文章の意味が理解できないなど読字の困難がみられる．日本では

3～4%の発生頻度だと推測されている．音読指導などの療育により改善をはかる．

**書字障害**

　単語を正確に綴れない，1つの文章のなかで文法や句読点を複数間違える，など書字表出の困難がある．書字の障害を持つ人の多くは読字の障害も伴っている．

**算数障害**

　数字や数量の概念の理解，計算，図形や文章題で式を立てる力などが年齢・知能から期待されるよりも著しく低い．他の発達障害の合併も多い．

## ■ 発達性協調運動障害

- 概念：幼児期より全般的な運動発達の遅れとして気づかれることが多く，生活面で衣服の着脱，スプーンや箸の使用，書字，ハサミの使用などに困難や不器用さを示し，運動面ではボールけりやスキップ，スポーツなどで拙劣さがみられる．これらの能力が年齢・知能から期待されるよりも十分に低い．
- 疫学：性比は4対1で男児に多いとされる．日本における有病率は不明である．
- 病因：多要因が関与しており，低酸素，周産期の低栄養，低出生体重児はリスク要因である．
- 合併症：注意欠如多動性障害（とくに不注意型），ASD の併存がしばしばみられ，うつ病性障害の合併も少なくない．
- 対応：感覚統合に重点をおいたアプローチや，技能の欠けている課題をトレーニングするなどの方法がある．

## ■ 注意欠如多動性障害 (attention-deficit/hyperactivity disorder: AD / HD)

- 概念：注意欠如多動性障害（AD / HD）は幼児期から児童期にかけて始まり，不注意と多動性，衝動性を主症状とし，これらの症状により家庭と学校など複数の場で著しく支障をきたすものをいう．優勢となる症状によって不注意優勢型，多動・衝動性優勢型，混合型に分けられる．

- 疫学：児童期で3〜5％の有病率といわれ，成人期では海外の報告で2〜2.5％といわれている．男女比は4〜9対1と男子に多い．
- 症状：不注意としては，他のことに気を取られやすい，注意集中を維持できない，注意集中を必要とするような課題を避ける，物をなくす，忘れっぽい，などがあり，多動性は座っていてもすぐ歩き回る移動性多動，絶えず身体を動かして落ち着きがない非移動性の多動などがある．衝動性としては，質問が終わらないうちに出し抜けに答えてしまう，列に並んで待ったり，順番を待てない，会話に割り込んだり，遠慮すべき場面でも過度にしゃべるなどの症状がみられる．
- 病態：遺伝要因と，出生前の要因として母親の妊娠中の喫煙やストレス，低出生体重などがリスクとしてあげられている．画像研究により，前頭葉−線条体神経回路の活性低下が実行機能障害を，眼窩前頭皮質−腹側線条体回路の機能低下が報酬系の機能障害を，視床−小脳回路の活動性の低下が時間調節の機能障害と関連することが報告されており，これらによる機能障害がAD/HDの症状として現れると考えられている．
- 合併症：3分の1にASDを合併し，発達性協調運動障害，発達性学習障害やチック障害もしばしば合併する．反抗挑戦性障害が現れることもある．青年期以降では，気分障害，不安障害，物質関連障害の合併が多い．
- 対応：AD/HDの治療には心理社会的治療と薬物療法がある．自己評価の改善や劣等感の払拭，社会的適応や学業の達成，家族との生活の改善などを進めるためには，心理社会的治療が必要である．具体的にはペアレントトレーニングや子ども自身のソーシャル・スキル・トレーニング（Social Skills Training: SST）を中心とした行動療法，教育的介入などであり，望ましくない行動を取り除き，それに代わる望ましい行動を増やすことを目標としている．薬物療法としては，メチルフェニデートなどの中枢神経刺激薬，アトモキセチン，グアンファシンなどの非中枢刺激薬が用いられる．

### ■ 常同運動症
- 症状：外見上無目的で，反復的な運動行動により生活への著明な支障や自傷を起こすものをいう．たとえば，手をひらひらする，体を揺する，唇

をなめ続ける，体を叩くなどの行動を示し，さらに頭をぶつける，顔を叩く，手にかみつく，眼を突くなどの明らかな自傷行為を引き起こしうる．この障害は，知的発達障害や ASD の子どもでより発症頻度が高くなり，深刻な自傷に至るような重症例は，重度の知的障害に合併しやすい．症状は増悪，軽減しながら持続し，年齢を経ると軽減する傾向がある．

- 対応：薬物療法（非定型抗精神病薬，SSRI など）や行動療法を行う．

## ■ チック障害

- 概念：チックとは突発的に起こる，急速で反復性の非律動的な運動であり，音または発声を含む．チック障害はチックの特徴と持続期間から，一過性チック障害（症状が 1 年未満），慢性運動性または音声チック障害（運動チックか音声チックのいずれかが 1 年以上），運動チックと音声チックの両方が 1 年以上みられるトゥレット症候群（Tourette syndrome）に分けられる．

- 頻度と経過：子どもの 10 〜 20％にみられるとされ，典型的には 5 〜 6 歳で出現し，10 〜 12 歳で重症度がピークとなり，多くの小児では，思春期の後半になると改善する．しかし約 1％ではチックは成人期まで持ち越される．チックは男性に多く，とくにトゥレット症候群では男女比は 2 〜 4：1 程度である．トゥレット症候群の発症頻度はまれとされてきたが，近年では学齢期の子ども 1000 人に 3 〜 8 人にみられると報告されている．

- 病因・病態：素因的あるいは遺伝的要因の関与など生物学的な基礎のある疾患と考えられ，皮質 − 線条体 − 視床 − 皮質回路の機能異常やドーパミン系の異常が想定されている．

- 併存症：強迫性障害，注意欠如多動性障害の併発がみられやすい．ASD との合併もみられる．

- 症状：チックには，運動チックと音声チック，単純性チックと複雑性チックがある．単純性チックは非常に短く，素早い運動や発声が，複雑性チックは単純性チックが組み合わさり，認識可能な動作や言葉であるため，意図的な行為にみえるが，チックは随意的なものではないため，周囲のものが問題行動と捉えないように注意を要する．

- ・単純性運動チック：まばたき，顔をしかめる，口をゆがめる，首を振るなど
- ・単純性音声チック：咳払い，鼻を鳴らす，吠え声のような奇声など
- ・複雑性運動チック：身繕いをする，物のにおいを嗅ぐ，飛び上がる，物を触る，反響動作（他人の動作をまねる），卑猥な動作など
- ・複雑性音声チック：状況に合わない言葉を繰り返す，汚言症（卑猥な言葉を言う），反響言語など

  チック症状は増悪と寛解を繰り返すことがあり，場面によって症状の出やすさが異なることも多い．

- 対応：チックが子どもの活動や子どもの自己像に明らかに影響している場合には治療を行う．心理社会的治療としては，チックに関する心理教育，親へのカウンセリングの他，リラクゼーション，より年長児ではチックの減少のための行動療法が有効である．薬物療法としては，ハロペリドールやリスペリドンなどの抗精神病薬が主に用いられる．

## ■分離不安障害

- 概念：分離不安は，正常な発達過程において小児が母親や他の家族などの愛着対象と離れることに対して持つ不安であるが，3〜5歳ころには愛着は内在化され，徐々に家族と離れることができるようになる．しかし，分離不安障害では，愛着対象と離れることに過剰な不安や恐怖の反応がみられるために，家庭生活や園，学校での生活がうまく送れなくなっている状態が，子どもや青年では4週間以上（DSM-5）〜数カ月以上（ICD-11）続くものをいう．診断に満たない一過性のものは15%の子どもにみられるといわれる．この障害は他の不安障害（全般性不安障害，社交不安障害）としばしば合併する．

- 症状：家を出たがらない，家族のそばを離れず，1人になることに抵抗する，家族の病気や事故を過剰に心配する，災難が起きて1人になってしまうことを心配する，登園・登校前になると頭痛や胃痛などの体の不調を訴える，不登園や不登校などがみられる．

- 対応：子どもが親と安心して過ごせる時間が持てるように，まず親との関係性の回復を図る．分離不安をきたした子ども側の要因，親や環境（学

校や園を含む）側の要因を検討する．再び登校などで分離を図るときは，分離先でも保護的環境を提供するようにして段階的に分離を行っていく．他の不安障害で行う精神療法や薬物治療を実施する場合もある．

## ■ 選択性緘黙（かんもく）

- 概念: 学校などの特定の社会状況では話すことができないが，家庭などの他の状況では話すことができるという状態である．通常は5歳未満で発症するが，学校に入学するまで気づかれないことがある．内気や恥ずかしがり，不安の強い気質傾向と関係し，特定の状況で話せないことから，社交不安障害との関連が指摘されている．

- 頻度と経過: 有病率は 0.03 〜 1% と報告により幅がある．幼児期発症例では治療を行うことなく症状が消失することも多いが，強い社交不安をもつ子どもでは体の硬直や強迫傾向，拒絶，かんしゃく，家庭での反抗や攻撃的態度など，学校や家庭で他の問題がみられることがある．また，自閉症スペクトラム障害や統合失調症など他の精神疾患との鑑別を慎重に行う必要がある場合もある．

- 対応: 遊戯療法，箱庭療法，母子並行面接，家族療法などの心理療法が行われる．治療関係ができ，治療意欲も高くなると，行動療法も有効である．他の不安障害に用いる薬物療法を行うこともある．


## ■ 抜毛症

- 概念: 体毛を繰り返し引き抜き，抜くことをやめようと試みても失敗し，その結果明らかに体毛を喪失している状態である．

- 病因: 母子関係の障害，1人でいることの不安や恐怖，最近の対象喪失などの他，神経生物学的観点からは，ドーパミン，セロトニン，グルタミン系の異常も指摘されている．

- 対応: 学齢期までの子どもでは遊戯療法や親面接が有効である．その他，抜毛症状に直接介入する行動療法や青年期以降の例では SSRI などの薬物療法も用いられる．

JCOPY 498-07698

## ■反応性愛着障害

- 概念：愛着（attachment）とは，子どもが主養育者に対して向ける特別な感情の絆を指し，正常な愛着は，子どもの脳の発達と養育者が提供する共感的・支持的で適切な養育環境との相互作用によって生じる．子どもは主養育者を安全基地として利用し，他の人と良い対人関係を築いていく基礎を作っていく．反応性愛着障害は，重度のネグレクトや虐待の経験，養育者が頻繁に変わったり，施設環境において愛着形成の機会が制限されるような状況の経験により生じる．
- 症状：養育者に対して苦痛時にほとんど慰めを求めず，感情的にひきこもる．大人全般に対しても社会的，感情的反応をせず，陽性の感情が制限されている．5歳までにはこれらの行動が明瞭になる．
- 対応：虐待環境から保護し，安全で愛着の形成を促していける環境の提供が求められる．被虐待体験によるトラウマのケアも必要となる．親と分離しない場合や分離後再統合する場合，乳幼児であれば，親子治療で愛着関係の改善をはかる．

## ■脱抑制性対人交流障害

- 概念：反応性愛着障害と同様に虐待などの養育体験をもつ子どもに生じる障害で，見知らぬ大人への不適切な接近や警戒心の欠如，自ら進んでついて行ってしまうなど，対人関係における問題を中心とした行動特徴を示す．AD / HD の子どもにみられる衝動性との鑑別が必要である．
- 対応：安全な環境の提供が必要となる．しかし安全な環境においても衝動コントロールが問題となりやすく，包括的なトラウマケアと対人関係のスキルを学ばせることが必要で，攻撃性・衝動性のコントロールのための薬物療法を要することもある．

## ■遺尿症

- 概念：5歳以上の子どもにおいて，週2回以上の頻度で3カ月以上，寝具のなかや衣服のなかに反復して排尿する状態をいう．身体疾患を主な原因とする遺尿は除く．夜間の睡眠中のみみられるもの（夜尿症），昼間の覚醒時間中にみられるもの（昼間遺尿症），夜間昼間の両方みられるもの

がある．また，生理的な遺尿が続くものを一次性遺尿症，6 カ月以上の非遺尿期間を経て再び起こる遺尿を二次性遺尿症という．

- 病因，頻度，経過：遺尿症の原因としては，神経内分泌機能の未熟性，膀胱機能未熟性，遺伝的要因などの身体レベルの問題に心理環境的要因が関与して症状が持続するといわれている．夜尿症は小学校入学時で 10％にみられ，年間 10 ～ 15％ずつ自然軽快する．小中学校の罹病率は 6.4％と推察され，一次性の遺尿症が 75 ～ 90％を占める．AD / HD の 10 ～ 15％に夜尿症の合併がある．

- 対応：本人や親が悩んでいる場合は積極的に治療を行う．一次性遺尿症は小児科や泌尿器科で加療されることが多い．まずは，生活指導，行動療法（排尿訓練や排便訓練）を行い，次の段階ではアラーム療法や抗利尿ホルモン，抗コリン薬，三環系抗うつ薬などによる薬物療法を行う．症状の発症，遷延，増悪に心理的影響が大きい場合は，心理療法も適応となる．

## ■ 遺糞症

- 概念：4 歳以上の子どもにおいて，月 1 回以上の頻度で 3 カ月以上，不適切な場所に大便を反復して排泄する状態をいう．便秘と溢流性失禁（腸内の残便が多く内圧が高まることにより便が漏れ出ること）を伴うタイプと伴わないタイプがあり，多くは前者である．

- 病因：便秘と溢流性失禁を伴うタイプでは，慢性便秘により直腸の圧受容器の感度が低下し，便意が感じられなくなることにより便失禁が起こる．また，いったん便秘になると排便時の疼痛や苦痛のため排便を忌避するためさらに便秘が悪化するという悪循環が生じている．便秘を伴わないタイプでは，虐待を含めた心理的逆境体験をもち，愛着障害や反抗挑戦性障害や素行障害を合併したり，ASD の併存が指摘されている．

- 対応：便秘を伴うタイプでは，心理面にも目を配りながら，便秘の悪循環を断ち，規則的な排便習慣を身につけることが治療の中心となる．便秘を伴わないタイプでは，遺糞症状そのものより，家族・環境的背景や発達の問題への評価や対応が優先される．

## ■ 反抗挑戦性障害（ODD）と素行・非社会的行動障害（CD）

- 概念：反抗挑戦性障害（oppositional defiant disorder：ODD）は，かんしゃく，怒って腹を立てる，大人と口論する，規則に従うことに積極的に拒否する，反抗する，執念深い意地悪い行動をする，などの挑戦的・敵対的で執念深い行動が，顕著に6カ月以上持続するものをいう．ただし，素行障害（CD）のような他者への身体的攻撃や基本的人権を蹂躙する行動はみられない．しかし，ODDの一部で青年期前後からCDへの移行がみられる．

　素行・非社会的行動障害（conduct-dissocial disorder：CD）は，人や動物に対する攻撃性，所有物の破壊，嘘をつくことや窃盗，重大な規則違反など，他者の基本的人権または年齢相応の主要な社会的規範または規則を侵害することが6カ月以上反復し持続する行動様式である．発症年齢により，小児期発症型（10歳未満に発症），青年期発症型（10歳未満には症状なし）に分けられる．

- 病因：精神力動的，心理社会的，生物学的要因が危険因子として想定されているが，いずれが一次的な原因となるのかは不明である．
- 他の精神疾患との関係：多動・衝動性を示すAD/HDの子どもの約3分の1が，成長の過程でODDの診断を満たす傾向があり，その3分の1が青年期前後からCDを呈するといわれている．また，ODDとうつ病の併存もみられる．
- 対応：心理社会的治療（ペアレントトレーニングや認知行動療法，学校との連携）や薬物療法（攻撃性に対する対症的な薬物やAD/HDがある場合はAD/HD治療薬）などを行う．CDではODDに比べて治療に対する有効性が低く，ODDでの段階の治療が推奨される．CDでは医療・司法・福祉・行政など幅広い介入と連携が求められる．

## ■ 児童虐待

　児童虐待には，① 身体的虐待（児童に身体に外傷が生じるような暴行を加える），② 性的虐待（児童にわいせつな行為をしたり，させたりすること），③ ネグレクト（食事を十分与えない，長時間放置するなど保護者としての監護を怠ること），④ 心理的虐待（児童への著しい暴言や拒絶，配偶者への暴力

を目撃させること) の 4 つがある. 児童相談所が受理する児童虐待に関する相談件数は約 16 万件 (平成 30 年度) となり, 増加の一途をたどっている. わが国では心理的虐待が最も多く, 虐待者は実母が最多だが, 実父の割合も増加している.

- 虐待を体験した児童の心身への影響: 身体への直接損傷, 成長障害の他, 反応性愛着障害, 脱抑制性対人交流障害, 多動性の行動障害, 心的外傷後ストレス障害, 解離性障害などの精神的問題, 成績不振や学習困難など学習・認知面の影響などがある.
- 精神的ケア: 安心安全な環境の提供を基本として, トラウマや愛着の問題への対処を含めた心理的治療や, さまざまな精神症状に対する薬物療法を必要に応じて行う.

〈井﨑ゆみ子〉

## J 神経認知障害

　神経認知障害は，一般臨床場面では，認知症とよばれている疾患群であるため，本稿でも認知症という用語を用いる．認知症は近年の高齢化に伴い増加しており，2012 年に，わが国で行われた疫学調査では，65 歳以上の人の 7 人に 1 人が認知症という割合であった．さらに 2025 年には 5 人に 1 人が認知症という割合になると推計されている．したがって，今後，日常生活場面や医療場面で認知症の人と接する機会は増えると思われる．本稿では，すべての医療者に知っておいてほしい認知症の基本的事項を解説する．

## 1 認知症の定義

　われわれは，記憶，言語などのさまざまな認知機能を使って日常生活を送っている．これらの認知機能が後天的な脳の障害によって病前の水準から低下して，日常生活を自立して送れなくなった状態のことを認知症とよぶ．すなわち，認知症とは状態を表す用語である．認知機能が低下しているが，その低下が比較的軽度で，日常生活を自立して送れる状態を軽度認知障害（mild cognitive impairment：MCI）とよぶ．

## 2 認知症疾患で認められやすい認知障害

### ① 記憶障害（健忘症状）

　ほとんどすべての認知症で認められる最も高頻度の症状である．記憶にはいくつかの種類があるが，「昨日の昼に，A 駅で B さんと会った」というような時間と場所の情報を伴う，個人的体験の記憶をエピソード記憶とよぶ．このエピソード記憶が障害される．生活場面では物を置き忘れる，約束を忘れる，少し前の出来事を思い出せない，同じ話を繰り返すなどが観察される．記銘した情報を手がかりなしに自発的に思い出すことを再生といい，正答を提示した時に，それが正しいと認識できることを再認という．記銘して遅延時間を置いた後に再認ができないと顕著な記憶障害であると判定する．

## ② 言語障害（失語）

　よく認められる言語症状には，言いたい単語が即座に思い出せず「あれ」，「それ」というような指示語が多くなる，物の名前がわからなくなる，自発話がまとまらず回りくどくなる，言われたことが理解できなくなるなどがある．一度に多くの情報が含まれる長い話の時に障害が目立ちやすい．

## ③ 視空間認知（視空間機能）障害

　対象の色や形はわかるが，対象の空間内での位置関係がわからなくなる障害である．この障害によって，熟知しているはずの町の中や家の近所，自宅内で迷うようになる．また眼前にある物をつかめない，気づかないなどの症状として観察されることもある．

## ④ 遂行機能（実行機能）障害

　遂行機能とは，ある目的を達成するために計画を立て，複数の手順を効率的な方法および順序で実際に行う機能のことである．この機能を必要とする日常生活活動の代表例は料理である．料理をするためには，メニューを決め，必要な食材を調達する．その後，複数の食材を切る焼く炊くなどの順序やタイミングを決めて実行する．その間，常に計画通りにできているかをモニタリングし，できていない場合には改善策を考え，それを実行する．遂行機能障害は，病初期から認められることが多く，そのために認知症の人には簡単な料理しか作らなくなる，店屋物ですますようになるなどが観察される．

## ③　認知症の原因となる疾患

　認知症状態の原因となる疾患にはいろいろなものがあるが，2006 ～ 08 年にわが国で行われた疫学調査では以下の4疾患が多く[1]，4大認知症とよばれている．すなわち，アルツハイマー病による認知症が 67.4% で最も多く，脳血管疾患による認知症 18.9%，レビー小体病による認知症 4.6%，前頭側頭型認知症 1.1% と続いた．本稿では4大認知症を中心に以下に解説する．

### ■ 6D80 アルツハイマー病による認知症（Alzheimer's disease: AD）

- 臨床症状：ほとんどの場合，初発症状はエピソード記憶障害で，これが徐々に顕著になっていく．健常老化でも物忘れは出現するが，AD による物

**表1** アルツハイマー病と健常高齢者の物忘れの比較

| | アルツハイマー病による物忘れ | 健常老化による物忘れ |
|---|---|---|
| 忘れるもの | 体験そのもの（体験の存在） | 体験の一部 |
| 「○○はありましたね」と聞くと（再認） | あったことがわからない（障害あり） | 「あった」と言える（障害なし） |
| 半年〜1年間の進行 | あり | なし |
| 場所や時間の感覚（見当識） | 障害されることあり | 障害なし |
| 物忘れに対する自覚 | ないことが多い | あり |
| 物盗られ妄想 | 伴うことがある | 伴わない |

忘れは性質を異にする **表1**. 物忘れに続いて，時間や場所がわからなくなる見当識障害，言語障害，日常的な物品をうまく使えなくなる，道に迷うようになるというような症状が半年〜1年単位で加わっていくのが一般的な経過である．また自分が置き忘れた物を見つけられない時に，誰かが盗ったという物盗られ妄想が認められることもある．運動機能は末期まで障害されず，これは他の疾患との鑑別診断に役立つ．

- 画像所見：頭部 CT (computed tomography) や MRI (magnetic resonance imaging) で海馬，海馬傍回を中心とした側頭葉内側部の萎縮が認められ，この領域に接している側脳室下角が拡大する **図1**. また全般的な脳萎縮も認める．脳血流 SPECT (single photon emission computed tomography) も臨床的によく行われており，頭頂葉，後部帯状回，楔前部，側頭葉などに血流低下を認める **図2**.

- 診断：診断には，米国国立老化研究所とアルツハイマー協会による「ほぼ確実なアルツハイマー型認知症」の診断基準[2] **表2** が最もよく用いられる．この診断基準には，脳脊髄液中のアミロイド β42 の低下，アミロイド PET (positron emission tomography) 検査の陽性，頭部 MRI における側頭・頭頂葉の萎縮などの項目が含まれる，より正確な「アルツハイマー病病理が存在するほぼ確実なアルツハイマー型認知症」の診断基準も併記されている．

- 治療：ドネペジル，リバスチグミン，ガランタミンという3種類のコリンエステラーゼ阻害薬とメマンチンという NMDA 受容体アンタゴニストによる薬物治療が可能で，すべてに認知障害の進行抑制効果が認められ，

アルツハイマー病　　　　　　　　健常高齢者

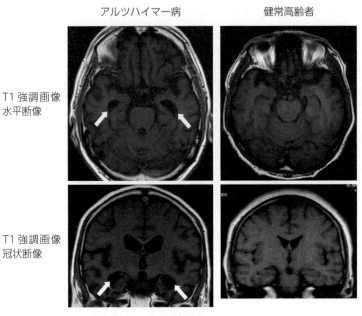

T1 強調画像
水平断像

T1 強調画像
冠状断像

アルツハイマー病による認知症では，両側性に，側頭葉内側部の
萎縮を認め，側脳室下角の拡大（矢印）が認められる.

**図1** アルツハイマー病による認知症の頭部 MR（magnetic resonance）画像

保険適用になっている.

● 病理学的特徴: 大脳萎縮を伴う神経細胞脱落，老人斑，神経原線維変化の
出現である. 老人斑の主要構成成分はアミロイド β 蛋白で，神経原線維
変化の主要構成成分は，微小管関連タウ蛋白が異常リン酸化を受け，細
胞内に不溶化したものであることがわかっている.

### 6D80.0 早発性アルツハイマー病による認知症

65歳未満発症の認知症を早発性認知症とよぶ. 早発性 AD 例では，記憶障
害が比較的軽度である一方で，病初期から言語障害と視空間認知障害が目立
つというように，高齢発症の AD と症状が若干異なることが知られている.
神経画像検査でも，側頭葉内側部の萎縮が目立たず，頭頂葉の萎縮が目立つ
ことがある **図3**. しかし早発性 AD 例では脳血流 SPECT で血流低下が明
瞭に検出されることが多いため，診断に有用である.

健常高齢者

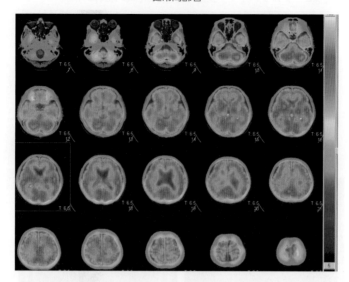

アルツハイマー病

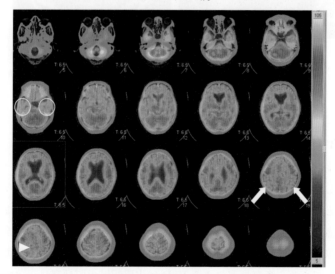

**図2** アルツハイマー病による認知症の脳血流 SPECT 画像
〔水平断像（MRI に重ねている）〕
アルツハイマー病による認知症では，側頭葉（白楕円），頭頂葉（矢印），
楔前部（矢頭）の血流低下を認める.

**表2　アルツハイマー型認知症の診断基準（抜粋）**

ほぼ確実なアルツハイマー型認知症の診断基準
- 認知症がある.
- 数カ月から1年あまりにかけてゆっくりと進行している.
- 認知機能低下が示される客観的な病歴がある.
- 以下の1つ以上が病歴と検査で明らかに低下している.
  ・健忘症状
  ・非健忘症状: 失語, 視空間機能, 遂行機能

（McKhann GM, et al. Alzheimers Dement. 2011; 7: 263-9[2]）を
もとに作成）

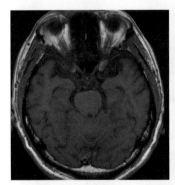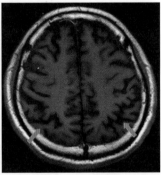

早期発症　60歳代, 男性例

**図3　早期発症のアルツハイマー病の頭部MR画像（T1強調画像水平断像）**

早期発症例では, 側頭葉内側部の萎縮と側脳室の下角の拡大が目立たず, 頭頂葉の萎縮（矢印）が目立つことがある.

## ■ 6D81 脳血管疾患による認知症（vascular dementia: VaD）

- **臨床症状**: 脳血管障害の発症に伴い認知症も急性に発症することが多い. そして血管障害が繰り返されるたびに階段状に進行していく. VaDの原因となる脳血管障害は, 多発梗塞, 重要な領域の単一病変, 小血管病変, 出血（脳出血, くも膜下出血）, 心停止や高度の血圧低下などの全身性循環障害の後遺症や主幹動脈の閉塞や高度狭窄によって生じる低灌流など多彩である. 多発梗塞によるVaDは皮質領域の脳梗塞によって言語障害や視空間認知障害などが生じ, 運動麻痺を伴うこともある. 精神科領域で遭遇する最も多いのが穿通枝領域のラクナ梗塞や白質病変などの小血管病変によるVaDである. このタイプは小さなラクナ梗塞が多発す

ることで徐々に認知症状態になることが多く，緩徐進行性に見えることがある．臨床症状としては，思考緩慢，注意障害，遂行機能障害が顕著で，記憶障害は軽度，とくに再認が保たれやすい．また自発性低下，興味の喪失，動作緩慢などが認められる．

● 画像所見：血管障害が CT や MRI で認められる（図4）．

● 診断：DSM-5 の基準では，認知症状態にあることと神経画像検査で脳血管障害が認められるだけでは診断できず，脳卒中発作の後に認知障害が生じたという時間的関係と，神経画像所見で認知機能障害が説明できると

T1 強調画像水平断像　　　　　FLAIR 画像水平断像

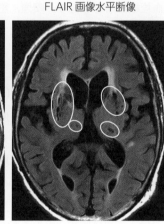

T1 強調画像冠状断像

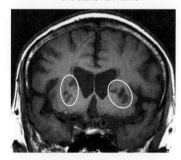

（図4） 脳血管疾患による認知症の頭部 MR 画像

両側基底核，視床などに多発性ラクナ梗塞〔楕円で囲まれた部分の低信号領域（黒く見える部分）〕を認める．

FLAIR: fluid-attenuated inversion-recovery

いう部位的関係の両方を確認することが必要である．診断基準は，a) 認知症がある，b) 次のいずれかで示唆される血管性の臨床像の特徴を有する；認知機能障害の発症が 1 つ以上の脳卒中発作に時間的に関連する，または情報処理速度を含む複合的な注意力と前頭葉性の遂行機能の障害が顕著である，c) 病歴，理学所見，神経画像所見から，認知機能障害を十分に説明しうる脳血管障害の存在が明らかである，などである．

- 病理学的特徴：脳血管の障害の存在を確認する．
- 治療：血管障害の再発を防ぐ二次予防が重要となる．すなわち高血圧，糖尿病，脂質異常症，心房細動などの血管障害の危険因子のコントロールや抗血栓療法などを行う．喫煙，肥満，運動不足，過度の飲酒，悪い食習慣，睡眠不足などの是正も有用である．併存する運動障害に対してはリハビリテーションを行う．

## ■ 6D82 レビー小体病による認知症 (dementia with Lewy bodies: DLB)

- 臨床症状：初期には，記憶障害は軽度であるが，注意，遂行機能，視空間認知の障害が目立つことがある．また記憶障害が明らかになる前に，便秘，嗅覚障害，抑うつ症状，レム期睡眠行動異常症 (REM sleep behavior disorder: RBD) が認められることがある．

DLB には，4 つの特徴的な症状がある．まず「注意や明晰さの著明な変化を伴う認知の変動」であるが，これは見当識や理解力の変動として気づかれることが多い．病院にいるのに会社にいると言ったり，夫を知らない人だと言ったり，会話が通じにくいと周囲の人が感じたりする時がある一方で，このような症状を認めない時があるというように変動する．2 つめの「繰り返し出現する構築された具体的な幻視」の内容は，人や動物が多い．カーテンや木々が人に見えるという錯視も混在する．3 つめの「特発性パーキンソニズム」は，動作緩慢，寡動，静止時振戦，筋強剛のうち 1 つ以上あれば診断できるが，静止時振戦は少ない．4 つめの RBD とは，REM 睡眠中に夢内容に応じて体が動き出してしまう睡眠時随伴症である．健常人では REM 睡眠中に夢を見ても，錐体路が遮断されて動けない．しかし RBD では夢内容に応じた寝言，叫び，上下肢の動き，隣の人を殴るなどの複雑な異常行動が観察される．異常行動は数

分以内であることが多いが，この間自ら覚醒することは少ない．せん妄とは異なり，他者による覚醒は容易で，覚醒すると行動は止まり，戦っていた夢を見ていたなど行動と関連しそうな夢内容が確認できる．

- 画像所見：頭部 MRI では全般的な萎縮を認めるが，同程度の重症度の AD と比較すると側頭葉内側部，全般性萎縮ともに軽度である 図5 ．脳血流 SPECT では後頭葉の血流低下が特徴的所見である．また診断基準に含まれているが SPECT，PET で示される基底核におけるドパミントランスポーターの取り込み低下と心臓交感神経機能シンチグラフィでの取り込み低下が特徴的な所見である．
- 診断：2017 年に発表された診断基準[3] が最もよく用いられている 表3 ．
- 病理学的特徴：レビー小体とよばれる異常沈着物が中枢神経系に広範かつ，多数出現する．レビー小体の構成成分はリン酸化されたαシヌクレインである．
- 治療：ドネペジルは DLB の認知障害の進行抑制効果を有しており，保険適用になっている．さらにドネペジルで妄想，幻覚，認知機能の変動が改善することも報告されている．

## ■ 6D83 前頭側頭型認知症 (frontotemporal dementia：FTD)

ICD-11 では上記の FTD という用語が大項目となっているが，現在，一般的に臨床で使用されている用語は前頭側頭葉変性症 (frontotemporal lobar degeneration：FTLD) である．その中に行動異常が中核症状である行動障害型前頭側頭型認知症 (behavioral variant frontotemporal dementia：bv-FTD) と，言語症状を中核とする意味性認知症 (semantic dementia：SD) と進行性非流暢性失語症 (progressive non-fluent aphasia：PNFA) が分類されている．本稿では頻度が多く，本疾患の中核群である bvFTD について解説する．

- 臨床症状：自己の欲動を抑制することができなくなる脱抑制を認める．具体的には，店頭に並んでいる商品をほしいと思うとお金を払わずに持ってくる，見も知らぬ肥満の人にいきなり「太っているね」と言う，尿意を感じるとどこででも排尿するなどである．このような行動を注意されても，反省しないことが多い．また早期から周囲のことに無関心になり，

脳血流 SPECT
水平断像
(MRI に重ねている)

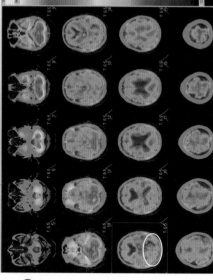

DLB の特徴的な所見である後頭葉の血流低下 (楕円) が認められる。側頭葉、頭頂葉の低下も認められる。

ドパミントランスポーター画像水平断像

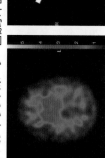

健常高齢者

DLB

DLB では、健常者で認められる基底核の集積 (矢印) が低下している。取り込みの程度は、specific binding ratio (SBR) で数値化される。

頭部 MRI 水平断像

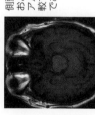

側頭葉内側部の萎縮、および全般性脳萎縮は、アルツハイマー病と比較すると一般的に軽度である。

心臓交感神経機能シンチグラフィ

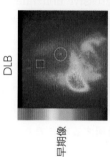

健常高齢者

DLB

早期像

後期像

早期像と後期像が撮影されるが、DLB では、健常者で認められる心臓の集積 (矢印) が認められない。縦隔に対する心臓の取り込みの比である H/M 比で低下の度合いが数値化される。また早期像から後期像への洗い出し率も指標となる。

**図5　レビー小体病による認知症の神経画像**

**表3** レビー小体型認知症の診断基準（抜粋）

- 認知症がある.
- 中核的特徴
  - 注意や明晰さの著明な変化を伴う認知の変動
  - 繰り返し出現する構築された具体的な幻視
  - レム期睡眠行動異常症
  - 特発性のパーキンソニズム
- 指標的バイオマーカー
  - SPECT または PET で示される基底核におけるドパミントランスポーターの取り込み低下
  - 心臓交感神経機能シンチグラフィでの取り込み低下
  - 睡眠ポリグラフ検査による筋緊張低下を伴わないレム睡眠の確認

認知症があり，かつ中核的特徴2つ以上，または中核的特徴1つと指標的バイオマーカー1つ以上で診断できる.

(McKeith IG, et al. Neurology. 2017; 89: 88-100[3] をもとに作成)

自発的な行動も減る. 他者への共感性もなくなり同情心が欠如する. また特定の行動を繰り返す常同行動も認められる. その内容としては, 手を叩くというような単純な動作, デイルームの同じ椅子に座りたがる, 同じ話を繰り返しする, 自分で決めたルートを毎日散歩するという常同的周遊などがある. また12時になったら出かける, 13時には決まった店でコーヒーを飲むというように常同行動に時刻の要素が加わることがあり, これを時刻表的生活とよぶ. 食習慣の変化も認められ, 甘い物, 濃い味つけの物を好むようになる. また常同行動の影響も受け, あんパンを継続的に食べたがることもある. これらの症状に対する自己の認識は病初期から乏しい. 認知機能については, 記憶や視空間認知は保たれやすいが, 遂行機能障害は初期から目立ち, 仕事に支障が出る.

- 画像所見: 典型例では, 前頭側頭葉の限局性脳萎縮を認める 図6 .

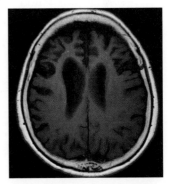

**図6** bvFTD の頭部 MR 画像（水平断）

前頭葉に限局した強い萎縮を認める. この症例では右半球優位である.

**表4** 行動障害型前頭側頭型認知症の診断基準（抜粋）

- 進行性の異常行動（と／または）認知機能障害を認める.
- 以下のA〜Fの3項目以上認める.
  - A. 早期の脱抑制行動, 以下の3つのうち1つを満たす.
    - ・社会的に不適切な行動, 礼儀やマナーの欠如, 衝動的で無分別や無頓着な行動
  - B. 早期の無関心または無気力, 以下の2つのうち1つを満たす.
    - ・無関心, 無気力
  - C. 共感や感情移入の欠如, 以下の2つのうち1つを満たす.
    - ・他者の要求や感情に対する反応欠如, 社会的な興味や他者との交流・または人間的な温かさの低下や喪失
  - D. 固執, 常同性, 以下の3つのうち1つを満たす.
    - ・単純動作の反復, 複雑な, 強迫的または儀式的な行動, 常同言語
  - E. 口唇傾向と食習慣の変化, 以下の3つのうち1つを満たす.
    - ・食事嗜好の変化, 過食・飲酒・喫煙行動の増加, 口唇的探究または異食症
  - F. 神経心理学的検査: 記憶や視空間認知能力は比較的維持されているが, 遂行機能障害がみられる, 以下の3つのうち1つを満たす.
    - ・遂行課題の障害, エピソード記憶の相対的な保持, 視空間技能の相対的な保持.

(Rascovsky K, et al. Brain. 2011; 134: 2456-77[4]) をもとに作成)

- 診断: International consensus criteria for behavioral variant FTD の診断基準[4] **表4** がよく用いられる. わが国では65歳未満に発症したbvFTDとSDは指定難病となっているが, その際にもこの診断基準が用いられている (https://www.nanbyou.or.jp/entry/4841).
- 病理学的特徴: 前頭葉や側頭葉に限局した神経細胞の脱落がみられ, 残存神経細胞にはタウ蛋白やTDP-43, FUSなどの異常蛋白が蓄積している.
- 治療: 現時点では, 治療薬も含め有効な治療法が確立されておらず, 疾患の特性を理解して適切な対応でケアすることが重要である.

## ■ 6D85 他に分類される疾患による認知症

ここには, ハンチントン病, ヒト免疫不全ウイルス, プリオン病などによる認知症が分類されているが, 本稿では治療可能で, かつ頻度が多いことが近年わかってきた 6D85.6 正常圧水頭症による認知症, とくに先行疾患なく緩徐に進行し, ADやDLBとの鑑別が重要となる特発性正常圧水頭症 (idiopathic normal pressure hydrocephalus: iNPH) をとりあげ, 解説する.

- 臨床症状: 認知障害に加え, 歩行障害と頻尿・尿失禁が生じ, これを3徴とよぶ. 記憶障害は比較的軽度であるが, 思考が緩慢になる. 歩行は小

水平断像                                  冠状断像

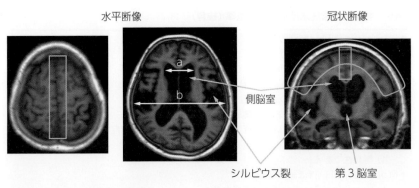

側脳室

シルビウス裂        第3脳室

**図7** iNPH の頭部 MR 画像

側脳室，第3脳室，シルビウス裂が拡大し，脳脊髄液の過剰な貯留を反映している．また高位円蓋部（緑線枠内）と正中部（水色線枠内）の脳溝の狭小化が認められる．脳室拡大は，慣習的に Evans index=a/b（両側側脳室前角間最大幅／その同じスライスにおける頭蓋内腔最大幅）＞0.3 を基準とする．

歩，歩隔の拡大（左右の足の間隔が広くなる），すり足が特徴である．動作も緩慢になる．

- 画像所見：原因不明の脳脊髄液（CSF）の吸収障害がこの病態の原因であるため，頭部 MRI で側脳室，第3脳室，シルビウス裂などに CSF が貯留し，これらの部位が拡大している像が認められる **図7**．その一方で高位円蓋部，正中部の脳溝が狭小化する．この所見は「不均衡に拡大したくも膜下腔を有する水頭症（disproportionately enlarged subarachnoid space hydrocephalus：DESH）」とよばれている．

- 診断：3徴と頭部形態画像検査での脳室拡大，高位円蓋部の狭小化（DESH 所見）で疑う[5] **表5**．iNPH 疑い例に対しては，CSF 検査（CSF 圧と性状は正常）と一時的に CSF を 30cc 排除して3徴に改善を認めるか否かを調べる CSF タップテストを同時に行うのが一般的である．症状が改善すれば臨床的に iNPH と診断できる．

- 病理所見：特徴的な病理所見は明らかになっていない．

- 治療：過剰に脳内に貯留した CSF を腹腔に流すシャント術を実施する．わが国では CSF を側脳室から排除する脳室−腹腔シャント術と腰部くも膜下腔から排除する腰部くも膜下腔−腹腔シャント術とがよく行われている．

**表5　特発性正常圧水頭症の診断基準（抜粋）**

- Suspected iNPH（鑑別診断として iNPH を考える状態）
  - 1）60 歳代以降に発症する
  - 2）脳室が拡大（Evans index > 0.3）している.
- Possible iNPH（疑いのある iNPH）
  - 1）Suspected iNPH の必須項目を満たす.
  - 2）歩行障害, 認知障害および排尿障害の 1 つ以上を認める.
  - 3）他の神経学的あるいは非神経学的疾患によって上記臨床症状のすべてを説明し得ない.
  - 4）特発性である.
- Probable iNPH（ほぼ確実な iNPH）
  - 1）Possible iNPH の必須項目を満たす.
  - 2）脳脊髄液圧が 200mmH$_2$O 以下で脳脊髄液の性状が正常.
  - 3）以下のいずれかを認める.
    - ①歩行障害があり, 高位円蓋部および正中部の脳溝, くも膜下腔の狭小化が認められる. ② CSF タップテストで症状の改善を認める.
- Definite iNPH（確実な iNPH）
  - シャント術施行後, 客観的に症状の改善が示される.

（日本正常圧水頭症学会, 他. 特発性正常圧水頭症診療ガイドライン. 第 3 版. 東京. メディカルレビュー社; 2020[5] をもとに作成）


## ■ 6D86　認知症にみられる行動的または心理的症状

　この項目では, 認知症の原因疾患ではなく, 認知症に併存しやすい幻覚, 妄想, 不安, 抑うつ, 攻撃性, 落ち着きのなさ, 焦燥性興奮, 脱抑制などの症状をとりあげている. 一般的には, 行動・心理症状（behavioral and psychological symptoms of dementia: BPSD）という用語が使用される.

　BPSD は, 認知症の人の長きにわたる療養生活のなかで, 本人と家族が最も悩む症状で, 本人の生活の質を低下させ, 家族の介護負担を増し, 早期からの施設入所の原因となる. しかし BPSD は認知障害や神経症状とは異なり, 治療可能な症状が多いことが重要である. 治療の原則は, 症状が軽微な段階で発見し, 認知症の人の立場に立って BPSD が出現している理由を考え, 適切な対応をとることである. このような対応で改善困難な場合や症状が激しく, 本人と介護者の安全を守ることが優先されるときには, 薬物治療を検討する. また家族の介護負担を軽減させることが治療上, 必要と考えられた場合には, 家族のレスパイトもかねて, 入院治療を行うこともある.

## ■文献

1) Ikejima C, Hisanaga A, Meguro K, et al. Multicentre population-based dementia prevalence survey in Japan: a preliminary report. Psychogeriatrics. 2012; 12: 120-3.

2) McKhann GM, Knopman DS, Chertkow H, et al. The diagnosis of dementia due to Alzheimer's disease: recommendations from the National Institute on Aging-Alzheimer's Association workgroups on diagnostic guidelines for Alzheimer's disease. Alzheimers Dement. 2011; 7: 263-9.

3) McKeith IG, Boeve BF, Dickson DW, et al. Diagnosis and management of dementia with Lewy bodies: Fourth consensus report of the DLB Consortium. Neurology. 2017; 89: 88-100.

4) Rascovsky K, Hodges JR, Knopman D, et al. Sensitivity of revised diagnostic criteria for the behavioural variant of frontotemporal dementia. Brain. 2011; 134: 2456-77.

5) 厚生労働科学研究費補助金 難治性疾患政策研究事業「特発性正常圧水頭症の診療ガイドライン作成に関する研究」班, 日本正常圧水頭症学会. 特発性正常圧水頭症診療ガイドライン. 第3版. 東京: メディカルレビュー社; 2020.

〈數井裕光〉

# VI

# コンサルテーション・リエゾン精神医学

## 1 概説

　従来，精神科医療は主に精神科病院で行われてきた．しかし，近年，身体科(内科や外科といった身体の診療科)においても，治療中に精神症状を発症するなど，高度医療のもとで心理的問題を無視できない状況が生じてきている．そもそも，医療の基本は，患者の身体症状のみならず，心理社会的問題をも包括した，総合的かつ全人的な対応をすべきものである．こうした背景によって，総合病院では他科からも精神科医療が求められるようになってきた．その活動として，コンサルテーションとリエゾンという2つの形態がある．

### ■ コンサルテーション

　コンサルテーションとは，相談・助言という意味である．身体科に入院，通院中の患者に生じた精神症状について，医師や医療スタッフが精神科医に相談し，その助言に基づいて治療を行うものである．よって，最終的に対応を決定し，実行するのは，相談者である医師や医療スタッフとなる．コンサルテーションを通して主治医の患者に対する医療上の不安の軽減を図るという側面が強い．気分の落ち込みという比較的頻度の高い精神症状ひとつをとっても，正常な心因反応であるのか，それとも精神医学的な対応を要する症状であるのか，緊急性があるものなのか，身体科医師にとって判断に迷うことが多い．

### ■ リエゾン

　リエゾンとは連携という意味である．こちらは，より積極的な介入となる．

JCOPY 498-07698

身体科の医師や医療スタッフから患者の診療や紹介を受けた精神科医が，共同で病棟診療を行い，直接その患者の診療行為にあたる活動である．また，病棟スタッフに対して精神科医療に関する教育も担当する．医療チームの一員として機能することにより，入院中の患者の精神症状の発生を未然に防いだり，早期発見することで最小限に抑えたりすることができる．リエゾンモデルの代表例としては，救急医療や緩和ケアといった分野があげられる．

## ■ 精神科医の仕事

1) 他科の患者を実際に診察する．
2) 他科スタッフの相談に応じる．
3) 患者‐家族‐治療スタッフ間の人間関係を調整する．

## ■ コンサルテーション・リエゾン精神医学の対象

1) 身体疾患による精神症状
   せん妄，認知症，不安，焦燥，不穏，興奮，躁状態，うつ状態，幻覚妄想状態，心気症状，昏迷状態，不眠
2) 身体疾患を合併して一般病棟へ入院した精神障害者への対応
3) 身体疾患に伴う心理的問題
   がん，臓器移植，臨死，後天性免疫不全症候群（AIDS），集中治療室（ICU）での治療
4) 対応が困難な患者
   自殺念慮・自殺企図，自傷，治療拒否，病棟ルール無視，詐病，薬物依存，性的問題，ポリサージェリー（頻回手術症）
5) 心身症
   消化性潰瘍，過敏性腸症候群，虚血性心疾患，糖尿病
6) 医療者の心理的問題
   医療者の心身のストレス（不安，抑うつ，燃え尽き症候群），患者への陰性感情，医療チームにおけるスタッフ間の心理的問題

## 2 コンサルテーション・リエゾン精神医学の例

### ■ 集中治療室（ICU）

　身体的に重い基礎疾患をもつ上に，麻酔，手術などの侵襲，疼痛が加わる．さらに，多数の管や装置をつけられ，身動きも十分できない状態である．心理的には，病状への不安，死への恐怖などがある．環境は一般病室とは異なる空間で，緊張した雰囲気，多くの器械に取り囲まれ，さまざまな機械音や人の声などが重なる．そのため，せん妄，不安，抑うつ，記銘力障害，失見当識，睡眠覚醒リズム障害など，さまざまな精神症状を発症しやすい．

　介入の方法として，スタッフが病状，一般病棟へ移る予定日，器械の説明など，不安要素を除くように話しかける，家族との面会を行う，十分な睡眠をとらせる（必要なら，昼夜で明るさを変えるなど），向精神薬を用いるなどがある．とくにせん妄は，身体疾患に高率に合併する精神症状であり，コンサルテーション・リエゾン精神医学の現場で最もよく遭遇する疾患である．中枢神経系の障害・脆弱性があるところに身体的・環境的な負荷が加わり，脳が機能的に破綻した状態であり，注意と認知の障害（意識障害）を特徴とする．適切な対処がなされなければ，身体疾患の治療の妨げとなり，医療事故などの安全管理上のリスクとなる．そして，患者本人のみならず家族の苦痛も大きく，医療従事者自身の疲弊にもつながる．さらに，入院長期化に伴う医療経済への影響も大きい．それゆえ，コンサルテーション・リエゾン精神医学として精神科医の担うべき役割は大きい．

### ■ サイコオンコロジー，緩和ケア

　がんという病気は目の前に突如として現れ，患者に大きなストレスを与える．治療が進歩してもなお，がんによる死亡数は増加しており，わが国における死因の第1位となっている．そして，がんの診断，治療中のみならず，治癒後も，機能的・社会的問題を抱え，精神的な苦悩を抱えている患者や家族も多い．

　サイコオンコロジーとは，がん患者や家族の心理的精神医学的問題を扱う分野のことである．近年，インフォームドコンセントの普及により，病名や予後の説明が患者本人に行われるようになり，がんに関して，受診時から終

末期までの精神医学的対応が必要になっている.

2002年に緩和ケア診療加算が導入され,緩和ケアチームには精神科医の参加が必須とされた. 2007年にはがん対策推進基本計画のなかにがん医療への精神科医の参画の重要性が盛り込まれた.

緩和ケアは全人的治療を行う上で精神科医がチームの一員として機能するリエゾンモデルの代表例といえる. 精神科医の役割としては,患者や家族のがん告知後に生じる落胆,孤立感,疎外感,絶望感,再発の不安などといった病の軌跡に生じる通常の心理学的反応から,適応障害,うつ病,せん妄や認知症などへの精神医学的対応まで,幅広く積極的に対応することが要求される.

これらがん患者にみられる精神症状は,頻度が高く,患者の苦痛の代表的原因であるのみならず,quality of life（QOL）の低下,家族の精神的負担の増大,そして,最悪の場合は自殺につながるなど,多岐にわたる問題に影響する. その他,家族や医療者との良好な関係といった人間関係に関するものも含まれており,精神科医が緩和ケアチームのなかで期待される役割は大きい.

## 3 コンサルテーション・リエゾン精神医学の実施手順

### ■ 精神科受診の説明と同意

コンサルテーション・リエゾン精神医学では,患者自身からの精神科診察希望は非常に少ない. 医療者が精神科診察の必要性を認識し,患者や家族に勧め,同意を得る必要がある. 患者,家族によっては精神科に対する誤った理解や抵抗感を示すことも少なくなく,介入方法を誤ると治療関係の破綻につながる. よって,患者や家族が精神科医の介入をどのように認識しているかを把握することは,治療導入に際して重要である.

### ■ 身体科主治医との連携

身体疾患の経過や状態,治療方針,告知内容などについて,前もって身体科主治医と正確に情報を共有しておく必要がある. 身体科主治医の考えと異なった認識のもとで介入すると,患者・家族に病気に対する誤った解釈を促

しかねず，その後の治療関係の破綻につながり，身体的治療への支障をきたすおそれがある．

## ■ 看護師からの情報収集

看護師が主治医と異なる点は，チームとして24時間ずっと患者や家族に関与しながら観察していることである．よって，入院患者の精神症状に関する情報については，常に身近にいる看護師から得られる情報が多い．

## ■ 治療方針の決定

ストレスに対する正常な心因反応なのか，向精神薬による薬物療法が必要な状態なのか，十分に検討する必要がある．たとえば，進行がん患者の場合，つらい身体症状に対する対処的反応として，「こんなだったら早く死んでしまいたい」などと述べることはまれではない．こういった場合には，患者の言葉を受け止め，共感的に対応するだけでも，患者の苦痛は和らぎ，希死念慮が消失することもある．やはり，基本は適切な支持的対応が重要となる．そのうえで，不眠症や重度のうつ病，せん妄など，薬物療法の適応がある場合には，身体治療薬との相互作用や禁忌に注意して薬剤を選択し，身体疾患の状態に応じて用量を調整していく．

## まとめ

コンサルテーション・リエゾン精神医学とは，情報共有や患者に対する直接的治療介入を行うことで，医療者間の連携の強化やチーム内の不安の軽減を図り，身体的治療への支障を軽減することで，患者の QOL の向上を目指していくものである．

〈大田将史〉

# VII

# 司法精神医学

## 1 司法精神医学とは

　司法精神医学とは，各種法律と関連する精神医学的諸問題を取り扱う精神医学である．司法精神医学が取り扱う対象は多岐にわたるが，主として，刑法における刑事責任能力，民法における行為能力，成年後見制度などを対象とする．この他，触法精神障害者の処遇の問題として，2005（平成17）年7月に施行された「心神喪失等の状態で重大な他害行為を行った者の医療及び観察等に関する法律」（以下「医療観察法」とよぶ）も司法精神医学の対象である．

## 2 精神鑑定の種類

　精神鑑定は，刑法や刑事訴訟法の規定による刑事精神鑑定と民法の規定による民事精神鑑定に区別される．

　刑事精神鑑定は，刑事事件の被疑者や被告人に対して，検察庁や裁判所が，犯行当時の精神状態や現在状態を専門医に委嘱して鑑定するものである．犯行当時の精神状態は当人の責任能力を問うもので，現在状態は公判における訴訟能力，すなわち訴訟を続行し，裁判を受けるための能力あるいは当人の証言ないし防御能力を問うものである．なお，被疑者とは起訴されていない段階をいい，起訴されると被告人という．

　刑事精神鑑定は，起訴前に実施される起訴前鑑定と起訴後の公判鑑定がある 図1 , 図2 ．前者は検察庁が，後者は裁判所が委嘱する．起訴前鑑定には拘置所や精神科病院に鑑定留置して，1〜3カ月間かけて実施する嘱託鑑定（本鑑定）と鑑定留置を伴わず勾留期間内に通常1回の外来診察で行われる簡易精神鑑定がある．簡易精神鑑定は法律の規定がなく，被疑者の同意が必

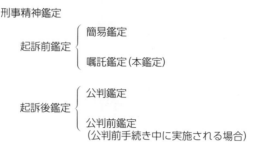

刑事精神鑑定
起訴前鑑定 { 簡易鑑定
嘱託鑑定(本鑑定)
起訴後鑑定 { 公判鑑定
公判前鑑定
(公判前手続き中に実施される場合)

(図1) 刑事精神鑑定の種類

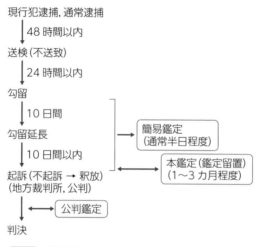

現行犯逮捕, 通常逮捕
↓ 48 時間以内
送検(不送致)
↓ 24 時間以内
勾留
↓ 10 日間
勾留延長
↓ 10 日間以内
起訴(不起訴 → 釈放)
(地方裁判所, 公判)
↓
判決

簡易鑑定
(通常半日程度)
本鑑定(鑑定留置)
(1〜3 カ月程度)
公判鑑定

(図2) 精神鑑定の流れ

要であるが, 同意が得られない場合には, 嘱託鑑定手続きが必要になる.

　起訴前嘱託鑑定(本鑑定)は, 簡易精神鑑定では十分な責任能力の調査ができないと検察官が判断した場合や社会的に重大な事件で実施されるものである. 簡易精神鑑定の実施件数が圧倒的に多い. 公判鑑定は, 公判で被告人の責任能力に疑いが生じた場合に実施されることがあり, 裁判所が鑑定留置をしたうえでの精神鑑定を命ずる. 鑑定の方法は, 起訴前嘱託鑑定と変わらない.

　刑事精神鑑定とは異なるが, 重大な他害行為を行った触法精神障害者の処遇等に関する法律である医療観察法では, 処遇を決定するために必要な精神鑑定が行われ, 医療観察法鑑定という. 医療観察法鑑定については後述する.

　民事精神鑑定は，成年後見等開始の審判や，遺言能力・契約能力の存否を判定する場合に行われる．

## 3　刑事精神鑑定

### ■責任能力の判定

　1907 年に制定された刑法の第 39 条に「心神喪失者の行為は，罰しない」「心神耗弱者の行為は，その刑を軽減する」と規定されている．すなわち，どのような罪を犯しても心神喪失なら無罪になり，心神耗弱ならその刑が軽減されることになる．心神喪失の状態を責任無能力，心神耗弱の状態を限定責任能力といい，その他の状態を完全責任能力という．1933 年の大審院判決で心神喪失者とは「精神の障害により事物の理非善悪を弁識する能力なく，またはこの弁識に従って行動する能力のない状態」，心神耗弱とは「その能力の著しく減退した状態」という基準が示された（**表1**）．

　ここで，「精神の障害」を生物学的要素，「事物の理非善悪を弁識する能力とこの弁識に従って行動する能力」を心理学的要素といい，責任能力を判断するためには生物学的要素と心理学的要素を認定することが必要である（**図3**）．生物学的要素は精神疾患の有無とその程度をいい，精神医学の専門知識が必要とされ，鑑定人が判断するものであるが，心理学的要素は鑑定人が判断するのではなく裁判官の専決事項であるとされている[1]．実際の精神鑑定書のなかでは，従来，鑑定人は生物学的要素のみならず，心理学的要素についても言及することが求められていたが，近年は心理学的要素に言及することができず，鑑定人は生物学的要素である「精神の障害」が犯行に与えた影響を述べるのみになってきている．

　精神鑑定は専門家による判断ではあるものの，証拠の一つにすぎず，最終

**表1**　責任能力と心理学的要素との関係

| 責任能力 | | 理非善悪を弁識し，それに従って行動を制御できる能力（心理学的要素） |
|---|---|---|
| 完全責任能力 | | 保たれていた |
| 限定責任能力 | 心神耗弱 | 著しく障害されていた |
| 責任無能力 | 心神喪失 | 失われていた |

生物学的要素：精神の障害の有無・程度

心理学的要素

弁識能力：当該行為の性質・意味，当該行為の
道徳的善悪，当該行為の法的善悪を
理解し評価する能力など

制御能力：その弁識に一致させて自分の行動を
制御して律する能力など

**図3　責任能力判断の構造**

的には裁判官が種々の要素を考慮して総合的に責任能力の有無を判断すると
されている．とはいえ，責任能力の判定には精神鑑定は不可欠であり，鑑定
人は心理学的要素はもちろんのこと責任能力についての明確な考えをもって
いなければ，精神鑑定書を作成することはできない．

### ■各種精神疾患の責任能力

責任能力は，事例ごとに，裁判官により個別に判断されるべきものである
が，法の下の平等という見地から一応の判断基準が必要である[2]．精神疾患
が犯行に与えた影響の解明に重点をおいて，責任能力を判定するのである
が[3]，以下のように精神疾患に関する責任能力の考え方がある．

#### ① 統合失調症

統合失調症の責任能力について，病勢期では病状の軽重にかかわらず責任
無能力を認定し，著しい寛解の場合にのみ責任能力を認めるべきという考え
があった．しかし，現状は次のようである．

統合失調症の程度が重症である場合や，統合失調症による幻覚，妄想など
の病的体験に直接支配された犯行である場合には，責任無能力とされる場合
が多い．その他の場合には，犯行当時の病状，犯行前の生活状態，犯行の動
機などを総合考慮して責任能力の判断がなされることになる[4]．寛解状態に
あり，社会生活に支障のない者の精神病症状とは無関係な犯行については，
責任能力の減退を認めないことが多い[5]．

#### ② 気分障害

DSM-5 などの操作的診断基準では内因性うつ病と反応性うつ病や神経症
性うつ病の区別が明確でなく，気分障害はうつ病性障害や双極性障害などと

分類されている. 診断名にはこだわらず, 犯行時の状態像に主眼をおいて, 総合的に責任能力が判断されることになる[6].

幻覚や妄想を伴う重症のものは責任無能力, 精神病像は伴わないが, 重症および中等症のものはその症状の程度に応じて責任無能力ないし限定責任能力, 軽症のものは完全責任能力とされる傾向がある[7].

### ③ 薬物依存・薬物精神病

薬物依存のみで責任能力が減じられることはない.

薬物精神病, とりわけ幻覚・妄想状態にあるような覚醒剤精神病の責任能力については, 2つの立場がある[4]. 統合失調症による幻覚・妄想の場合と同様に, 原則として責任無能力と考える立場と, 覚醒剤精神病は統合失調症と異なり, 人格の核心が犯されていない場合が多いので, 責任能力が十分に, あるいはある程度残されているという立場である. 判例では, 幻覚や妄想に基づく犯行であってもある程度の責任能力を認めることが多い.

### ④ アルコール精神病・酩酊

アルコール精神病(振戦せん妄, アルコール幻覚症など)は責任無能力とされることが多い.

飲酒酩酊時の犯罪を酩酊犯罪といい, 少なくない. 飲酒時は抑制力低下, 注意力散漫, 興奮, 記憶の脱失などの精神機能変化がみられるが, それが医学的にみて異常といえるレベルに達していたか否かが司法精神鑑定上重要である[8].

アルコールによる酩酊にはドイツのビンダーの3分法(単純酩酊, 複雑酩酊, 病的酩酊)が用いられるのが一般的である. 単純酩酊と比較して, 複雑酩酊は量的異常, 病的酩酊は質的異常である. 複雑酩酊は人格異質性, 病的酩酊は人格異質性と行為の了解不能性があり, 原則として, 単純酩酊は完全責任能力, 複雑酩酊は限定責任能力, 病的酩酊は責任無能力である. 実際の判決では飲酒が「原因において自由な行為」であることから, 厳しく評価されていることが多い[9].

### ⑤ 器質性精神障害

認知症では, その程度が高度ないし中等度は責任無能力, 軽度は限定責任能力ないし完全責任能力であることが多く, 軽度認知障害では通常完全責任能力である.

　精神病状態を呈する器質性精神障害では，責任無能力とされることが多いが，性格変化・知能障害のみで日常生活に著しい異常のないものは完全責任能力とされることが多い[5].

## ⑥ 知的障害

　知的障害に関しては，知能指数のみならず，社会生活能力や社会適応の状態を考慮して責任能力が判定される[5]. 知的障害の程度については，重度，最重度は責任無能力，中等度は限定責任能力，軽度は完全責任能力，場合によって限定責任能力とするのが一般的である.

## ⑦ パーソナリティ障害

　パーソナリティ障害は疾病とは一線を画した生来性の性格の偏りであることを根拠として，原則完全責任能力とされている[10]. 妄想性，シゾイド，統合失調型パーソナリティ障害など精神病との親和性の高いパーソナリティ障害については，その疾病性が強く見いだせる場合に責任能力のある程度の減免を認めることがある.

## ⑧ その他

　神経症性障害など過去に神経症と診断されていたものは原則として完全責任能力である.

　心因性精神障害は原則として完全責任能力であるが，その精神病状態の程度に応じて責任能力に差がつけられ，よほど極端な場合には責任無能力とされることもある[11].

## 4　医療観察法と医療観察法鑑定

### ■ 法律制定の経緯

　精神障害者が重大な犯罪を行い，精神障害のために心神喪失や心神耗弱と判断されて刑を免れた場合，従来は，司法の手から完全に離れて，精神保健福祉法に基づいた措置入院制度が適用されていた[3]. 措置入院制度は行政処分であり，措置解除されて退院した場合，強制力が及ぶことなく，医療からも離れることが少なくなかった. そのような状況もあって，2003（平成 15）年7月医療観察法（「心神喪失等の状態で重大な他害行為を行った者の医療及び観察等に関する法律」）が制定され，2005（平成 17）年7月に施行された.

## ■法律の対象

　精神障害により心神喪失または心神耗弱の状態で，重大な他害行為（対象行為），すなわち殺人，放火，強盗，強制性交，強制わいせつ，および傷害（軽微なものは対象とならないこともある）を犯した者（「対象者」という）にこの法律が適用される[12]．

## ■法律の目的

　この法律の目的は，対象者に継続かつ適切な医療を受けさせ，その病状を改善させ，再び同様な行為が繰り返されないよう，社会復帰を促進するところにある[12]．

## ■法律の手続きと医療観察法鑑定

　検察官は対象者について，地方裁判所に医療観察法による処遇の要否や内容に関する審判の申立てを行う．申立てを受けた地方裁判所では，裁判官と精神保健審判員（精神科医）の各1名からなる合議体を構成し，審判を行う．
　裁判官は対象者を，原則2カ月を限度に鑑定入院医療機関に入院させて精神鑑定（医療観察法鑑定）を行う．責任能力を判定することを主な目的とする刑事精神鑑定に対して，医療観察法鑑定は，対象者の処遇を決定するために必要な精神鑑定であり，刑事精神鑑定とは異なり，その鑑定入院中に精神科治療が積極的に行われる．また，その鑑定入院期間中は保護観察所に所属する社会復帰調整官が対象者の生活環境調査を実施し報告書を作成する．

## ■審判の結果と処遇

　合議体は，医療観察法鑑定書を基礎とし，生活環境調査報告書や精神保健参与員（精神保健福祉士等）の意見などを総合して，対象者の処遇に関する決定を行う．審判の結果，医療観察法による医療を受けさせる必要があると認める場合には，「入院決定」または「通院決定」が，必要があると認められない場合には，「不処遇決定」がなされる．
　入院決定の場合は，指定入院医療機関に入院して専門的で手厚い医療を受けることになる．通院決定の場合あるいは指定入院医療機関からの退院が決定した場合には，指定通院医療機関に通院して治療を受けることになる．通

院決定を受けた対象者は保護観察所による精神保健観察（必要な医療を受けているかどうかや対象者の生活状況を見守り，必要な指導や助言を行う）に付され，その期間は原則3年間である．入院や通院を終了する決定は医療機関からの申請に基づき，地方裁判所が行う．

## 5 成年後見制度と民事精神鑑定

　成年後見制度とは，認知症，知的障害，精神障害など，判断能力が不十分な人を保護し，支援するための制度である．1999（平成11）年の民法改正で従来の禁治産・準禁治産制度が成年後見制度に改められ，2000（平成12）年4月に施行された．

　成年後見制度は，法定後見制度と任意後見制度に大別され，後見人等が行う後見事務の内容は主に財産管理と身上監護とからなる．

### ■ 法定後見制度

　法定後見制度では，本人，配偶者，四親等内の親族，検察官，市町村長などが家庭裁判所に申立てをし，本人の判断能力に応じて，家庭裁判所が選任した成年後見人等（成年後見人・保佐人・補助人）が本人を保護し，支援する．判断能力の程度に応じて，後見，保佐，補助の3つの類型があり，これらの類型により，後見人等の権限の範囲が異なる（表2）．権限には，代理権，同意権，取消権がある．同意権とは，本人が法律行為を行う時には，成年後見人等の同意を必要とし，取消権とは，成年後見人等の同意なしに本人が法律行為を行った場合には，本人・成年後見人等がその法律行為を取り消すことができるものである．

### ■ 任意後見制度

　任意後見制度は本人があらかじめ将来判断能力が低下した場合に備えて，自らが代理人（任意後見人）を指定し，任意後見契約を公証人の作成する公正証書で結んでおく制度である．本人の判断能力が低下した場合には，任意後見人が家庭裁判所に申立て，任意後見監督人の選任を受け，その監督のもとで，後見事務を行う．

**表2** 法定後見制度の概要

|  | 後見 | 保佐 | 補助 |
|---|---|---|---|
| 対象となる人 | 判断能力がまったくない | 判断能力が著しく不十分 | 判断能力が不十分 |
| 申立人 | 本人, 配偶者, 四親等内の親族, 検察官, 市区町村長など | | |
| 成年後見人等の同意権・取消権 | 日常生活に関する行為を除く法律行為（取消権のみ） | 民法13条1項所定の行為*（日常生活に関する行為を除く） | 申立ての範囲内の特定の法律行為（日常生活に関する行為を除く） |
| 本人の同意 | 不要 | | 必要 |
| 成年後見人等の代理権 | 財産に関するすべての法律行為 | 申立ての範囲内の特定の法律行為 | |
| 本人の同意 | 不要 | 必要 | |
| 医師による精神鑑定 | 原則, 必要 | | 原則, 診断書などで可 |

\* 民法13条1項所定の行為とは, 借金, 訴訟行為, 相続の承認・放棄, 新築・改築・増築などの行為

（尾崎紀夫, 他編. 標準精神医学. 7版. 東京: 医学書院; 2018[5], 白石弘巳. 精神科診断学. 2001; 12: 225-37[14], 法務省民事局. 成年後見制度・成年後見登記[15] より作成）

## ■ 財産管理と身上監護[13]

財産管理とは, 本人に代わって財産の管理を行うことで, 財産を維持することだけでなく処分することも含まれる. その内容は日常生活の金銭管理から重要財産の処分まで多岐にわたる.

身上監護とは, 本人の生活や健康に配慮し, 安心した生活が送れるように契約などを行うことである. 家賃の支払いや契約の更新などをはじめとして, 医療機関に関する各種手続きや障害福祉サービスの利用手続などがある.

## ■ 成年後見制度における診断書・鑑定書[5,14]

後見と保佐については原則として鑑定が行われる. 補助や任意後見監督人選任については, 原則として鑑定は必要とされず, 医師の診断書のみでよい. 診断書・鑑定書については, 最高裁判所が公表した「成年後見制度における鑑定書作成の手引き」と「成年後見制度における診断書作成の手引き」がある.

## ■文献

1) 西山 詮. 責任能力の精神医学的基礎. In: 松下正明, 総編集. 司法精神医学・精神鑑定. 臨床精神医学講座 19. 東京: 中山書店; 1998. p.27-31.
2) 小田晋, 藤井千枝子. 司法精神医学の処理論, 現状および課題. In: 小田 晋, 編. 司法精神医学と精神鑑定. 東京: 医学書院; 1997. p.11-35.
3)「現代臨床精神医学」第 12 版改訂委員会. 司法精神医学. In: 大熊輝雄, 原著. 現代臨床精神医学. 12 版. 東京: 金原出版; 2013. p.449-54.
4) 只木 誠. 精神医学と法的能力評価. 精神科診断学. 2001; 12: 211-23.
5) 五十嵐禎人. 司法精神医学. In: 尾崎紀夫, 三村 將, 水野雅文, 他編. 標準精神医学. 7 版. 東京: 医学書院; 2018. p.234-40.
6) 松下昌雄. 躁うつ病者の責任能力. In: 中谷陽二, 編. 精神障害者の責任能力. 東京: 金剛出版; 1993. p.139-58.
7) 赤崎安昭. 気分（感情）障害. In: 五十嵐禎人, 岡田幸之, 編. 刑事精神鑑定ハンドブック. 東京: 中山書店; 2019. p.162-74.
8) 楠元克徳, 飯塚 聡. 酩酊犯罪. In: 小田 晋, 編. 司法精神医学と精神鑑定. 東京: 医学書院; 1997. p.210-8.
9) 原 隆. アルコール関連障害. In: 五十嵐禎人, 編. 刑事精神鑑定のすべて. 精神科臨床リュミエール 1. 東京: 中山書店; 2008. p.113-24.
10) 佐藤親次, 森田展彰, 小畠秀悟, 他. 人格障害. In: 小田 晋, 編. 司法精神医学と精神鑑定. 東京: 医学書院; 1997. p.229-40.
11) 稲村 博. 精神鑑定. In: 小泉準三, 編. 臨床精神医学. 東京: 丸善; 1985. p.235-8.
12) 法務省保護局. 心神喪失者等医療観察法 Q&A.
13) 松浦玲子. 精神医療に関連する法律と制度. In: 武田雅俊, 他編. 精神医学テキスト. 京都: 金芳堂; 2011. p.193-200.
14) 白石弘巳. 成年後見のための精神鑑定. 精神科診断学. 2001; 12: 225-37.
15) 法務省民事局. 成年後見制度・成年後見登記.

〈三船和史〉

# 精神障害の将来
## 遺伝と環境，研究および治療の展望

　近年の研究手法の発展により，クレペリンが統合失調症やうつ病を分類した100年前と比べると精神障害の病態研究は飛躍的に発展している．また，約70年前に開発された抗精神病薬や抗うつ薬は，第2世代となり精神障害の薬物療法を含めた治療は大幅に改善されてきている．しかし，残念ながら，この間に病態に直結する精神障害の概念を根本的に変えるような発見はなく，完全な治癒ができる疾患には至っていない．糖尿病での血糖値や高血圧における血圧のような客観的指標はまだなく，現在でも統合失調症やうつ病など機能性精神障害の診断は，問診や観察を通して患者から得られる情報に基づいている．

　一方，同じく100年前にアルツハイマーは，老人斑や神経原線維変化などの神経病理学的異常を示す認知機能障害を報告し，アルツハイマー病と診断概念を確立した．器質的な異常が見つかっていない精神障害と比較し，アルツハイマー病では病理所見や遺伝性家系の連鎖解析から，病態に直結する遺伝子異常や機序が確認された．そして，今では，アルツハイマー病は，死亡後の剖検による確定診断を待つことなく，頭部画像での局所の萎縮や特異的な脳血流変化，髄液中のアミロイドβ蛋白質やリン酸化タウ蛋白質量測定など診断のための生物学的指標が存在する．別の認知症であるレビー小体型認知症においては，線条体ドーパミントランスポーター密度や心筋シンチグラフィにおけるリガンドの取り込み異常などの検査が診断基準に含まれることになった．しかし，認知症においても，残念ながら発症の予防や進行の抑制ができるところまでは医学は進んではいない．

　機能性精神障害，統合失調症やうつ病には，顕微鏡で確認できるような病理学的な異常はない．とはいえ，たとえば統合失調症であれば幻聴や妄想など共通の症状を認める一致点が示されることから，何らかの共通の異常が脳

内に存在していると考えるのが妥当であろう．本稿では，統合失調症やうつ病などの機能性精神障害を中心に，遺伝と環境の関係に注目し，分子遺伝学的な点から，現在進みつつある精神医学的研究について一部を紹介し，今後の方向性について検討することとした．

## 1　精神障害の遺伝について

　遺伝率とは集団内での差異を遺伝因と環境因に分割したときに，遺伝因で説明できる割合をいう．精神障害の発症に遺伝因が関係することは古くから知られていたが，近年の統計的に解釈された研究から統合失調症や双極性障害の遺伝率は約80％と高いことが示され，うつ病は約40％と相対的には低いものの他の疾患に比較し決して低くないことも明らかとなった[1]．精神障害の発症に遺伝が関わることから，発症群と非発症群のゲノム全体に存在する遺伝子の個人差（多型という）の頻度を比較することにより，疾患と遺伝子の関連を明らかにする研究（全ゲノム関連解析）がここ20年盛んに行われている．その結果，患者群と健常対照群ボランティアそれぞれ数万人が参加する大規模な解析から，統合失調症，双極性障害，うつ病において，それぞれ数十の精神障害に関連する遺伝子を特定することができた[2-4]．特定された遺伝子には，神経細胞やグリア細胞の成長や機能，免疫や炎症などに関わるものが多い．しかし，それぞれの役割は十分には明らかになっておらず，精神障害の発症の機序を解明するまでには至っていない．その上，どの精神障害の発症においても，ある遺伝子が与える影響はわずか1.1倍以下と，ほとんど遺伝因とはいえない程度である．以上から，精神障害への一つの遺伝子変化が与える影響は限られており，高血圧や糖尿病などの一般的な疾患と同じように遺伝病ではなく，遺伝子の変化が重なり合うことで発症しやすい体質因を獲得しているにすぎないと考えられている．

## 2　精神障害と環境

　これまでの研究から，精神障害の発症には遺伝因のみならず環境因の影響も大きい．たとえばうつ病には，ライフイベントによる強いストレスが発症

の原因となることはよく知られており，生命に関わる重大な疾患や慢性疾患への罹患，経済的な困難，失業，母子分離や死別反応などを経験するとうつ病の発症リスクは上昇することが報告されている[5-7]．環境が疾病に与える機序について明らかになっているものをストレスとうつ病を代表として紹介する．

　ストレスにより視床下部−下垂体−副腎（HPA）系は活性化され，ストレスホルモンといわれるコルチゾールの上昇が引き起こされる．また，HPA系の亢進に加え，自律神経系の変調や免疫系での炎症性サイトカインの上昇が起こることから，最終的には神経細胞の伸長や細胞間の連絡が低下する（図1）．治療として用いる抗うつ薬や電気けいれん療法は，神経細胞の成長を活性化することがわかってきており（図2），うつ病の治療は，従来考えら

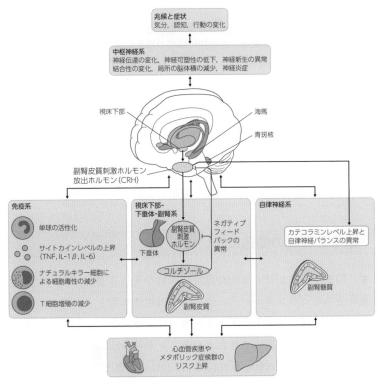

**（図1）ストレスによる免疫，HPA系，自律神経系の変化**

（Otte C, et al. Nat Rev Dis Primers. 2016; 2: 16065[8] をもとに作成）

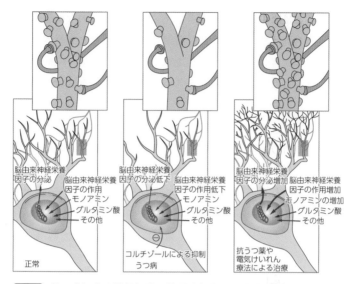

脳由来神経栄養因子の分泌
脳由来神経栄養因子の作用
モノアミン
グルタミン酸
その他

正常

脳由来神経栄養因子の分泌低下
脳由来神経栄養因子の作用低下
モノアミン
グルタミン酸
その他

コルチゾールによる抑制
うつ病

脳由来神経栄養因子の分泌増加
脳由来神経栄養因子の作用増加
モノアミンの増加
グルタミン酸
その他

抗うつ薬や
電気けいれん
療法による治療

**図2** うつ病による神経細胞の伸長や細胞間の連絡の低下と抗うつ薬や電気けいれん療法による神経細胞の成長の活性化

(Nestler EJ, et al. Neuron. 2002; 34: 13-25[9]) をもとに作成)

れていたシナプス（神経細胞同士の接合部）の伝達の改善によるものだけでなく，ストレスにより引き起こされた神経細胞の異常を改善することにより，効果をもたらす可能性も指摘されている[8,9]．とすると，今後は，直接に神経機能を活性化する治療法，たとえば，系統化された心理療法や神経栄養作用を持つ薬物の投与がうつ病の治療として用いられることが期待される．

## 3 遺伝と環境の関係について

　まず，精神障害における遺伝が環境の影響を受ける例として，うつ病におけるセロトニントランスポーター遺伝子の機能性多型とストレスとの関係について示す．セロトニントランスポーターは，セロトニン系神経細胞のシナプス前細胞に存在し，放出されたセロトニンを神経細胞に取り込む機能性蛋白質である．SSRI（selective serotonin reuptake inhibitors セロトニン再取り込み阻害薬）をはじめとする多くの抗うつ薬は，セロトニントランスポーターを阻害することで，シナプス間隙のセロトニン濃度を上昇させ，結果と

して抗うつ作用を発揮するとされている．このことから，セロトニントランスポーターの発現量は，うつ病の病態に深く関連していることが予想されていた．セロトニントランスポーター遺伝子の近傍には，遺伝子発現量を調節する機能性多型〔長い繰り返しの long 型（L 型）と短い繰り返しの short 型（S 型）〕があることが 1990 年代に報告され注目された．S 型を持つヒトではセロトニントランスポーターの遺伝子発現量が少なく，神経質傾向が強いことが示され，うつ病の発症リスクも高いことがわかった[10]．そして，一般集団を用い 5 年にわたり解析したコホート研究から，S 型を持つヒトでは，ストレスの回数に比例しうつ病の発症率が上昇することが報告され[11]，その後の追試によってもこの結果は支持された[12]．まだ，精神障害での遺伝因と環境因の関連は十分な結論を得るところまでは進んではいないが，遺伝子型によって，環境因との関わりが変化することが示されたことは，今後，個別の予防や治療方針の決定に手がかりを与えてくれると思われる．

　次に，環境がどのように遺伝子に影響するかを説明できる機序としてエピジェネティックスについて示す 図3 ．エピジェネティックスは，遺伝情報を司る物質である遺伝子DNA は変わらないものの，DNA のメチル化による修飾や DNA を格納するクロマチンとよばれる構造を構成するヒストン蛋白質のアセチル化やメチル化による修飾，マイクロ RNA による mRNA の蛋白質翻訳阻害などにより，遺伝因に基づかない遺伝子発現を調節する機構を指す．

　幼少期のストレスはうつ病発症における環境因の一つであるが，幼少期のストレスが，ストレスホルモンであるステロイドの受け取り手であるグルココルチコイドレセプター遺伝子DNA のメチル化率を変え，発現量を減少させることは，エピジェネティックスによる精神機能の変化の例である[13]．すなわち，ストレス環境によって，遺伝子発現が変化し，遺伝に関係なくうつ病の発症を促進させているわけである．このエピジェネティックな変化はうつ病の脳だけで起こっているのではない．エピジェネティックな変化は，精神障害者の中枢神経系のみならず，血液などの末梢の組織においても起こっていることが確認されてきている[14-16]．

　ヒトの遺伝子配列は，生まれてから死ぬまで変化しないとされている．精神障害者の臨床症状は，年齢や病期，治療薬により変化するが，この変化に

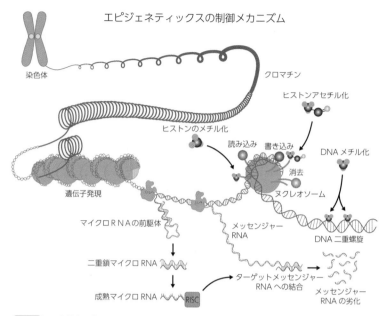

**図3** エピジェネティックスの機序

(smigielski L, et al. Mol Psychiatry. 2020; 25: 1718-48 [14]) をもとに作成)

は，エピジェネティックスが深く関わっていることが予想されており，今後，遺伝に加え，この機序の評価が精神症状の理解のためには必要となってくるであろう．

## 4 研究および治療の展望

　現在広く用いられている精神障害の診断基準は，臨床症状やその症状が発現してからの期間，重篤度により行われており，治療や予後には直結しないことを強調している．それは，今の精神医学では精神障害の病態の基盤が明らかになっていないため，病因に基づく根本的な治療が行えないからである．今後の精神医学の方向性として，まずは生物学的基盤に基づく病態像を明らかにしたうえで，それに基づく診断，そして，治療，評価，再発予防を行うことが必要であろう．

　現在，生物学的研究手法の発展により，個人の遺伝子配列をすべて解読し，

発現する遺伝子を一括して測定することが比較的簡便に行えるようになった。エピジェネティックな解析においても，遺伝子DNAのメチル化率やマイクロRNAの種類や発現量の測定も可能となってきている。そして，これらの解析の結果，生じている精神障害での遺伝子の変化を，より生体に近い形，たとえば，iPS細胞を用いた組織の再構築や精神障害のモデル動物を用い解析することも難しくなくなってきている。加えて，画像解析では，MRI装置を用いれば，生体脳での形態学的異常の検出だけでなく，グルタミン酸やGABA（ガンマアミノ酪酸）などの神経伝達物質の濃度測定も可能である。さらに，作業時の神経活動部位や神経細胞の連携を解析できる手法も開発された。また，positron emission tomography（PET ポジトロン断層法）などの核医学検査では，新しいリガンドが開発され，生体における神経伝達物質の変化を直接解析できるようになった。これからは，これら分子遺伝学的情報と画像解析情報を，精神医学的臨床症状と組み合わせ，人工知能を用いて解析する段階にきていると思われる。

　今後，このように多角的な方法を用いることで，精神障害の病態解明が進むと期待される。そこでは，たとえば統合失調症やうつ病など別の精神障害と考えられている疾患が，実は同一の背景を持つ病態であると証明されるかも知れない。また，ある種の精神療法の刺激と向精神薬が同様の機序で疾病の治癒に関わることが明らかとなるかもしれない。このように，精神障害の発症や治療の機序が明らかとなれば，患者個人の病態に応じた適切な治療（テーラーメイド化）が可能になると思われる。さらに，多くの精神障害患者の治療反応性など医療から得られたビッグデータを解析できれば，われわれが想像もつかないような新しい予防法やそれを利用した医療を超えた社会的システムの構築ができることも遠くない将来にやってくるかもしれない。いずれにせよ，これらの実現のためには，医療者の絶え間ない努力と，患者や健常対照となるボランティアの協力が必要である。今回は触れなかったが精神科の倫理的な点にも配慮を行いながら，研究を継続することで，精神障害のさらなる理解が進み，根本的治療への明るい展望が開かれると期待している。

# ■文献

1) Nurnberger JI Jr, Austin J, Berrettini WH, et al. What should a psychiatrist know about genetics? Review and recommendations from the Residency Education Committee of the International Society of Psychiatric Genetics. J Clin Psychiatry. 2018; 80: 17nr12046.

2) Li Z, Chen J, Yu H, et al. Genome-wide association analysis identifies 30 new susceptibility loci for schizophrenia. Nat Genet. 2017; 49: 1576-83.

3) Stahl EA, Breen G, Forstner AJ, et al. Genome-wide association study identifies 30 loci associated with bipolar disorder. Nat Genet. 2019; 51: 793-803.

4) Wray NR, Ripke S, Mattheisen M, et al. Genome-wide association analyses identify 44 risk variants and refine the genetic architecture of major depression. Nat Genet. 2018; 50: 668-81.

5) Kendler KS, Karkowski LM, Prescott CA. Causal relationship between stressful life events and the onset of major depression. Am J Psychiatry. 1999; 156: 837-41.

6) Li M, D'Arcy C, Meng X. Maltreatment in childhood substantially increases the risk of adult depression and anxiety in prospective cohort studies: systematic review, meta-analysis, and proportional attributable fractions. Psychol Med. 2016; 46: 717-30.

7) Smith DJ, Escott-Price V, Davies G, et al. Genome-wide analysis of over 106000 individuals identifies 9 neuroticism-associated loci. Mol Psychiatry. 2016; 21: 1644.

8) Otte C, Gold SM, Penninx BW, et al. Major depressive disorder. Nat Rev Dis Primers. 2016; 2: 16065.

9) Nestler EJ, Barrot M, DiLeone RJ, et al. Neurobiology of depression. Neuron. 2002; 34: 13-25.

10) Oo KZ, Aung YK, Jenkins MA, et al. Associations of 5HTTLPR polymorphism with major depressive disorder and alcohol dependence: a systematic review and meta-analysis. Aust N Z J Psychiatry. 2016; 50: 842-57.

11) Caspi A, Sugden K, Moffitt TE, et al. Influence of life stress on depression: moderation by a polymorphism in the 5-HTT gene. Science. 2003; 301: 386-9.

12) Bleys D, Luyten P, Soenens B, et al. Gene-environment interactions between stress and 5-HTTLPR in depression: a meta-analytic update. J Affect Disord. 2018; 226: 339-45.

13) Entringer S, Buss C, Wadhwa PD. Prenatal stress, development, health and disease risk: a psychobiological perspective-2015 Curt Richter

Award Paper. Psychoneuroendocrinology. 2015; 62: 366-75.

14) Smigielski L, Jagannath V, Rossler W, et al. Epigenetic mechanisms in schizophrenia and other psychotic disorders: a systematic review of empirical human findings. Mol Psychiatry. 2020; 25: 1718-48.

15) Yoshino Y, Kawabe K, Mori T, et al. Low methylation rates of dopamine receptor D2 gene promoter sites in Japanese schizophrenia subjects. World J Biol Psychiatry. 2016; 17: 449-56.

16) Numata S, Ishii K, Tajima A, et al. Blood diagnostic biomarkers for major depressive disorder using multiplex DNA methylation profiles: discovery and validation. Epigenetics. 2015; 10: 135-41.

〈伊賀淳一　上野修一〉

# 索 引

**編者略歴**

たにおかてつや
**谷岡哲也**

1988 年　高知県立看護学園第 2 看護婦学科卒業（看護士免許）

1988〜1999 年　高知県立芸陽病院看護師（精神・神経科）

1997 年　明星大学人文学部心理・教育学科（教育学士）

1999 年　四国学院大学社会学研究科修了（社会福祉学修士）

1999〜2002 年　川崎医療福祉大学医療福祉学部講師（精神保健看護学）

2002 年　高知工科大学大学院基盤工学研究科（学術博士）

2002 年　徳島大学医学部保健学科助教授（精神看護学）

2008 年　徳島大学大学院ヘルスバイオサイエンス研究部教授（看護管理学分野）

2011 年　Florida Atlantic University, Christine E. Lynn College of Nursing USA, 客員研究員

2015 年　徳島大学大学院医歯薬学研究部看護学系教授（看護管理学分野）

2018 年　Graduate School of Nursing, St. Paul University Philippines（Master of Science in Nursing, MSN）

2020 年　Graduate School of Nursing, St. Paul University Philippines（Doctor of Science in Nursing, PhD in Nursing）

学会

　Fellow of the American Academy of Nursing（FAAN）(2013 Class)

　Editorial Advisory Board member, the *International Journal for Human Caring*（IJHC）, the official journal of the International Association for Human Caring（IAHC）

　Advisory Board member, Anne Boykin Institute for the Advancement of Caring in Nursing（ABI）, Florida Atlantic University, USA

ともたけまさひと
**友竹正人**

1993 年　徳島大学医学部医学科卒業

1997 年　徳島大学大学院医学研究科修了（医学博士）

2005〜2006 年　ロンドン大学精神医学研究所留学

2006 年　徳島大学大学院ヘルスバイオサイエンス研究部精神医学分野講師

2007 年　徳島大学大学院ヘルスバイオサイエンス研究部精神医学分野准教授

2009 年　徳島大学大学院ヘルスバイオサイエンス研究部メンタルヘルス支援学分野教授

2015 年　徳島大学大学院医歯薬学研究部メンタルヘルス支援学分野教授

学会

　日本精神神経学会（専門医・指導医）

　日本精神科診断学会（評議員）

　日本摂食障害学会（評議員）

　日本精神分析学会

　日本精神分析的精神医学会

　日本認知療法・認知行動療法学会

　日本森田療法学会

やす はら ゆう こ
安 原 由 子

1993 年　神戸市看護短期大学　第 1 看護学科卒業
1993～2000 年　財団法人西神戸医療センター（現神戸市立西神戸医療センター）看護師
2001 年　神戸市看護大学卒業（編入学）
2003 年　神戸市看護大学修士課程実践看護学分野慢性在宅看護学領域卒業
　　　　　徳島大学医学部保健学科看護学専攻基礎看護学講座助手
2008 年　徳島大学大学院ヘルスバイオサイエンス研究部看護学講座看護管理学分野助教
2013 年　川崎医療福祉大学大学院医療福祉専攻医療福祉学科　研究生終了
　　　　　川崎医療福祉大学大学院医療福祉専攻医療福祉学科博士号取得（医療福祉学）
　　　　　徳島大学大学院ヘルスバイオサイエンス研究部看護学講座看護管理学分野准教授
2015 年　徳島大学大学院医歯薬学研究部看護学系看護管理学分野准教授

学会
　日本看護科学学会
　日本看護研究学会
　日本心臓リハビリテーション学会
　日本消化器内視鏡技師会

おお さかきょう こ
大 坂 京 子

2003 年　川崎医療福祉大学医療福祉学部保健看護学科卒業（保健学学士）
　　　　　（看護師免許，保健師免許，養護教諭 1 種免許）
2004 年　徳島大学大学院医科学教育部医療情報専攻博士前期課程退学
2008 年　徳島大学大学院工学研究科情報システム工学専攻博士後期課程修了
　　　　　博士（工学）
2019～2020 年　Graduate School of Nursing, St. Paul University Philippines（Master of Science
　　　　　in Nursing, MSN）
2003～2006 年　徳島大学医学部・歯学部附属病院看護師（脳神経外科病棟）
2006～2009 年　医療法人第一病院看護師（精神神経科病棟）
2009 年　高知県立大学（高知女子大学）看護学部老人看護学領域助教
2013 年　徳島大学大学院医歯薬学研究部看護学系学校保健学分野講師
2019 年　高知大学教育研究部医療学系看護学部門臨床看護学講座精神看護学領域教授

学会
　日本看護科学学会
　日本老年看護学会

メディカルスタッフのための精神医学　　ⓒ

発　行　2021年1月10日　　1版1刷

編集者　谷岡哲也
　　　　友竹正人
　　　　安原由子
　　　　大坂京子

発行者　株式会社　中外医学社
　　　　代表取締役　青木　　滋
　　　　〒162-0805　東京都新宿区矢来町62

　　　　電　話　　（03）3268-2701（代）
　　　　振替口座　　00190-1-98814番

印刷・製本／三和印刷(株)　　＜MS・YS＞
ISBN978-4-498-07698-3　　　　Printed in Japan